全民防治高血压丛书

余振球　总主编

医院各科高血压协同诊疗指南

余振球　马琳琳　刘静华　邢晓然　编著

科学出版社

北　京

内 容 简 介

　　本书明确提出医院各科是高血压协同防治的新力量，并确定了医院各科开展高血压防治的工作范围、基本诊疗内容、工作流程和诊疗要求，提出了各科诊断与治疗高血压的具体方法。为方便读者阅读和使用，本书还阐述了与高血压相关的概念、定义，并列出了专有名词中英文对照。

　　本书可供各医科大学的附属医院、各大中城市三甲医院或专科医院各科医生开展高血压诊断与治疗时使用，也是从事高血压防治与研究人员的重要参考书。

图书在版编目（CIP）数据

医院各科高血压协同诊疗指南 / 余振球等编著. —北京：科学出版社，2016.5

（全民防治高血压丛书）

ISBN 978-7-03-048245-7

Ⅰ. 医⋯ Ⅱ. 余⋯ Ⅲ. 高血压–诊疗–指南 Ⅳ. R544.1-62

中国版本图书馆 CIP 数据核字（2016）第 098635 号

责任编辑：沈红芬　马晓伟 / 责任校对：张凤琴

责任印制：赵　博 / 封面设计：黄华斌

科 学 出 版 社　出版

北京东黄城根北街 16 号
邮政编码：100717
http://www.sciencep.com

文林印务有限公司　印刷

科学出版社发行　各地新华书店经销

＊

2016 年 5 月第 一 版　　开本：720×1000 1/16
2016 年 5 月第一次印刷　　印张：18 1/4
字数：345 000

定价：58.00 元

（如有印装质量问题，我社负责调换）

《全民防治高血压丛书》前言

高血压是由不同原因和疾病引起的，而高血压又是导致患者心脑肾损害和心血管疾病的原因，其诊断、治疗涉及医学各领域。高血压作为一门独立的学科，所包括的疾病范围广泛，并与其他疾病存在密切的内在联系。近年来，随着其学科理论的不断丰富和完善，我们意识到：要做好高血压的诊断、治疗与预防工作，既需要大中型医院和基层医疗机构共同担当，又需要联合医院各科携手协作。高血压学科理论体系的完善和临床实践的发展，进一步印证了高血压学科是一个特色鲜明的大学科，大高血压学科概念的提出也是时之所需、势之所趋。大高血压学科理论的建立和实践的推进将为高血压事业的发展奠定更加坚实的理论基础，也能更好地指导与高血压有关的各种疾病的临床实践，从而真正把保护人民健康落到实处。

我国高血压患病率一直在上升。1959 年、1979~1980 年、1991 年、2002~2003 年和 2012 年全国五次大规模流行病学调查数据显示高血压患病率分别是 5.11%、7.73%、13.58%、18.8%和 25.2%。高血压知晓率、治疗率、控制率虽然也在增长，但其增长幅度和速度远不及患病率。1991 年、2002 年和 2012 年的大规模流行病学调查显示高血压患者知晓率分别是 26.3%、30.2%和 46.5%，治疗率分别是 12.1%、24.7%和 41.1%，控制率分别是 2.8%、6.1%和 13.8%，治疗控制率分别是 23.1%、24.7%和 33.6%。由此可见，提高治疗人群的高血压控制率是提高我国高血压总的控制率的关键，这对保护人民健康具有非常重要的意义。

我国一直对防治高血压非常重视，并将高血压管理纳入社区卫生服务基本内容。2015 年，国务院办公厅明确要求将高血压、糖尿病、脑卒中和冠心病等慢性病纳入分级诊疗制度中，并规定"到 2017 年，试点地区城市高血压、糖尿病患者规范化诊疗和管理率达到 40%以上"的分级诊疗试点工作标准。这为全国 2.7 亿高血压患者都能得到及时、合理、有效的防治提供了制度保障，也为今后我国高血压防治工作指明了方向。作为从事高血压防治工作的专家，我一直心系我国高血压防治事业，并且为此开展了许多工作，积极研究适合我国高血压防控实际情况的策略和具体方法，希望能够将此推广和普及，以惠及更多的人。

当前我国高血压患病率高达 25.2%，每四个成人中就有一个人患高血压，大多数家庭都有高血压患者，高血压患者人群数量庞大，分布范围也非常广泛。我国高血压患者的特点是：心血管疾病危险因素多；心血管疾病病情严重；顽固、复杂患者多；人群基数大，合并其他疾病的人群数量也很大。因此，只有患者、家属和医院各科共同努力才能做好高血压的防治工作。

家庭是高血压防治的基本力量。家庭应担当起患者管理与保健的重任。管理高血压患者有三项基本内容：①敦促患者测量血压并进入诊疗程序，查明高血压病因，接受合理有效的治疗，这是提高知晓率和治疗率的基本环节。②将健康教育转化成耐心劝解，让患者和家庭成员都坚持健康的生活方式，这是高血压预防的根本、治疗的保障。③家属要有耐心，以认真、科学的态度劝导患者坚持定期随诊，这是使患者血压得到理想控制、心血管疾病危险因素得到干预、心脑肾得到保护的关键。

乡村与社区的医疗机构是高血压防治的骨干，其一直担当着高血压患者的管理与防控任务。村卫生室和社区卫生服务站的高血压防治工作主要为：发现高血压患者并对其进行初步筛查；对单纯原发性高血压患者进行诊断与治疗；对疑似继发性高血压和怀疑心血管疾病者向上级医疗机构转诊；对急症患者现场处理，同时与上级医疗机构联系转诊等。乡镇卫生院和社区卫生服务中心既要接受县医院的指导和培训，又要指导和检查下级医疗机构的工作，完成相对复杂高血压患者的诊治，包括典型常见继发性高血压的筛查、心血管疾病的后续治疗等。

县医院是高血压防治的主力，是高血压诊断与治疗的"主战场"。针对来县医院就诊高血压患者重症多、病因及疾病复杂、不配合诊疗的特点，县医院医生必须"扮演"两个角色，既要当医生，又要做教育工作者。因此，提高县医院医生的诊治技术水平和医疗素养非常重要。按照国务院对高血压等常见慢性病在县域内就诊率提高到90%和基本实现大病不出县的要求，县医院要担当起组织和指导各乡村、社区等医疗机构高血压防治工作的重任。

医院各科是高血压协同防治的新力量。高血压涉及的临床专业多，高血压患者也会发生全身各系统、各器官的多种疾病，因此，高血压患者在出现某一症状或身体不适到医院各科诊治时，医院各科要能发现高血压，并对其及时处理。这既有益于某一专科疾病的诊治，也防止因忽视高血压造成的不可控危险，从而保护患者的生命安全。医院各科在诊治自身专科疾病患者时重视高血压的识别、诊断和处理，营造高血压防治的氛围，也能提高人们防治高血压的意识。

高血压是可防可控的疾病，只要合理治疗，高血压及心血管疾病的危险因素都能得到理想控制。这不仅有利于保护患者的心脑肾，还能预防患者认知功能减退，减少焦虑与抑郁。把防治高血压的根扎在家庭的土壤中，任务落实在乡村与社区医疗机构，责任交给县医院，防治方向和诊疗规范由高血压专科掌握，动员医院各科积极参与、配合，保证高血压防治无死角，使患者的防治观念不断加强，并变成自觉行动，我国高血压的控制率就会大大提高。

基于上述情况，我们组织首都医科大学附属北京安贞医院（以下简称安贞医院）高血压科全体同仁、实习学生和来高血压科进修、学习过的各地医生共同撰写《全民防治高血压丛书》，希望能为我国的高血压防治工作起到积极的促进作用，也希望基层、家庭和医院各科能从本丛书中获益，了解、掌握高血压防治知识与技能。参加丛书撰写的专家来自各医科大学、科研机构，各地区县和乡村社区医疗机构，代表高血压防治的各个岗位。丛书内容结合工作实际，可操作性强，具体有以下几个特点：①在具体高血压与心血管疾病诊疗方面，反映了国内外最新成果，吸收了最新的高血压防治指南的观点，总结了专家的实践经验和对有关文献资料的评价。②每一项治疗原则与方法都经过大规模临床试验验证和临床专家实践经验证明。③按医疗机构编写，与工作结合密切，简单地说，就是他们在做什么就写什么。如通过走访发现，村卫生室已在诊治高血压患者，但他们需要更专业的高血压知识，因此我们编写了乡村与社区高血压防治规范。④丛书在编写过程中注重实用性，条理清楚，通俗易懂，方便使用。

由于时间和精力有限，书中难免有疏漏之处：①某些内容有重复，具体到各分册的各章节中，要求不同，掌握深度不一。例如，继发性高血压诊断流程对家庭和村卫生室、社区卫生服务站而言，只要求发现有关继发性高血压原发疾病的特点，及时送往乡卫生院和社区卫生服务中心筛查，之后转送到县医院进行确诊和处理。②学术界有争论的观点，不是我们能判明的，避免争论不是本丛书的重点，本丛书主要是结合我国实际情况，撰写适合我国高血压防治的规范和指南。③医务人员在处理高血压时的工作重点有区别，如过去认为，乡村与社区的高血压工作重点是防、管，根据我国的实际情况，我们认为乡村与社区的工作重点应放在诊断与治疗上，把管理下放到家庭。工作重点的不同，是经我们实践和调查而得来的结论，不应作为学术争论点等。

研究探讨各级医疗机构如何防治高血压，既要全面理解和掌握国家医疗卫生政策精神，还要深入实际工作，借鉴国际经验和成果，并广泛征求国内同行的意见，笔者在这些方面做得还不够，书中不足之处请大家批评指正，以便再版时修正完善。

　　《全民防治高血压丛书》的出版，正值安贞医院高血压科建科12周年，本丛书是我科医生多年来从事高血压诊疗工作实践经验的总结，凝聚了多位高血压专业医生的心血。希望本丛书能为高血压学科今后的发展起到促进作用。

　　感谢安贞医院魏永祥院长对高血压科工作的大力支持，使我们高血压科的医护人员能在良好的环境中热心工作，不断学习，提高诊治技术和学术水平。感谢中国农村卫生协会会长对高血压防治工作的重视，为全民防治高血压建立平台。感谢全国兄弟医疗机构对高血压防治工作的重视，选派了优秀医生来安贞医院交流学习，为高血压诊疗储备了大量医疗人才。感谢安贞医院高血压科同志们的努力，在完成本职工作的同时，完成本丛书的撰写工作。

首都医科大学附属北京安贞医院高血压科主任

中国农村卫生协会副会长

中国农村卫生协会高血压专业分会会长

余振球

2016年3月于北京安贞医院

前　言

　　高血压是由不同原因和疾病引起的，高血压又作为原因导致心脑肾损害和心血管疾病，因此，对高血压的诊断与治疗涉及医学各领域，要求专门从事高血压诊断、治疗与研究的医务工作者对高血压涉及的医学各领域的基础知识、基本理论、临床诊疗技能和研究方向进行深入的了解和临床实践。高血压具有患者人群数量大、涉及的疾病范围广泛及这些疾病的内在联系密切等特点，这决定了要做好高血压的诊断、治疗与预防工作，既需要大中型医院高血压专科和基层医疗机构共同担当，实行分级诊疗，又需要医院各科协同合作、参与诊疗，这就是特色鲜明的大高血压学科的概念。提出这个概念，是基于高血压学科理论发展和临床实践的需要。今后，以大高血压学科的理念来研究、探讨和制定各级医疗机构和医院各科高血压诊断、治疗与预防的原则和方案，才能真正在全国范围内全面控制高血压及心血管疾病，达到健康中国的目的。

　　目前，我国高血压患者已达 2.7 亿，在这个数量相当大的人群中，一方面，患者会因全身各系统、各器官发生的相应疾病而到医院各科诊治；另一方面，医院内、外、妇、儿科，甚至五官科、传染科和精神科等在诊治本专科疾病的同时会面临高血压诊断与治疗的问题。基于这样的现实，我们编写了《医院各科高血压协同诊疗指南》，本书明确了医院各科是高血压防治的新力量，对医院各科高血压防治的工作范围提出建议，并详细阐明了医院各科医生处理高血压患者时需要了解的基本知识、诊疗内容与工作流程等。医院各科医生参考本书内容，从思想上和行动上重视高血压及其所涉及疾病的诊疗，便有助于控制好高血压患者的血压，并使其心脑肾得到保护。最重要的是，这能在很大程度上避免因高血压导致的心血管疾病干扰其他专科疾病的治疗，有利于各科疾病的处理。

　　高血压科在处理高血压患者方面已经形成了一套系统的理论，包括诊治范围、诊疗流程、各种疾病诊疗依据、血压控制目标等。医院各科按照高血压科的诊疗程序和标准处理高血压患者显然是不切实际的，也没有必要。本书对医院各科高血压诊疗的工作范围提出的建议是：①重视并在实际工作中开展高血压防治，努力营造全民防治高血压的氛围。②参与高血压协同诊疗工作，使患者血压得到控制、心脑肾得到保护。③了解抗高血压药物适应证、起作用时间、排泄途径，合理应用降压药物，并及时观察治疗效果与不良反应。

为了让医院各科在有效的时间内参与高血压协同诊疗，本书对医院各科的要求是：①重视临床资料的收集与简单分析，消除患者对高血压的神秘感、恐惧感。②只要求在患者已有的检查资料中查找继发性高血压、心血管疾病危险因素及心血管疾病等高血压诊断的信息，不建议进行专门的高血压检查。③明确高血压是心血管疾病发生的原因、发作的诱因，还是发作时的表现形式。在处理特殊类型高血压时，要考虑潜在心血管疾病发作给患者带来的安全隐患及由此可能对本科疾病处理产生的影响。④医院各科在了解高血压的共性知识后，要能找到适合自身工作特点的高血压诊断与治疗的方法。

为方便医院各科医生查阅，本书还有以下特点：①标题提示作用明显，读者在阅读第一、第二篇共性知识的标题后就能清楚相关内容与处理方法。②语言简单明了，内容可操作性强，突出就诊当时的条件、相应的措施及处理办法。③介绍了与高血压相关的概念、定义，并列出了专有名词中英文对照。

关于医院各科高血压防治方面研究、总结的文献资料不足，缺乏可供参考的国内外经验，本书根据安贞医院高血压科建科 12 年以来与本院各科协同开展高血压诊断与治疗工作的经验撰写而成。这与安贞医院高血压科重视人才培养、建设专业医生队伍、发展高血压学科内的各相关专业、完善高血压学科理论体系等密不可分。马琳琳、刘静华、邢晓然三位主治医生先后到具有专业优势的医院学习，回科后积极发展高血压学科的亚专业，对提高我科高血压诊疗水平起到了重要作用。在本书编写过程中，我们本着负责的态度，共同讨论方案，互相审稿和校正。此外，我科医生穆以璠和学生王聪水、范文斌参与了本书部分内容的撰写，李冠宇协助整理资料，他们为本书的编辑出版付出了辛勤的劳动。

本书的顺利出版，要感谢安贞医院院领导、院党委对高血压科给予的支持与鼓励；感谢安贞医院机关和后勤领导与同志们的帮助；感谢高血压科全体医生、护士、技术人员，以及来我科进修学习的各地医生和学生们的长期努力；感谢广大患者对我科诊疗能力的信任，成功的诊疗实践填补了我院在涉及高血压专业诊断与治疗方面的空白；感谢放射科、核医学科、超声科、检验科等科室对高血压科的极大帮助；感谢泌尿外科、妇产科、心脏外科、血管外科、神经内科、心脏内科、肾脏科、呼吸内科、内分泌科、风湿科等对高血压科工作的支持，率先与高血压科合作开展高血压协同诊疗，并取得了初步的经验性成果，为开启全国范围内高血压协同诊疗工作提供了宝贵经验。

　　由于高血压学科理论建立时间不长，实施大高血压学科的经验不足，书中有些观点和提法要经过实践的进一步验证，书中不足之处请广大读者批评指正，以便再版时修正完善，从而更好地指导医院各科高血压协同诊疗工作。

首都医科大学附属北京安贞医院高血压科主任

中国农村卫生协会副会长

中国农村卫生协会高血压专业分会会长

余振球

2016 年 4 月于北京安贞医院

目　　录

第一篇　总　　论

第二篇　医院各科在高血压诊断与治疗中的作用

第三篇 医院各科高血压的诊断与治疗

第一篇

总　论

第一章 医院各科是高血压协同防治的新力量

高血压是由不同原因和疾病引起的，高血压又作为原因导致心脑肾的损害和心血管疾病。因此，高血压作为一门独立的学科，其诊断与治疗涉及医学各领域。自从余振球1993年提出高血压学科的概念以来，明确了对每一位高血压患者必须查明患高血压的原因、心血管疾病危险因素及相关心血管疾病，并在临床诊疗工作中收到了很好的效果。2003年首都医科大学附属北京安贞医院（以下简称安贞医院）建立了高血压专科，多年来，在余振球的带领下，安贞医院高血压科加强人才培养，建设专业医生队伍，发展高血压学科内的各相关专业，制定专科诊疗规范，进一步完善高血压学科理论体系。在临床实践中，我们遵循高血压学科理论，逐渐认识到要完成高血压学科疾病的诊疗工作，既需要大中型医院高血压科和基层医疗机构共同担当，实行分级诊疗，又需要医院各科专家协同合作，这恰恰说明高血压学科是一个特色鲜明的大学科，即大高血压学科。

大高血压学科概念的提出，将进一步丰富和完善高血压学科理论体系，指导我们在实践中团结医院各科专家，协同"作战"，共同防治高血压，这对高血压学科理论和实践都具有非常重要的意义。

一、高血压学科对医院各科的贡献

对广大高血压患者来说，不管在哪里看任何疾病，都应首先测量血压，并接受医生的健康指导。高血压作为很多疾病的原因和结果，涉及的疾病范围很广，医生在进行高血压诊疗的同时，还要处理这些分布在医院不同专科的疾病。高血压学科与其他专业学科的联系紧密，主要涉及的内容有：

对心脏内科、神经内科、肾脏内科、心脏外科、血管外科而言，治疗高血压就是防治心血管疾病的发生发展，因此，一方面高血压科要参与这些专科心血管疾病的治疗，另一方面高血压科可从不同侧面帮助这些专业学科发现和处理早期心血管疾病、没有典型症状的心血管疾病和以血压变化为表现的心血管疾病。

对内分泌科、风湿科、呼吸内科、妇产科、外科系统、五官科而言，这些专业学科有自身的特殊性，高血压科在做鉴别诊断时能发现与这些学科有关的继发性高血压的原发疾病。例如，应提醒手术科室在高血压患者手术前发现潜在的心血管疾病，并做出相应的处理，以保证手术安全；高血压科参与妊娠期妇女的血压管理与诊疗工作，对保障母婴安全起重要作用。

高血压学科已参与到各专业学科的工作中，尤其在以下专科有突出的表现。

（一）心脏内科

1. 降压治疗就是防治心脏疾病

高血压是冠心病发生的危险因素。中国 11 个省市的队列人群基线血压和 7 年累积心血管病发病危险的前瞻性研究中，对收缩压和舒张压分别进行的单因素和多因素分析显示，两者均可作为预测急性心血管事件发病危险的有效标志，但收缩压水平对急性心血管事件影响强度明显大于舒张压，收缩压≥180mmHg 组与收缩压<120mmHg 组人群相比，冠心病事件发病危险单因素分析时高 8 倍，多因素分析时高 4 倍。人群中有 36.6%的冠心病事件可归因于血压的增高。美国预防、检测、评估与治疗高血压全国联合委员会第七次报告（JNC7）指出，降压达标可使心肌梗死发生率降低 20%~25%。

高血压还是引起心力衰竭的主要病因。长期血压升高诱发或促进了心脏重构的发生发展，表现为心脏的肥厚或扩张，伴或不伴有心力衰竭的症状和体征。高血压患者约 40%死于心力衰竭。根据 Framingham 研究，血压升高 20mmHg，慢性心力衰竭的危险增加 56%。积极地降压并保证血压值达标，可使心力衰竭的危险降低 52%。

高血压科医生帮助患者积极治疗，控制血压，会在一定程度上减少心血管疾病的发生。临床实践中研究制定的目标血压值具有非常重要的意义，如为期 3 年的高血压最佳治疗方案（HOT）研究结果显示，目标血压下降到 138/83mmHg 时，主要心血管事件，包括致命或非致命性心肌梗死、致命或非致命性脑卒中和其他心血管疾病的死亡危险性降低最明显。

2. 诊疗高血压时发现心脏疾病的新途径

患者在患心脏疾病时会有相应的症状，因此，传统的心脏内科和急诊科对心脏疾病的发现、诊断及处理思路和流程，特别注意症状引导。冠心病、心绞痛和心肌梗死发生时均有不同程度的胸痛伴心慌、气短、乏力等症状。而心力衰竭患者有不同程度的呼吸困难。心律失常患者也会有心慌、心悸甚至晕厥等症状。对于有症状者，按照心脏病学诊疗原则和有关指南就能诊断患者的疾病。

我们从高血压患者中找到了发现心脏疾病的新途径，包括没有上述典型症状或根本没有症状的心脏疾病患者。将心血管疾病危险因素多、有靶器官损害但没有发生心血管疾病的患者，定义为早期心血管疾病患者。如冠状动脉粥样硬化<50%者，病情稳定时可无胸痛和心慌症状，而当斑块破裂导致新的血栓形成，阻塞冠状动脉，就会发生急性心肌梗死。以血压变化为特征的心脏疾病，如突然波

动变化大的高血压患者可能是冠心病不稳定型心绞痛，甚至可能是心肌梗死的早期表现，但这类患者胸痛症状一般不明显。高血压科如为顽固性高血压患者测四肢血压时发现其上肢血压明显高于下肢，便可能发现跟随患者多年的先天性心血管畸形、主动脉缩窄等疾病。高血压科规定对每位初诊患者都要测量四肢血压。

（二）神经内科

1. 控制血压就是防治脑血管疾病

高血压、脉压增大是脑卒中发生的最主要危险因素。我国"八五"课题组采用前瞻性队列研究方法，对 11 个省市的自然人群（35～64 岁）共 27 527 人随访 3 年的结果显示，在确诊的高血压患者中，男性脑卒中事件发生率为 633.2/10 万，女性脑卒中事件发生率为 480.3/10 万，较正常血压组有显著差异。在比较其他各种危险因素与脑卒中事件相关性后得出，血压水平与脑卒中发病相关性最显著。

预防脑卒中的关键是血压达标。血压控制正常，可明显预防和减少脑血管事件的发生，使脑卒中发生率降低 35%～40%。高血压科积极倡导降压治疗，本身就已参与到防治脑血管疾病发生与发展的工作中。

2. 根据血压变化及时发现脑卒中

当前在神经内科就诊或急诊科抢救的绝大多数脑卒中患者，症状已非常典型，病情也已极其危重。高血压科发现的脑卒中通常都处于疾病早期，仅表现为血压升高、血压波动大或顽固性高血压，患者就诊时，要及时考虑到这些症状是脑卒中前兆的一种表现，再结合相应的临床资料做出正确判断，从而使患者得到最有效的处理和监护，最大程度保护患者的利益。

（三）肾脏科

高血压与肾脏关系密切。肾脏通过体液调节和分泌血管活性物质，直接参与高血压的发生。而高血压是肾脏损害重要的独立危险因素，能显著增加肾衰竭的发生率。反过来，肾脏损害又会加重高血压病情，二者形成恶性循环。

1. 高血压概念来自肾脏疾病专家

1827 年，英国病理学家 Richard Bright 在一些慢性肾脏病患者尸检时出现左心室扩大，并把这一发现记录到他的名著《医学案例报告》中，提示可能与血管阻力增加有关。直到 100 年后人们才确定高血压是一种疾病。现在高血压科对肾脏保护做出了积极的努力，在肾脏损害早期就注意保护肾脏，并且能在高血压患者中及时发现与处理并发肾脏疾病的患者。

2. 降压治疗就是保护肾功能

约 18% 的高血压患者最终会出现肾功能不全。随着原发性高血压患病率的明显上升，高血压致终末期肾脏疾病的发病率也在增加。来自美国肾脏数据系统（USRDS）的资料表明，高血压一直是导致美国终末期肾脏疾病的第二大诱因。在多危险因素干预（MRFIT）研究中发现，约 49% 的终末期肾脏疾病是由高血压引起的。我国终末期肾脏疾病患者中原发性肾小球肾炎仍居首位，而且随着经济发展和人民生活水平的提高，高血压肾损害近年呈快速增长趋势。

MRFIT 研究表明，不但要控制 3～4 级高血压患者的血压，对 1～2 级轻、中度高血压患者，乃至血压正常偏高者也应积极治疗。血压宜降至 130/80mmHg，尤其是降低收缩压及脉压。肾脏疾病饮食改变（MDRD）研究表明，对于尿蛋白超过 1g/d 的肾脏疾病患者，平均动脉压必须控制到 92mmHg 才能有效延缓肾损害的进展，而尿蛋白<1g/d 的肾脏疾病患者，应将平均动脉压降到 97mmHg。

（四）内分泌科

1. 降压治疗减少内分泌疾病对心脑肾的影响

胰岛素抵抗是高血压和糖尿病的共同发病机制，且两者均为心血管疾病的危险因素。糖尿病合并高血压的心血管风险是没有糖尿病的高血压患者的 2 倍。血压≥120/70mmHg 与糖尿病心血管事件，以及相关死亡紧密相关。英国糖尿病前瞻性研究（UKPDS）显示，收缩压每下降 10mmHg，糖尿病相关的任何并发症、死亡、心肌梗死发生率均可下降 10% 以上。有研究表明，降压治疗可以降低糖尿病的心血管风险达 74%。多组大型研究还证实，糖尿病患者的降压治疗效果优于非糖尿病患者。从 1995 年开始，安贞医院高血压科就把查空腹和餐后 2h 血糖列为高血压患者的常规检查项目，在临床中发现了大量的糖尿病患者或糖耐量异常者，并对其进行系统治疗，保护了患者的健康。

原发性醛固酮增多症患者与正常血压者相比，脑卒中风险增加 4.2 倍，心肌梗死风险增加 6.5 倍，心房纤颤的风险增加 12.1 倍。我们从高血压患者中筛查并确定原发性醛固酮增多症患者，并对其开展病因治疗，使血压得到理想控制，从而消除了原发性醛固酮增多症对心血管疾病的影响。

2. 发现大量内分泌疾病患者

一般内分泌疾病患者应到内分泌科诊治，但内分泌科医生数量有限，致使很多内分泌疾病难以被及时发现。高血压学科概念提出以后，余振球就提出对每位高血压患者查继发性高血压的原因，确定了继发性高血压的诊断思路。重视对高血压患者进行继发性高血压原发疾病的筛查，可使很多内分泌疾病得以确诊。安贞医院高血压科 2003～2015 年对 7956 例住院高血压患者病因统计发现，其中原发性醛固酮增多症患者 412 例，嗜铬细胞瘤患者 29 例，库欣综合征患者 9 例。

（五）妇产科

妊娠期妇女高血压来自两个方面，一是慢性高血压合并妊娠，二是血压正常者妊娠中发生血压升高，即妊高征。当然，慢性高血压患者也可同时发生妊高征。这些情况对母婴危害很大，当前并没有引起孕龄期女性及其家属足够的重视。妊娠期的管理对慢性高血压合并妊娠及妊高征患者极其重要，只有高血压科和妇产科共同努力才能保证该类妊娠妇女顺利实现当母亲的愿望。安贞医院高血压科在总结本科的工作经验时发现，有高血压的育龄期女性只要到高血压科查清高血压原因，控制好血压，在治疗与保健中妊娠，大都能完成妊娠过程，顺利分娩。否则，在没有查清高血压或未控制好血压时就盲目妊娠，近半数的人会不可避免地发生流产。因此，我们对育龄期女性，特别是有生育意愿的女性制定了血压管理建议（图 1-1）。

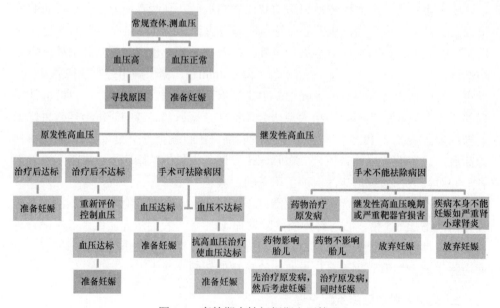

图 1-1　育龄期女性妊娠期血压管理

二、大高血压学科的概念

从高血压学科的概念可以看出，与其他传统专业学科相比，高血压学科更大而全，其涉及的病种见表 1-1。

从上表可以看出，高血压学科包括了很多疾病。这些疾病病因复杂，涉及的疾病种类繁多。大高血压学科认为，不要孤立、片面地看待高血压，而要注意到高血压作为疾病的原因和结果所包括的这些疾病与高血压的内在联系，强调要从更全面、更系统的角度看待高血压涉及的疾病。

高血压诊断、治疗与预防工作，之所以要多学科协同，一是要从各科专业角度发现高血压的原因，特别是发现继发性高血压的线索；二是高血压科协助各科在其所诊治的疾病中找到高血压

表 1-1　高血压涉及的疾病范围

高血压原因疾病诊断
　　原发性高血压、肾实质性高血压、肾血管性高血压、大动脉炎、原发性醛固酮增多症、库欣综合征、嗜铬细胞瘤、主动脉缩窄、甲状腺功能亢进症、甲状腺功能减退症、妊娠期高血压疾病

代谢综合征（心血管疾病危险因素）
　　血脂异常、糖尿病/糖耐量异常、肥胖、高尿酸血症、高同型半胱氨酸血症

心血管疾病早期和康复阶段
　　左心室肥厚、心律失常、心力衰竭、冠心病、主动脉内膜血肿、脑血栓形成、脑出血、椎基底动脉供血不足、短暂性脑缺血、肾功能受损、肾功能不全、周围动脉硬化

导致的心、脑、肾、大血管、周围血管、眼底等这些靶器官的损害和心血管疾病；三是高血压防治与妇女、儿童、老年人的保健息息相关，高血压科可给予其指导和帮助。不难看出，高血压科与医院各科联系紧密，高血压科还能为其他专科提供患者及诊断思路。同时，其他专科的先进诊疗技术、思路又为高血压学科的发展提供宝贵的资料。

高血压的诊断、治疗与研究需要医院各科共同开展和实施，实践中要有大高血压学科的概念和思路，以此来解决大高血压学科涉及的各种问题，制定大高血压学科的策略，更好地为患者服务。如果仅把高血压当作简单疾病来处理，就会犯"头痛医头、脚痛医脚"的错误。如果只把高血压诊治工作看成是高血压科的任务，就会延误病情，造成不可挽回的损失。

人体作为生命的有机整体，各系统器官联系密切、互相影响。疾病的发生发展不单单是某一器官发生病理性改变，而是一系列病理生理改变，首先以某一器官损害为突出表现，高血压本身及其涉及的疾病更是如此。大高血压学科这一概念将更好地揭示高血压与其他疾病的本质之间的关系。因此，医院各科在诊疗本科疾病时，要考虑这些疾病的发生是否与高血压有关，以便在诊疗患者时，既能制定最佳的诊疗方案，也能在治疗中及时调整诊疗方案，采取最佳的治疗措施，保护患者的利益。

另外，高血压是群发性疾病，要开展群防群治、系统管理等工作，需要卫生部门统一指挥，各级医疗机构积极参与，各自完成重点职责。只有具备了大高血压学科的理念，系统、全面地看待高血压，才能把高血压防治工作做好，才有可能完成这样系统而庞杂的工作。

三、医院各科高血压协同防治的意义与发展方向

（一）意义

科学技术进步会进一步解放生产力，提高生产效率。分子生物学、基因检测等技术的发展使很多疾病能够得到病因诊断，获得精准治疗。临床上各实验室新技术、新方法的应用，如医学影像学、超声诊断技术、核医学技术等使疾病的早发现、早诊断、早治疗和改善患者的预后成为可能。医院各科协同防治高血压，对提高我国高血压的知晓率、治疗率和控制率有积极的意义。

1. 利于控制患者的高血压

从为高血压患者查高血压原因、心血管疾病危险因素和心血管疾病的诊疗内容来看，高血压涉及的病种（见表1-1）分布在医院各科，因此治疗这些疾病，不仅是高血压科的任务，也是医院各科的职责。

目前，有些人对高血压还不重视，但对如心脏疾病、脑血管疾病等危及生命的疾病重视程度很高。也有人认为高血压很复杂，难以控制，产生畏难情绪后放弃治疗高血压。另外，当前高血压专科医生有限，如果高血压患者都到专科就诊，也会出现挂号困难的问题。就诊于医院各科的患者如果能测量血压，就可以让患者清楚自己的血压情况。对于确定患有高血压的患者就有使其服用降压药的可能，就有指导其改善生活方式的依据，就有使其进入诊疗程序的机会。

2. 促进医生专业素质和职业素养的提高

（1）帮助继发性高血压患者更好地控制血压：对于与继发性高血压原发疾病有关的医学专科，如在肾内科的肾实质疾病和肾血管疾病，内分泌科的多种内分泌疾病和风湿科的大动脉炎、系统性红斑狼疮等都与高血压的发生密切相关，这些医学专科的医生系统了解高血压专科知识，在对本科疾病进行最理想治疗的同时，也会使患者的血压得到理想控制，大大改善患者的预后。

（2）选用合适的降压药物：对于与继发性高血压原发疾病关系不十分密切的医学专科，如消化科、呼吸内科的医生在了解降压药物的作用机制、代谢途径、临床特点、适应证、不良反应和禁忌证等知识后，就会选择利于本科疾病治疗的

降压药物，如前列腺肥大者宜选用 α 受体阻滞剂，不宜选用利尿剂。支气管哮喘患者宜选用钙拮抗剂，而避免选用非选择性 β 受体阻滞剂。

某些医学专科能接触到特殊类型的高血压患者，这些患者以该专科疾病相应的表现为主诉就诊。如果相应专科的医生有高血压诊断知识与经验，就会及时发现患者是否患有高血压，从而让患者接受高血压专科诊疗。

（3）保证患者安全：大外科、五官科、眼科、妇产科等外科手术科室在为有高血压的患者进行手术治疗前，如能具备在高血压患者中发现心血管疾病的思路和方法，就会发现潜在的危险，及时做出相应的准备，从而保证患者的安全。在手术后为患者合理选用降压药物和治疗心血管疾病的药物，有利于患者术后康复。

（二）发展方向

1. 提高认识

目前我国高血压患病率为 25.2%，估计高血压患者有 2.7 亿，但知晓率为 46.5%，治疗率为 41%，控制率为 13.8%。高血压作为心血管疾病最主要的危险因素没有得到有效控制，心血管疾病患病率和死亡率还在不断上升，据《中国心血管病报告（2014）》，目前我国至少有 700 万脑卒中患者，250 万心肌梗死患者，450 万心力衰竭患者。2013 年心血管疾病占居民疾病死因构成比，农村为 44.8%，城市为 41.9%，居各种疾病之首。因此，加强高血压防治是减少我国心血管疾病发生和死亡的最有效手段，医院各科应共同肩负起防治高血压的重任。

（1）医院各科都在从事大高血压学科工作：回顾我国高血压研究发展历程，既有像 1959 年的全国高血压学术会议这样的高血压专业学术会议，也有其他医学专业学科组织的学术会议，邀请高血压专家作学术报告，介绍高血压研究和诊疗工作的新进展；还有高血压专家自发组织小分队主动参加其他医学专业学科组织的学术会议中交流高血压学术心得和体会。在临床科室的组建中，有专家组建了高血压内分泌科、高血压血管科等。在很多医学专业学科中还成立了高血压专业组，如在内分泌科建立高血压组，在心脏内科组建高血压病区等，这些活动或工作无疑都促进了大高血压学科的发展。

我们也应该看到，在学术上或者在专业划分中对高血压还有一些争议，例如，内分泌肾上腺疾病是由高血压科诊治还是保留在内分泌科，也有的医院将高血压科诊断的内分泌肾上腺疾病的终审治疗决定权放在内分泌科专家手中。有的专家担心高血压从心脏内科划分出来会影响心脏内科的发展，认为高血压专业还应保留在心脏内科，作为一个分支，等等。这些争议和担忧只会严重影响高血压患者的诊疗工作。笔者认为这些疑虑是没有必要的，事实上，医院各科也在从事着大高血压学科涉及疾病的诊治工作。只要医院各科本着对高血压患者负责的态度，掌握高血压诊断与处理的技术，提高医疗水平和医学素养，按照《WHO/ISH 高血压处理指南》和《中国高血压防治指南》的精神开展工作，共同协作，就能把高血压防治工作做好。

（2）医院各科开展高血压诊疗工作是自身专业发展的要求：如前所述，很多医学专科如内分泌科、风湿科等疾病都是继发性高血压的原发疾病；在心内科、神经内科、血管科就诊的患者大都是由高血压引发的各种心血管疾病患者；在肾内科就诊的患者一般都伴发高血压；急诊科抢救的部分患者是由高血压导致心血管疾病急性发作的患者。因此这些医学专科对本科疾病的诊断与治疗，基本上就是大高血压学科覆盖的各种疾病的诊断与治疗。

大内科和传染科等其他专科了解高血压知识，对本专科合并高血压的患者选用合理的降压药物，不仅有利于本科疾病的治疗，也能在诊断方面为这些专科开拓新的思路。大外科和妇产科等在手术前应判断患者是否伴有心血管疾病及其严重程度，并做出相应的处理，这样能够有效保障患者的安全。

（3）医院各科开展高血压诊疗工作是促进人们健康的需要：大多数人都会因各种疾病就诊，医院各科有机会为患者测量血压，患者知晓高血压后，就有可能进入高血压诊疗程序。部分患者当即服用降压药。我国医学专家早已提出，建议医院各科要对 35 岁以上就诊的患者测量血压。本指南建议大内科、大外科、妇产科、儿科、五官科、神经内科、传染科应对每位就诊患者测量血压。

医院各科共同创建健康生活方式的氛围，对发现的高血压患者及时劝导戒烟、限酒，指导合理膳食，做到低盐、低脂、低主食摄入，有效运动，控制体重，培养患者逐渐养成健康的生活方式，可有效防治高血压和心血管疾病的发生发展。

2. 改变对高血压学科的看法

长期以来，人们对高血压的认识一直处于探索和争论之中。1827 年 Bright 认为高血压是一种疾病，到 1933 年保险公司的调查才证明了高血压这个病种。1856 年 Bright 认为高血压是心血管疾病的危险因素，但直到 20 世纪 50 年代的流行病学调查结果才证明高血压是心血管疾病发生发展的危险因素。同样，对高血压学科各种疾病的诊断也存在不同的看法。有人认为高血压是一种简单的疾病，仅测量血压、服用降压药就可以治疗，还有人认为诊断与治疗设高血压是基层医生的工作。也有人认为高血压涉及面广，很复杂，对具体患者的诊断治疗无从下手，认为只能由高血压专科诊治。

随着高血压学科理论的完善和临床工作的不断探索和总结，发现高血压虽然涉及的疾病种类繁多，治疗的特异性强，心血管疾病病情危重，但高血压与各种疾病的联系有规律可循,诊断与治疗有方法可依,医院各科的医生只要掌握高血压的相关知识,完全能够完成相应医疗工作。大高血压学科概念的提出和理论的完善将更好地指导医生进行高血压协同诊疗,指导各级医疗机构完成"控制高血压、保护心脑肾"的使命,指导患者与家属更好地配合高血压防治与管理工作。

3. 提高高血压诊治水平

(1)重视发现线索,养成分析习惯:在高血压的诊断、治疗中,要强调查出患者患高血压的原因。医院各科可以从高血压患者的特异性表现、既往的检查和就诊后的检查结果中发现一些线索,并对这些线索加以分析,引起足够重视,然后建议患者到相应的专科诊治。对于专科性不强的患者,建议到高血压专科诊治。高血压专科通过严格分析病情,对就诊患者进行相应的检查,筛查和确定继发性高血压的原发疾病,针对原发疾病对因治疗,从而更好地控制血压。

对于心血管疾病的患者,典型的心脏疾病和脑血管疾病可以较容易从病史中得到提示和诊断依据。对于没有症状的心血管疾病患者,也应从疾病的危险因素和就诊时检查报告中的一些特异性表现来判断,及时考虑心血管疾病的可能,并进行初步诊断,使患者得到及时的监测和治疗。

(2)掌握诊断标准,按照原则治疗:每一种疾病都有自己的诊断标准,本指南各论部分系统介绍了一些常见的、与高血压相关的疾病的诊断与治疗。本指南已对高血压的诊断、治疗内容和流程做了系统介绍,关键是要按照相关疾病的治疗原则进行相应处理,给出详细、具体的诊疗方案。在降压药物的选用上,按照易读、易懂、易掌握的原则,编写了降压药物的药理等内容,医院各科只要注意学习,就能够处理高血压的一般问题。

心血管疾病的处理原则是,对于稳定的高血压患者督促他们继续原来的治疗方案和所用的降压药物,并加强健康教育。对于急诊患者强调及时发现、消除隐患。对于已发生心血管疾病的患者最好现场处理,同时立即和心血管内科、神经内科、急诊科甚至高血压科联系会诊和转诊。

(余振球)

第二章　医院各科在高血压防治中的工作范围

目前，我国高血压患者已达 2.7 亿，这些人会因患有各种各样的疾病到医院各科诊治。医院各科从本科诊治的患者中发现高血压患者的意义重大，能使高血压患者一经发现就有接受诊疗和健康教育的机会。在各科就诊的患者，有的疾病经治愈后转至高血压科诊治；有的被确诊的高血压患者同时会被发现伴有其他相关心血管疾病，可让其接受相关科室的诊疗。由此可以看出，医院各科都不可避免地参与到了高血压诊疗工作中。医院各科的主要任务是对自身专科疾病进行诊断与治疗，在有限的条件下，也可以协助开展高血压的基本诊疗工作。医院各科高血压诊疗工作的范围包括：发现与确诊高血压患者，开展健康教育，寻找继发性高血压的线索，筛查心血管疾病等。

一、测量血压，使患者进入诊疗程序

只要发现高血压患者，就有让其接受诊疗、获得健康教育的机会，从而使其血压得到控制，心脑肾得到保护。一般来说，每个人每年都有机会测量血压。但有些人会因各种主客观原因而忽略或者不进行血压测量。在没有测量过血压的人群中，一部分因为高血压没有被发现、未得到相应的处理而发生心脑肾损害和心血管疾病，心血管疾病发作就诊时才被发现患高血压；另一部分则因各种其他疾病就诊时获得测量血压的机会。因此，医院各科给每位就诊患者测量血压既简便易行，也能发现更多疾病线索。

（一）如何发现高血压

1. 医院各科要对每一位就诊的患者测量血压

只要测量血压就能发现潜在的高血压患者，因此，强调医院各科为就诊的每一位患者测量血压，尤其是首诊患者。

原则上对稳定期慢性疾病或复杂重症患者依据偶测血压值就可以确定其是否患高血压和所患高血压的程度。

急诊患者当时血压值作为立即进行急诊期高血压处理的主要依据。在患者病情稳定后，再测量血压，分析血压值，评估血压水平。

不伴心血管疾病的患者，血压值为 140～160/90～100mmHg 时暂不做处理，而首先以专科疾病诊疗为主。血压值＞160/100mmHg 时，在处理专科疾病的同时，适当加用起效快、持续时间短的降压药物，使血压得到控制，从而方便专科疾病的诊治。

伴有心血管疾病的患者，严格按照伴心血管疾病的高血压进行处理，并请心内科、肾脏内科、神经内科或高血压专科会诊。

2. 详细询问高血压病史

患者病史也是诊断高血压的依据。在2010年《中国高血压防治指南》中已有明确规定：凡诊断明确者或正在服用降压药物的患者均被确定为高血压患者。医院各科应向患者询问高血压水平、病程和治疗、处理情况。

3. 医院各科在诊疗中根据患者血压变化来确定高血压

除病史中提供的已有的高血压诊断依据外，也要为患者测量血压，以此来判断患者是否服药，以及服药后的血压控制情况。

对初次发现的高血压患者要注意观察，特别是急诊时处理或接受药物治疗的患者，要及时观察其血压水平。

4. 从常规检查中推测是否患有高血压

医院各科在对患者诊疗时，要对其进行血、尿、便常规和生化检查，通过检查结果来判断其心脑肾的功能、疾病的有无和轻重。高血压是心血管疾病的重要危险因素，如果发现患者患有心血管疾病，要考虑患者是否伴有高血压，并引起重视。

（二）如何确定高血压水平

只要认真测量、观察患者血压，是不难发现高血压的。目前，当血压值≥140/90mmHg时就是高血压。但严格确定血压值存在一定的困难，因为判定为高血压的标准是，要求3次非同日血压值≥140/90mmHg时才能被确定为高血压。但患者因非高血压疾病就诊时不可能有效观察其血压变化，尤其是急诊患者，要对其急症及时处理，没有条件观察血压。另外，患者就诊于相应的专科，各科的精力和技术也主要集中在本科疾病。下文以内科门诊和急诊为例介绍掌握确定血压水平的基本方法。

1. 内科常规门诊如何确定血压水平

内科慢性疾病患者处于内科急诊疾病稳定期、外科疾病及外伤恢复期，而且在没有该科疾病干扰下，能够连续在同一科室诊断时，按照本指南第五章医院各科患者高血压诊疗内容与流程中的方法来确定血压的水平。

医院各科各自测量血压，测量方法和要求同内科教科书有关章节。

病史中的血压值，以执业医生和经过训练的护师测量的一系列血压值的平均值作为分级依据，测得的血压值是服药前的血压水平，并且已排除某些特定因素引起的最高血压值。

2. 急诊条件下如何确定血压水平

血压水平受到生理活动、疾病和测量环境的影响而不同。急诊条件下所测量的血压是否可以作为高血压的诊断依据，目前还没有统一的认识和标准。因此，探讨急诊时的血压值与患者真实血压水平之间的联系非常重要，必须重视急诊条件下的血压值与真实血压值的相关性。

（1）测量血压的时间：人在情绪紧张、运动时血压会升高，急诊患者也会出现这种情况。进入急诊的患者当时的单次血压较平时都会升高，过一段时间后复测才能更接近平日血压。关于具体延迟多少时间，国内外的文献报道并不多。Thomas 等对 41 名患者进行了研究，这些患者都是急诊初次血压超过160/100mmHg，对其每 5min 复测一次血压，持续 2h，患者离开医院后，进行 12h动态血压监测，或依照美国预防、检测、评估与治疗高血压全国联合委员会第七次报告（JNC7）的方法测量诊室血压，以此来确定有无高血压。患者血压变化见图 2-1。结果显示，所有患者收缩压在开始的 10～20min 内均明显下降，而舒张压无明显改变。区分高血压患者与正常血压者的最佳时间是步入急诊后的 60～80min，在此期间血压值 ≥165/105mmHg 的患者多确诊为高血压，而≤130/80mmHg 的患者多可排除高血压，敏感度为 90%。而血压值为 165/105～130/80mmHg，越高则测量者越倾向于实际高血压患者，反之则更倾向于无高血压者。

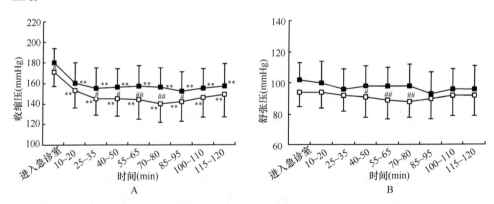

图 2-1　患者在急诊监测血压时，各时间段的收缩压（A）和舒张压（B）
实心方块为高血压患者，空心方块为无高血压者

（2）血压取值方法：Brigitte 等对 326 名成年患者进行了研究，对每位患者测量 3 次血压。第 1 次为进入急诊分诊时的血压，需达到 140/90mmHg 方可入组；在了解并同意参与研究后，要求患者静坐或最低 45°半卧 5min，停止活动及说话，之后立即进行第 2 次血压测量；在患者完成所有信息调查之后进行第 3 次血压测量。第 2、3 次血压之间的时间间隔并未记录，但完成调查表至少需要 12min。调查组采用 4 种血压取值方法：①取第 1 次血压值；②取 1、2 次的平均值；③取 1、2、3 次平均值；④取 2、3 次平均值。结果表明：第 1 次血压值平均为 160/90mmHg。而 4 种不同方法取值后，全体患者平均血压值呈递减关系，见表 2-1，而患者血压 ≥ 140/90mmHg 的比例分别为 100%、77%、70%、62%。

（3）急诊时血压升高的重复性：无高血压病史而急诊时血压升高是一种很常见的情况，经重复测量后，多数患者都会出现间断性或持续的血压异常。因此，急诊单次血压异常的患者应当复测血压，以便于进一步确定血压水平。Howard 等对 407 名既往未诊断为高血压、但急诊或轻伤门诊测量发现血压升高的患者进行了研究。研究者需当天在急诊或轻伤门诊复测患者血压，并嘱患者离开医院后到门诊复测血压。比较急诊与之后的血压发现：201 名当天复测血压的患者中，其中 63% 的患者出现了 1 次重复血压升高，37% 的患者出现了 2 次，其余 266 名患者在 5 个月的随访中到门诊复查，其中 32% 的患者出现了 1 次重复血压升高，68% 的患者出现了 2 次以上重复血压升高，见表 2-2。有无疼痛主诉之间无差异。急诊血压与之后的血压有相关性。Paula 等的研究表明，无高血压病史而急诊时血压升高的患者中，随访时血压仍升高的比例为 50.6%。而 James 等的研究得到的结果则为 44%。

表 2-1　4 种不同取值方法的全体患者平均血压值（mmHg）

	收缩压	舒张压
方法 1	160	90
方法 2	154	87
方法 3	152	85
方法 4	148	83

表 2-2　407 名患者复测血压情况

	人数	1 次重复血压升高（%）	≥2 次重复血压升高（%）
当天急诊/轻伤门诊	201	63	37
随后 5 个月内门诊	266	32	68

（4）急诊血压与疼痛的关系：急诊时血压升高经常被归咎于疼痛和焦虑，因此，真实的高血压患者无法被发现。多项研究表明，疼痛及焦虑对血压并无明显影响，这提醒我们，急诊时，伴疼痛和焦虑的血压升高患者，不应排除患高血压

的可能，而应积极观察、复测。Paula 等对 156 名患者进行了研究，这些患者均无高血压病史，且急诊 2 次测量血压值都超过 140/90mmHg。令患者进行家庭血压监测，1 天 2 次，持续 1 周，取平均值。结果表明，家庭血压与急诊血压的差异与焦虑无关，疼痛只与收缩压的改变有轻微联系，而与舒张压的改变无关。James 等的研究结果也表明血压升高与疼痛无关。

综上所述得出结论：①急诊血压升高与确定高血压有一定关系，且急诊血压值与真实血压水平关系大。②急诊时多次测量血压，血压仍持续升高者应怀疑患高血压。③急诊初次测量血压过后一定要观察，推荐观察时间为 0.5～1h。因此，医院各科遇到本科患者在急诊时血压升高的情况，最好对其进行血压测量，或者待本科疾病好转、恢复后转至高血压科观察。

二、健康教育，提高高血压控制率

医院各科要对新发现的或已经诊断明确且在治疗中的高血压患者，特别是诊断明确但一直没有接受治疗的高血压患者进行健康教育。让患者自觉自愿地坚持健康的生活方式，积极配合药物治疗，使血压控制在理想水平，从而保护心脑肾。对高血压患者开展的健康教育内容包括以下几方面。

（一）控制血压是保护心脑肾的根本

高血压患者常发生心、脑、肾等脏器的损害和心血管疾病，这些疾病严重危害着人类的健康。世界卫生组织（WHO）公布的资料表明，62%的脑血管疾病及 49%的缺血性心脏疾病的发生与高血压相关。流行病学调查结果也证实，血压越高，靶器官损害越严重。一般来说，血压程度与靶器官损害和心血管疾病发生呈正相关。对我国 ≥40 岁的 17 万人群随访 8 年，结果表明，心血管病是导致死亡的主要原因，占总死亡的 44.4%。高血压是心血管疾病最重要的危险因素，之后是吸烟和缺乏体力活动。

国外 Framingham 心脏研究随访 36 年的结果显示，在男性和女性中，高血压均可使冠心病、脑卒中、外周动脉疾病、心力衰竭和总的心血管事件发生危险增加 2～4 倍。在全球 61 个人群（约 100 万人，40～89 岁）的前瞻性研究分析中，平均随访 12 年后发现，诊室收缩压或舒张压与脑卒中、冠心病事件的风险呈连续、独立、直接的正相关关系。血压从 115/75mmHg 到 185/115mmHg，收缩压每升高 20mmHg 或舒张压每升高 10mmHg，心血管疾病发生的风险增加 1 倍。多危险因素干预（MRFIT）研究结果显示，在校正多因素后，收缩压每升高 16mmHg，男性终末期肾病的发病风险增加 1.7 倍，基线血压＞140mmHg 者发生终末期肾病的危险是收缩压＜117mmHg 者的 5～6 倍。

近 50 年来的大规模抗高血压药物临床试验结果表明,降压治疗就能预防脑卒中、心力衰竭、冠心病、肾衰竭等疾病的发生和发展。研究表明,降压达标可使心肌梗死发生率降低 20%～25%,使心力衰竭的危险性降低 52%,使脑卒中发生率降低 35%～40%。著名的 HOT 研究结果显示,目标血压值下降到 138/83mmHg时,主要心血管事件,包括致命性或非致命性心肌梗死、脑卒中和其他心血管事件死亡危险降低最明显。

保护人们的健康是医生的职责,向人们讲明高血压的危害和控制血压的好处是医院各科的共同责任。健康教育要讲方法,使大家认识到尽早治疗高血压的益处。心血管疾病患者积极降压治疗就能预防心血管疾病发作;介于两者之间的靶器官损害的患者积极降压治疗既能一生受益,也能预防心血管疾病的发作。

（二）综合控制心血管疾病危险因素

流行病学调查结果显示,高血压本身的特点是不仅能够引起靶器官的损害,而且当高血压患者合并其他危险因素时更容易引起或加重靶器官的损害。这些危险因素包括高胆固醇血症、糖尿病或糖耐量减低、吸烟、肥胖等。有人把上述危险因素称为心血管疾病的危险因素簇。研究表明,我国高血压患者有心血管疾病危险因素聚集现象。中国门诊高血压患者合并多重心血管疾病危险因素现状CONSIDER 研究提示:4985 例门诊高血压患者中,81.1%合并血脂异常,51.3%合并糖代谢异常（23.5%为糖尿病,27.8%为糖尿病前期）,18.4%合并吸烟,22.8%缺乏体力活动,18.3%为肥胖。其中血脂异常、糖代谢异常是我国高血压患者最常见的两种心血管疾病危险因素。门诊高血压患者蛋白尿的总检出率达 28.8%。

Framingham 研究显示:高血压合并上述危险因素的患者超过 80%。PROVEIT-TIMI 研究对 3675 名急性冠脉综合征患者进行评估,发现所有患者均有多重危险因素,平均合并危险因素的数目为 5 个。同一水平的高血压患者,合并危险因素越多,靶器官损害和心血管疾病的发病率也越高,这说明危险因素之间存在对心血管疾病损害的协同作用。具有危险因素簇的高血压患者,靶器官损害的易感性增强,其心血管疾病的发病率增高。

对于确诊的高血压患者,只有通过认真询问病史和阅读患者的生化检查报告来发现心血管疾病的其他危险因素,并逐个进行处理与控制,才能最大限度的保护患者的心脑肾。

（三）健康生活方式是控制血压的保障

健康生活是控制血压的保障。目前已明确的对血压有影响的不良生活方式有:

高盐、高脂饮食，大量饮酒，吸烟，精神紧张等。改变这些不良生活方式，能很好地控制血压。

（1）合理饮食：良好的饮食习惯是控制血压的重要方法。目前已明确高盐、高脂、低钾饮食可增加高血压的风险。因此，要减少食盐摄入，控制烹调用盐、各种含盐调味品及腌制食品的摄入，将每日食盐摄入总量控制在 6g 以内，同时均衡营养，少吃胆固醇高的食物、油炸食品等，多食杂粮、粗粮，并保证充足的新鲜蔬菜、水果的摄入，少食辛辣刺激的食物和咖啡、浓茶等刺激性饮品。

（2）戒烟限酒：吸烟可使交感神经兴奋性升高，从而使血管收缩，血压升高。饮酒时还会多进食菜肴从而致高盐饮食，导致血压升高。过量饮酒会增加高血压的发病率，而且高血压患者饮酒还会影响降压药物的降压效果。研究表明，饮酒对高血压的作用与酒精量有关，喝酒越少越好，尽量不饮酒。

（3）控制体重：肥胖是高血压的重要危险因素，肥胖的类型与高血压的发生密切相关。男性腰围＞90cm，女性腰围＞85cm 时高血压发生的风险是腰围正常者的 4 倍以上。因此，积极控制体重有利于控制血压。减肥方法主要是控制主食和脂肪摄入，再配合适当的运动，以便消耗掉多余的脂肪。

（4）适当运动：可以通过调节大脑皮层及皮质下运动中枢、降低交感神经兴奋性、调整血管内皮细胞生成的活性物质水平，从而达到控制体重、降低血脂、提高机体应激处理能力以及改善不良情绪等的目的，进而降低血管紧张度和外周阻力，最终降低血压。运动降压的方法适用于 1、2 级高血压且不具有明显靶器官损害如左心室肥厚、蛋白尿和肾功能不全者。运动强度为运动后心率增加不超过运动前的 30%～50% 为宜，适宜的运动时间为每次 45～60min，运动频率为每周 3～7 次。当然，有心血管疾病的患者，运动处方应由心内科、神经内科等专科来制定。

（5）心理平衡：长期过度紧张如工作压力大和焦虑、抑郁等负性情绪等可促使血压升高。此类患者休息后，症状和血压可得到一定的改善。目前，临床上非药物干预措施主要包括认知行为治疗、生物反馈疗法、心理咨询、松弛疗法、运动疗法等，通过各种方式矫正患者的认知偏差，帮助患者改变不合理的日常行为方式、思维方式来消除各种不良心理障碍。

（四）降压药物是控制血压的核心

大多数高血压患者病程长而且疗效难以维持。因此，医院各科要教育高血压患者树立长期坚持服药、保持健康生活方式的观念，密切与医生合作，积极治疗。具体治疗时应遵循的原则为：早期性、长期性、个体性和综合性。

（1）早期性：有相当多的高血压患者因无症状而忽视治疗，当出现明显心脑肾损害时才去治疗，为时已晚。高血压必须尽早治疗，以预防心血管疾病的发生。

医院各科一旦发现高血压患者就应予以高度重视。

（2）长期性：高血压需要终身治疗，一旦治疗开始，原则上很难中断，应持之以恒，将血压控制在适当水平。治疗前患者应了解一些高血压疾病的相关知识，每一位高血压患者都必须充分认识到不治疗或不坚持治疗带来的严重后果，自觉坚持长期治疗，获得满意效果。

（3）个体性：治疗方案要求个体性，针对每一位患者的具体情况，选择合理的降压方案，无论是药物降压，还是非药物治疗都应如此。

（4）综合性：高血压诊疗并非只有单一的方法，而是多种方案联合、综合治疗，不仅有药物治疗，还有非药物治疗、介入治疗及外科治疗等多种方法。使用药物降压时主张联合用药，这样可以增加降压疗效，减少药物不良反应，增强对靶器官的保护。

三、寻找线索，对患者进行病因治疗

虽然继发性高血压患者只占高血压患者总数的10%，但我国高血压患者数量庞大，继发性高血压患者绝对数量也很大。引起高血压的疾病分布在医院各科，仅依靠高血压专科进行继发性高血压的筛查，不仅人力物力等资源有限，而且以其他专科疾病表现形式就诊的患者大都不会主动到高血压科诊治。另外，广大基层医疗机构诊治水平和设备条件有限，并不能都筛查出所诊治的高血压患者中相关继发性高血压各原发疾病患者，因此，医院各科有机会接触到不同类型的继发性高血压患者，有责任把这样的患者筛查出来。医院各科应有筛查继发性高血压的诊疗意识，找到相应的线索，及时把相关科室如内分泌科、肾脏科、风湿科等的继发性高血压患者筛查出来，并对其进行诊疗。

四、关注心脑肾，筛查心血管疾病

高血压最大的危害是导致患者靶器官损害和心血管疾病的发生和发展。心血管疾病是导致人们死亡的最主要原因，因此，面对高血压患者时，各科医生要有意识地注意发现和确定心血管疾病是否存在，这对保护患者健康有重要意义，能够保证患者顺利接受外科手术、急诊抢救等。

（一）发现心血管疾病的途径

1. 当前常规心血管疾病诊断思路

首先，对以下患者要考虑到心血管疾病的可能：①血压长期升高，特别是没有治疗和治疗无效者。②伴糖尿病高血压患者。③伴吸烟高血压患者。④心血管疾病危险因素多者。⑤近期血压波动大或难以控制者。⑥已出现心血管疾病症状者。

其次，患者出现相应的心血管疾病症状或体征，就要按相应的疾病进行诊治。高血压患者发生靶器官损害或心血管疾病时，就会表现出相应的症状。如心脏疾病的症状表现为劳力性呼吸困难、夜间阵发性呼吸困难等。脑血管疾病的症状表现为头晕、头疼、恶心、呕吐、四肢活动障碍等。肾功能受损的症状表现为夜尿增多、脸面水肿等。

最后，为患者进行最基本的检查，包括心电图、尿常规、血生化、头颅 CT 等。

高血压患者如出现上述三条中任意一条或以上情况，要立刻邀请心内科、肾脏内科、神经内科医生会诊，或告知患者到相应科室诊疗。

2. 从高血压患者中发现早期心血管病

早期心血管病是针对高血压合并多种心血管疾病危险因素和（或）靶器官损害，但达不到临床各种心血管疾病诊断标准的高风险心血管疾病提出的概念，其意义在于提高人们的健康意识和预防观念。对于具有多种危险因素的高血压患者，在既没有典型的心血管疾病临床表现，又没有找到客观心血管疾病证据时，称之为早期心血管疾病阶段。在此，我们以冠状动脉病变和心绞痛的关系为例阐述早期心血管病的诊断：正常情况下，冠状动脉储备非常充足，只有当冠状动脉管腔狭窄至 70%以上时才会严重影响心肌供血，此时患者在活动时才会表现出典型的心绞痛症状，而当这种狭窄至 100%时就会出现心肌梗死。如冠状动脉管腔狭窄至 50%～70%时也会出现与活动量相关的不适感觉，或有心电图心肌缺血的证据。临床中，冠状动脉管腔狭窄＜50%的冠状动脉粥样硬化患者平时不会表现出任何不适症状。但由于基础病变——动脉粥样硬化的存在，当出现斑块破裂、新的血栓形成时就会阻塞冠状动脉致急性心肌梗死发作。

早期心血管病的诊断实际上是分析危险因素。高血压患者危险因素越多，心血管疾病风险就会越高。临床中，患者在没有典型症状出现前，我们应该结合危险因素进行分析。常见心血管疾病危险因素中以吸烟最为严重，对高血压合并糖尿病患者应给予重视。

医院各科要重视处于此阶段的患者，及早采取积极的干预措施。

3. 发现无症状或症状不典型的心脏疾病患者

当心血管疾病发作时，稳定的血压会出现不稳定的情况，这是由于心血管疾病发作时，血管活性物质活性改变，导致血压产生波动。部分患者没有心脏疾病的症状或症状不典型，而仅以血压升高为突出表现。此时医院各科要仔细辨别，以免延误病情。

（二）心血管疾病治疗的特定阶段

高血压能导致心、脑、肾、大动脉及外周血管等一系列疾病，医院各科在对高血压患者诊治过程中不可避免地要处理这些疾病。由于这些疾病的治疗专科性很强，医院各科无论是技术水平还是精力都难以实现对某一合并其他疾病的诊疗工作。因此，医院各科可以治疗每一种相关疾病的特定阶段。下面以冠心病和脑血管疾病的处理为例来说明。按 WHO1979 年对冠心病的分类，本指南提出对各类型冠心病处理的工作侧重点、原则和方法的建议（表 2-3），对不同类型脑血管疾病处理工作的侧重点范围、处理原则和建议见表 2-4。

表 2-3 医院各科对各类型冠心病处理原则和方法建议

冠心病的类型	工作侧重点	处理原则和方法
稳定型心绞痛	1. 了解病情，督促坚持正规药物治疗 2. 避免诱因预防急性事件 3. 与胸痛鉴别诊断 4. 需要手术者邀请心外科会诊并告知麻醉科	1. 健康教育 2. 控制高血压，选用中长效平稳的药物 3. 继续用他汀类调脂药物，并控制血糖 4. 抗血小板治疗 5. 病情重者及时转心内科或邀请心内科会诊
不稳定型心绞痛或心肌梗死	1. 第一时间立即识别 2. 与主动脉内膜血肿鉴别 3. 与左心衰竭鉴别 4. 现场处理 5. 及时送急诊科或抢救室	1. 含服硝酸甘油，扩张冠状动脉，吸氧，保持安静 2. 含服快速降压药物 3. 送患者到抢救室或 CCU 4. 门诊患者送急诊科或转入心内科 5. 住院患者邀请心内科会诊或转科
无症状心肌缺血	1. 筛选和确定患者 2. 处理心血管疾病危险因素 3. 有介入适应证者转入心内科	1. 控制心血管多重危险因素 2. 按冠心病程序诊断 3. 规范系统治疗，强调血压、血脂、血糖达标
缺血性心肌病	1. 问清诊断，判断目前心功能 2. 了解用药，督促坚持治疗 3. 消除心力衰竭发作的诱因	1. 严格低盐饮食，祛除心力衰竭加重的诱因 2. 立即邀请心内科会诊，确定冠心病用药方案 3. 病情不稳定者转入心内科
猝死	1. 识别高危人群 2. 改善患者缺血 3. 祛除诱因，如补钾	1. 对高危人群监护 2. 掌握和实施现场抢救

表 2-4　医院各科对不同类型脑血管疾病的处理建议

脑血管疾病类型	患者来源	工作侧重范围	处理原则和方法
高血压性脑出血急性期 高血压性脑梗死急性期 蛛网膜下腔出血急性期	1. 门诊常规诊疗工作中发现 2. 病房患者病情变化 3. 看医院各科急诊的患者	1. 第一时间立即识别 　（1）突然血压变化者 　（2）突然症状变化者 　（3）新发神经系统体征者 2. 现场处理 　（1）识别高危人群 　（2）按急症要求控制血压 　（3）祛除诱因 3. 预防发生	1. 预防发生 　（1）对高危人群监护 　　1）心血管疾病危险因素控制 　　2）血压长期没有控制 　　3）长期大量吸烟 　　4）糖尿病 　（2）高危人群控制病因 　（3）建议高危人群收入院 2. 已发生者处理 　（1）第一时间立即识别 　（2）现场处理 　（3）马上送急诊科或神经内科（途中安全）
短暂性脑缺血发作 高血压脑病	1. 医院各科常规诊疗工作发现 2. 病房患者病情变化 3. 以会诊来的患者 4. 看医院各科急诊的患者	1. 第一时间立即识别,必须安全处理 2. 做好急性脑血管疾病鉴别 3. 立即看急诊或神经内科门诊或转高血压科	1. 注意症状变化者 2. 观察血压变化者 　（1）血压突然波动者 　（2）血压难以控制者 3. 立即明确诊断 4. 立即收入急诊、心内或高血压病房监护 5. 健康教育
腔隙性脑梗死 陈旧高血压性脑出血 陈旧高血压性脑梗死 陈旧蛛网膜下腔出血 脑血管性痴呆	1. 常规门诊发现 2. 病房住院患者伴随	1. 及时诊断进入监测 2. 严格控制高血压、血脂异常糖尿病的糖耐量异常及同型半胱氨的血征 3. 应用改善预后的药物 4. 脑卒中三级预防	1. 健康教育,指导饮食控制,指导运动 2. 控制血压 3. 合理使用调脂药物和抗血小板药物 4. 控制血糖

（余振球）

第二篇

医院各科在高血压诊断与治疗中的作用

第三章　抗高血压药物的应用

众所周知，高血压是心血管疾病的危险因素，血压越高心血管疾病越严重，而控制高血压就能预防心血管疾病的发生发展。应用降压药物是控制高血压最重要、最方便、最常用的手段。当前常用的降压药物主要有以下五大类：利尿剂、钙拮抗剂（CCB）、血管紧张素转换酶抑制剂（ACEI）、血管紧张素Ⅱ受体拮抗剂（ARB）和β受体阻滞剂。医院各科医生应熟悉降压药物的分类，了解常用降压药物的特点，合理选用降压药。

一、药 理 知 识

（一）血压形成的机制及影响因素

动脉血压是指动脉内流动的血液对单位面积动脉管壁产生的侧压力。动脉血压一般指主动脉的压力，而主动脉血压难以测量，由于全身动脉系统的压力降落很小，因此测量上臂所得的肱动脉压力可以代表主动脉压。血压的影响因素主要包括循环血量、每搏输出量、心率、外周阻力及动脉弹性。

心血管系统的血液充盈是血压形成的前提条件。动物试验中使用电刺激人为造成室颤，心脏停止有效射血，全身血流停滞，各处血管的压力相等，此时的压力值即为循环系统平均充盈压。平均充盈压受循环血量及循环系统容量的影响，如果循环血量明显减少，血压就会降低，例如严重失血时，血压会明显降低甚至休克及死亡；而如果循环系统容量明显增加，血压也会降低，例如一次过量抽出腹水时，腹部血管床迅速扩张，容量增加，全身血压会降低，严重时甚至出现休克。在一般情况下，循环系统容量较为稳定，不会出现大幅的增加及减少，因此并不是影响血压的主要因素。

心室收缩射血为血压的形成提供能量。心室肌收缩时所释放的能量可分为两部分，一部分用于推动血液流动，是血液的动能；另一部分形成对血管壁的侧压，并使血管壁扩张，这部分是势能，即压强能。在心脏舒张期，大动脉发生弹性回缩，将一部分势能转变为推动血液的动能，使血液在血管中继续向前流动。由于心脏射血是间断性的，心动周期中动脉血压发生周期性的变化，因此，一般情况下，每搏输出量对收缩压的影响较大；而心率主要影响舒张期时程，在这一时程内，血液流向外周，心率越慢，舒张期越长，存储在大动脉内的血液越少，舒张压越低，反之，舒张压越高，因此心率主要影响舒张压。

外周血管阻力是维持动脉血压的必备条件。小动脉和微动脉对血流有较大的阻力，是循环系统外周阻力的主要部分。由于外周阻力的存在，心室每次搏动射出的血液只有约 1/3 在收缩期流到外周血管，其余的血液暂时存储在主动脉及大动脉中，形成动脉血压。如果没有外周阻力的存在，主动脉和大动脉每次弹性回缩时将全部流向外周，大动脉血压将不能形成和维持。由于外周阻力的作用主要体现在心室的舒张期，外周阻力对舒张压的影响更加明显，一般情况下，舒张压的高低可反映外周阻力的大小。

主动脉和大动脉的弹性储器作用可以减少血压在一个心动周期中的波动幅度。在心室收缩期，主动脉和大动脉储存一部分血液，使得血压在收缩期不至升得过高，而在舒张期，被扩展的主动脉和大动脉发生弹性回缩，继续将血液向外周推动，使得血压在舒张期不至降得过低。老年人由于动脉管壁硬化，大动脉的弹性储器作用减弱，对血压的缓冲作用也就减弱，因此会出现收缩压升高而舒张压降低，即脉压明显增加。

（二）高血压的机制

了解动脉血压的形成机制及影响因素，也就不难理解高血压的成因。当上述因素当中的一个或多个出现明显异常时，即循环血量增加、每搏输出量增加、心率加快、外周阻力增加及动脉弹性降低，血压就会上升，即出现高血压。

（三）降压药的机制

医院各科医生可以简单理解血压形成的因素有三方面，即动力（即心脏收缩与大动脉弹性回缩）、阻力（即外周血管收缩和血液的黏稠度）和容量（即血管内充盈的血液）。这三个因素中任何一个或多个异常时都会影响到血压的变化。高血压发生就是动力强、阻力高、容量大。降压药物的机制也能简单理解为控制动力、降低阻力、减少容量。

1. 利尿剂

根据作用部位、化学结构和作用机制不同，利尿剂一般分为三类：①袢利尿剂，包括呋塞米、托拉塞米、布美他尼。②噻嗪类利尿剂，又可分为噻嗪型和噻嗪类利尿剂，噻嗪型包括氢氯噻嗪和苄氟噻嗪等，噻嗪类利尿剂包括吲达帕胺、氯噻酮等。③保钾利尿剂，包括螺内酯、氨苯蝶啶、阿米洛利和依普利酮。不同类别的利尿剂作用机制不同。袢利尿剂主要通过阻断髓袢升支粗段中 Na^+ - K^+ -$2Cl^-$ 共同转运体，从而抑制 Na^+ 和 Cl^- 的重吸收。此外，它还可以作用于肾小管的其他部位，减少 Na^+ 的重吸收。噻嗪类利尿剂主要通过抑制远曲小管近端和近曲小管

（作用较轻）对氯化钠的重吸收而达到利尿效果。保钾利尿剂主要作用于远曲小管的远端、集合管起始端和皮质集合段的上皮细胞，从而抑制 Na^+ 的主动重吸收。另外，长期服用利尿剂会使细胞内 Na^+ 及 Ca^{2+} 浓度下降，起到远期扩张血管的作用。

2. 钙拮抗剂（CCB）

CCB 也叫钙通道阻滞剂，分为两大类：二氢吡啶类钙拮抗剂，包括硝苯地平、非洛地平、氨氯地平、左旋氨氯地平、尼群地平、拉西地平、乐卡地平等；非二氢吡啶类钙拮抗剂，包括维拉帕米和地尔硫草。主要通过阻断心肌和血管平滑肌细胞膜上的 Ca^{2+} 通道，抑制细胞外 Ca^{2+} 内流，使细胞内 Ca^{2+} 水平降低，对心血管产生的比较重要的影响为对心脏的负性肌力、负性频率及负性传导作用和对血管平滑肌的舒张作用，从而降低血压。

3. 血管紧张素转换酶抑制剂（ACEI）

肾素–血管紧张素–醛固酮系统（RAAS）在高血压发生、发展中起重要作用，其中血管紧张素 II（Ang II）是主要的效应肽。Ang II 是强效血管收缩物，可刺激肾上腺皮质球状带对醛固酮的分泌，另外还可使中枢神经系统对压力感受性反射的敏感度降低，交感缩血管中枢紧张加强。ACEI 是通过竞争性地抑制血管紧张素转换酶，使 Ang II 生成减少而发挥作用的一类药物。ACEI 的降压作用机制主要为：①抑制血管紧张素转换酶（ACE），使 Ang II 的产生减少，血管得以扩张而降压。②抑制缓激肽酶 II，使缓激肽的降解受抑制而延长并增强了缓激肽的合成，进一步降低外周血管阻力，降低血压，减轻心脏后负荷，这也是 ACEI 在作用机制上与血管紧张素 II 受体拮抗剂 ARB 类药物的最大区别。③抑制局部组织的 ACE 活性。④降低交感神经兴奋性及去甲肾上腺素的释放。⑤减少醛固酮的释放和水钠潴留，从而降低心脏前负荷。⑥降低利钠素水平。

4. 血管紧张素 II 受体拮抗剂

ARB 是 Ang II 竞争性受体的拮抗剂，是继 ACEI 之后的一类新型抗高血压药。现已发现在 RAAS 中有相当一部分 Ang II 并非由 ACE 催化途径形成，而是由糜蛋白酶通路形成。该酶主要分布在心肌、肝、血管、皮肤等组织，在组织中形成 Ang II。由此可知，ACEI 并不能完全抑制 Ang II 的形成，一部分 Ang II 仍可从旁路（糜酶）途径生成，从而影响了 ACEI 的疗效。与 ACEI 比较，ARB 作用于 RAAS 的末端受体水平，更充分、更直接、更具选择性地阻断 RAAS，避免了"Ang II 逃逸现象"。

5. β 受体阻滞剂

β 肾上腺素受体可分为 β₁ 和 β₂ 等亚型。β₁ 受体分布在心脏，β₂ 受体分布在外周循环和支气管。根据药物与受体亚型的亲和力不同，β 受体阻滞剂又可分为非选择性 β 受体阻滞剂和选择性 β₁ 受体阻滞剂。由于 β 受体阻滞剂可分为单纯 β 受体阻滞剂和 α、β 受体阻滞剂两大类，它们的作用机制为选择性地与细胞膜上的 α 和（或）β 受体结合，阻断各器官中 α 和（或）β 肾上腺素受体激活产生的作用，分别表现为阻断 β 受体效应（心肌收缩力减弱、心率减慢、支气管平滑肌收缩等）和（或）阻断 α 受体效应（外周血管扩张等）。

二、常用降压药物

目前常用降压药物的剂量范围见表 3-1。

表 3-1　口服降压药物的剂量及用法

口服降压药物	每天剂量（mg）	分服次数
利尿药		
噻嗪利尿剂		
氢氯噻嗪	6.25～25	1
吲哒帕胺	0.625～2.5	1
吲哒帕胺缓释片	1.5	1
袢利尿药		
呋塞米	20～80	1～2
保钾利尿药		
阿米洛利	5～10	1～2
氨苯蝶啶	25～100	1～2
醛固酮受体拮抗剂		
螺内酯	20～60	1～3
β 受体阻滞剂		
美托洛尔	50～100	2
琥珀酸美托洛尔缓释片	47.5～95	1
阿替洛尔	12.5～50	1～2
比索洛尔	2.5～10	1
普萘洛尔	20～90	2～3
α-β 受体阻滞剂		
拉贝洛尔	200～600	2～3

续表

口服降压药物	每天剂量（mg）	分服次数
卡维地洛	12.5～50	2
阿罗洛尔	10～20	1～2
血管紧张素转换酶抑制剂		
卡托普利	25～100	2～3
依那普利	5～40	2
贝那普利	5～40	1～2
雷米普利	1.25～20	1
福辛普利	10～40	1
培哚普利	4～8	1
咪哒普利	2.5～10	1
血管紧张素Ⅱ受体拮抗剂		
氯沙坦	25～100	1
缬沙坦	80～160	1
厄贝沙坦	150～300	1
坎地沙坦	4～32	1
替米沙坦	20～80	1
奥美沙坦	20～40	1
钙拮抗剂		
二氢吡啶类		
氨氯地平	2.5～10	1
左旋氨氯地平	1.25～5	1
非洛地平缓释片	2.5～20	1
尼卡地平	60～90	2
硝苯地平	10～30	3
硝苯地平缓释片	10～80	2
硝苯地平控释片	30～60	1
尼群地平	20～60	2～3
拉西地平	4～8	1
贝尼地平	4～8	1
乐卡地平	10～20	1
非二氢吡啶类		
维拉帕米	80～240	3
维拉帕米缓释片	120～240	1

续表

口服降压药物	每天剂量（mg）	分服次数
地尔硫䓬	90～180	3
地尔硫䓬缓释片	90～180	1～2
α受体阻滞剂		
多沙唑嗪	1～16	1
哌唑嗪	1～10	2～3
特拉唑嗪	1～20	1～2
中枢作用药物		
甲基多巴	250～1000	2～3

注：以上药物剂量及次数仅供参考，实际使用时详见有关药品说明书。

（一）利尿剂

利尿剂是一类促进体内以 Na^+ 为主的电解质和水分排出而增加尿量的药物。它通过影响肾小球的滤过、肾小管的重吸收和分泌等功能来实现利尿作用，但主要影响肾小管的重吸收，通过减少血容量，使心输出量降低而降低血压。但长期应用利尿剂有扩张血管平滑肌的作用。

1. 临床应用和用药效果

利尿剂主要用于高血压、充血性心力衰竭、肾病和肝硬化等疾病。利尿剂降压作用明确，尤其对老年高血压、心力衰竭患者有益。

（1）老年高血压：由于老年人易患高血压及心、脑和肾脏疾病，故利尿剂应用较多。另外，由于老年高血压患者对盐更敏感，并且常表现为低肾素活性，因此利尿剂也更适合老年人使用。

（2）顽固性高血压：诊断标准为使用足量三种或以上的降压药物，其中一种是利尿剂，血压仍不能达标。利尿剂在顽固性高血压的诊断和治疗中具有很高的地位，美国心脏协会（AHA）2008年发表的顽固性高血压诊断、评估和治疗的声明指出：未应用利尿剂或利尿剂剂量不足是顽固性高血压的原因之一，增加利尿剂剂量是控制顽固性高血压的主要手段之一，顽固性高血压患者液体容量负荷重，利尿剂尤其是长效利尿剂对血压控制至关重要。

（3）心力衰竭合并高血压：心力衰竭是常见的心脏疾病，不论是急性心力衰竭还是慢性心力衰竭失代偿期均伴有水钠潴留。袢利尿剂和噻嗪类利尿剂具有利尿排钠的作用，能有效缓解患者症状，因而心力衰竭是利尿剂的强适应证。高血压伴心力衰竭患者，特别是轻微液体潴留的患者，各国高血压防治指南均推荐噻嗪类利尿剂作为治疗首选药物。如单独使用噻嗪类利尿剂不能控制液体潴留，则改用或加用袢利尿剂。噻嗪类利尿剂和袢利尿剂作用部位不同，联合使用可以增加利尿效果。特别指出，在高血压合并急性心力衰竭时，应使用袢利尿剂快速减轻水钠潴留症状，当急性心力衰竭症状减轻后如无禁忌证可改用噻嗪类利尿剂。噻嗪类利尿剂可与 ACEI 或 ARB 合用，以减低使用利尿剂后的 RAAS 激活效应。在达到干体重后，可以联合使用 β 受体阻滞剂。此外，保钾利尿剂在心力衰竭治疗中也具重要作用。它通过维持血钾水平，减少心律失常的发生。

（4）高盐摄入人群的高血压：我国居民平均食盐摄入量显著高于 WHO 建议的标准，并且我国人群中盐敏感者更多，占 15%～42%。高血压人群中 50%～60% 为盐敏感者，有高血压家族史的成人中盐敏感者为 65%，青少年中盐敏感者为 45%。盐敏感性高血压是高血压的一种特殊类型，属于顽固性高血压。对于此类患者，在改变饮食习惯、严格限盐的基础上，利尿剂、CCB 可作为首选降压药物，盐摄入＞12g/d 的高血压人群可以考虑优先使用低至中剂量的噻嗪类利尿剂，同时由于高盐饮食可激活局部组织 RAAS，因此也可联合应用 ACEI 或 ARB。

（5）醛固酮增多症：醛固酮是 RAAS 的终末环节，在原发性高血压、顽固性高血压中起重要作用。醛固酮受体拮抗剂（也就是保钾利尿剂中的螺内酯和依普利酮）不仅用于治疗原发性高血压，也是治疗醛固酮增多症的特效药物。醛固酮受体拮抗剂分为非选择性醛固酮受体拮抗剂（如螺内酯）和选择性醛固酮受体拮抗剂（如依普利酮）。螺内酯与醛固酮结构相似，可竞争性地结合肾脏远曲小管和集合管细胞中的醛固酮受体，阻断 Na^+-K^+ 和 Na^+-H^+ 交换，从而阻滞醛固酮保钠排钾和水钠潴留作用，起到保钾利尿的作用。依普利酮的作用机制与螺内酯相似，兼有抗性激素的作用，不良反应是能引起男性乳房女性化、勃起功能障碍，女性乳腺疼痛、声音变粗、毛发增大、月经失调等，但抗雌激素和雄激素作用减弱，使得相应症状减轻。除了上述作用外，醛固酮受体拮抗剂还具有改善血管内皮功能，减缓心肌纤维化，改善心室重构，减少心律失常，预防血栓形成，治疗心力衰竭等作用。醛固酮受体拮抗剂在高血压治疗中的地位越来越重要，原发性醛固酮增多症、顽固性高血压、低血钾性高血压患者和一般高血压患者并不单独使用。多数降压药与醛固酮受体拮抗剂联用后，可增加降压疗效，减少不良反应。

2. 不良反应和禁忌证

（1）不良反应和注意事项

1）电解质紊乱：噻嗪类利尿剂及袢利尿剂可引起低血钾、低血镁。醛固酮受体拮抗剂则有高血钾风险，特别是在联合使用 ACEI/ARB 时。在肾功能不全的患者中，噻嗪类利尿剂易引起血钙升高。在利尿剂的使用中可以联合使用排钾利尿剂与保钾利尿剂，必要时需要补充钾剂，注意加强对电解质的检测。当噻嗪类药物尚不能使血压达标时，可以加用 ACEI 或 ARB 类药物。已经诊断为高钙血症的患者应禁用噻嗪类利尿剂。

2）糖代谢障碍：利尿剂与大剂量非选择性 β 受体阻滞剂联合应用时要注意对血糖和血脂代谢的影响。研究发现，噻嗪类利尿剂诱导的糖尿病多出现在治疗早期，并且和血清钾的水平相关。而保钾类利尿剂，如阿米洛利则对血糖代谢影响较小。

3）高尿酸血症：噻嗪类利尿剂干扰尿酸的排出，故高尿酸血症患者不推荐首选噻嗪类利尿剂，而选用同样是 WHO 推荐的降老年人高血压和收缩期高血压效果较好的 CCB 类降压药。但联合应用 CCB 和其他降压药物后，血压仍然控制不好者，适当加用小剂量利尿剂是有益的。只有控制血压，才能保护肾功能，肾脏才能发挥排尿酸的作用。在使用过程中应注意检测尿酸水平，如尿酸水平升高明显，应停用。

4）激素样作用：保钾利尿剂中螺内酯的抗性激素样作用可导致男性乳腺发育、男性性功能障碍、性欲减低、多毛症及女性月经周期紊乱。保钾利尿剂最危险的不良反应是高钾血症，这可能危及生命，使用时应注意监测。

5）妊娠和哺乳期应用：使用利尿剂期间要注意不良反应的发生，推荐从小剂量开始使用。常规妊娠期间不可服用利尿剂，这是由于妊高征的机制为全身小动脉痉挛，而利尿剂减少血容量，会进一步加重胎盘血流不足。哺乳期不可应用利尿剂，因为利尿剂可以通过血乳屏障进入乳汁。

（2）禁忌证：痛风发作期的患者禁用噻嗪类利尿剂，痛风但病情稳定者慎用利尿剂，理由如前述。高血钾与肾衰竭患者禁用醛固酮受体拮抗剂。严重肝脏疾病患者禁用除阿米洛利以外的利尿剂，原因在于阿米洛利不经肝脏代谢，比较适用于肝损害的患者。

（二）钙拮抗剂

钙拮抗剂，也叫钙通道阻滞剂，主要通过阻断心肌和血管平滑肌细胞膜上的 Ca^{2+} 通道，抑制细胞外 Ca^{2+} 内流，使细胞内 Ca^{2+} 水平降低，发挥扩张血管、降低血压的作用，分为两大类：二氢吡啶类钙拮抗剂，包括硝苯地平、非洛地平、氨氯地平、左旋氨氯地平、尼群地平、拉西地平、乐卡地平等；非二氢吡啶类钙拮抗剂，包括维拉帕米和地尔硫草。

1. 临床应用和用药效果

CCB 的降压作用十分可靠且稳定。不影响糖和脂代谢，并有保护靶器官作用。除降压外，CCB 还被用于治疗多种心血管疾病，临床上应用广泛。我国抗高血压临床试验的证据较多，均证实其可显著减少脑卒中等事件。适用于大多数类型的高血压，尤其是老年高血压，单纯收缩期高血压，合并稳定型心绞痛、冠状动脉或颈动脉粥样硬化、周围血管病的高血压患者。

（1）治疗高血压：二氢吡啶类钙拮抗剂无绝对禁忌证，降压作用强。可单药应用或与其他种类降压药联用。研究发现，单药达标率最高的 CCB 也可能有 40% 左右的患者存在治疗不足，大部分高血压患者需采用联合方案才能降压达标。相比于其他种类的降压药，CCB 是联合用药推荐最多的药物，以长效 CCB 为基础的联合治疗是现代最具优势的降压方案，可见 CCB 是高血压联合用药方案的基础。

（2）治疗动脉粥样硬化：CCB 通过影响 Ca^{2+} 的活动而影响动脉粥样硬化的多个环节，多项大型临床研究均证实，CCB 在临床抗高血压的同时能够延缓动脉血管壁上的动脉粥样硬化病变进展。钙拮抗剂对心肌兴奋的抑制，防止 Ca^{2+} 内流，并且通过扩张血管增加了冠脉血流量，减小了患者心脏后负荷，所以在心绞痛治疗中广泛应用。非二氢吡啶类钙拮抗剂由于其松弛血管平滑肌、扩张血管及负性肌力、负性变时的作用更适用于高血压合并心绞痛及高血压合并颈动脉粥样硬化的患者。

（3）治疗心力衰竭、心律失常：CCB 可以扩张全身的血管，减少细胞内钙负荷，保护处于缺血的心肌。同时可以长期抑制心肌，降低心脏收缩功能。选用血管选择性的 CCB，如非洛地平、氨氯地平等，效果会更好。长期服用维拉帕米可以抑制房室结折返传导，阻断房室结折返性心动过速。属于心房颤动或扑动的患者，CCB 可以减慢房室的传导作用，降低心房扑动或颤动的心室率，从而达到治疗心律失常作用。

（4）预防脑卒中：由于中国高血压人群的主要结局是脑卒中，中国脑卒中患病率是冠心病的 5 倍，即使脑卒中后，心血管事件复发亦是如此，所以预防脑卒中是选择降压药的重要理由。降压药对预防脑卒中的强度依次为：钙拮抗剂＞利尿剂＞ACEI（ARB）＞β受体阻滞剂。相比于其他降压药，钙拮抗剂预防脑卒中的效果更好，对预防脑卒中的作用不能被微小的血压差所抵消，超越了血压下降所带来的效果，可能存在对脑血管的特殊保护作用。多项国际高血压研究表明，使用钙拮抗剂可使所有脑卒中和致命性脑卒中的发生率均降低。因此，长效钙拮抗剂很可能具有降压以外的预防脑卒中的益处，特别适用于脑卒中发生率明显高的中国高血压人群。

（5）肾脏保护作用：钙拮抗剂对肾脏同样具有良好的保护作用。研究表明长效硝苯地平在显著降低血压后，能有效减缓糖尿病肾病进展。研究表明，对伴有肾功能异常的患者，进一步降低血压能使肾功能得到更大改善，肾脏得到更好的保护，这在终末期肾衰治疗中有重要的作用。

2. 不良反应和禁忌证

钙拮抗剂的不良反应：下肢水肿、便秘、头痛、面色潮红、心悸、牙龈增生、头晕等，最严重的不良反应有心绞痛加重（10%的患者出现）和突然的血压降低。应用长效钙拮抗剂，这些不良反应的发生率会降低。

（1）不良反应和注意事项

1）外周水肿：见于各类钙拮抗剂，以二氢吡啶类发生率最高。常见于踝部，但亦可发生于手部。常静坐工作的患者容易发生外周水肿，晚间尤为明显。外周水肿与钙拮抗剂扩张血管作用有关。血管扩张致使组织毛细血管压力增高，从而加速血管内液体滤出、组织间液增加，导致外周水肿。可通过更换其他钙拮抗剂，或加服利尿剂以减轻或消除水肿症状。

2）便秘：常见于苯烷胺类钙拮抗剂如维拉帕米、甲氧维拉帕米，亦可见于硫氮卓酮。其发生程度与所用剂量呈正相关，剂量越大，发生程度亦重。在连续长期使用过程中可逐渐减轻。

3）头痛、头晕与面部潮红：亦与血管扩张有关，一般均可耐受。在长期用药过程中，经血管自动调节机制，可逐渐消失。

4）心动过速或心悸：常见于二氢吡啶类钙拮抗剂，系血管扩张所致的反射性心搏加速的临床表现，临床应用较大剂量时易于发生，与β受体阻滞剂合用能控制该类不良反应。

5）心动过缓：大量应用钙拮抗剂，尤其经静脉途径给药时，其固有的负性频率作用、负性传导作用及负性肌力作用可引起心率减慢、房室传导延缓。一般情况下，老年人应用较低的起始剂量，并注意调整剂量。对伴有心力衰竭或心动过速者应慎用二氢吡啶类钙拮抗剂，对不稳定型心绞痛者不用短效硝苯地平。

6）妊娠和哺乳期应用：研究表明孕期服用硝苯地平对胎儿及新生儿无明显不良反应，且对婴儿无远期影响。但其他钙拮抗剂在妊娠妇女中的应用尚缺乏对照试验资料。钙拮抗剂可通过血乳屏障，并可通过乳汁排出，故哺乳妇女应停药或停止哺乳。

（2）禁忌证。维拉帕米类和地尔硫卓类钙拮抗剂禁用于二至三度房室传导阻滞、病态窦房结综合征未安装起搏器者，收缩压低于90mmHg或心源性休克者以及心功能不全者。维拉帕米禁用于心房扑动或心房颤动合并房室旁路通道者。

（三）血管紧张素转换酶抑制剂

ACEI 是通过竞争性地抑制 ACE，使 Ang II 生成减少而发挥作用的一类药物。大量循证医学证据充分证明了 ACEI 治疗心血管病的价值。ACEI 已被推荐用于高血压、心力衰竭、冠心病、心肌梗死的治疗及高危人群的二级预防。临床上，ACEI 已广泛应用于心血管疾病、肾脏疾病。常用 ACEI 包括卡托普利、贝那普利、依那普利、福辛普利、赖诺普利、培哚普利、雷米普利等。

1. 临床应用和用药效果

ACEI 降压作用明确，保护靶器官证据较多，对糖脂代谢无不良影响；适用于各级高血压，尤对高血压合并慢性心力衰竭、心肌梗死后、心功能不全、糖尿病肾病、非糖尿病肾病、代谢综合征、蛋白尿 / 微量白蛋白尿患者有益。

（1）治疗高血压：ACEI 通过阻断肾素-血管紧张素-醛固酮系统而在当前抗高血压治疗中起着重要的作用，不仅能有效降低血压，而且在减少各种心血管事件等临床终点方面更具优越性。ACEI 对伴有蛋白尿及合并糖尿病、糖尿病肾病的患者疗效更佳。ACEI 也是联合用药方案中的重要组成成分，其中最优组合为 ACEI+CCB，以及 ACEI+利尿剂。

（2）预防和治疗心力衰竭：国外的多中心、大规模临床对比治疗试验结果表明，ACEI 既可治疗心力衰竭，又可预防心力衰竭的发生。美国心脏病学会第 48 次会议建议：心力衰竭患者首选 ACEI。另外，ACEI 对治疗左心室肥厚和左心室功能不全也有确切疗效。在心力衰竭的治疗中，ACEI 是第一个被证实可以降低总死亡率的药物。

（3）治疗心肌梗死：在心肌梗死的急性期如无明确的禁忌证（持久的低血压或心源性休克等），应尽早应用 ACEI，特别是高危患者，如前壁心肌梗死或心率快的患者，获益更大。数十项国际研究表明，ACEI 可显著减少心血管事件的发生，降低全因死亡、心血管死亡和心肌梗死发生率。

（4）辅助治疗糖尿病：ACEI 可提高患者对胰岛素的敏感性，改善胰岛素抵抗。对糖尿病伴高血压的患者应用 ACEI 比其他传统降压药更佳，尤以降低致死性主要终点事件发生率更显著。用于糖尿病肾病可延缓肾病进展。

（5）慢性肾病：ACEI 可扩张肾小球入球小动脉和出球小动脉、降低肾小球内压、抑制肾组织缓激肽的降解并促进内皮细胞 NO 的合成等多种机制发挥肾脏保护作用。肾功能不全越严重和（或）尿蛋白越多，肾保护作用越显著；应用 ACEI 越早、时间越长，疗效越好。

2. 不良反应和禁忌证

（1）不良反应和注意事项

1）咳嗽：最常见的不良反应，发生率为10%～30%，与给药的剂量无关，并随着用药时间的延长症状也不呈缓解趋势。症状可以相当严重而影响患者的正常生活，部分患者因此不能耐受 ACEI 治疗。为无痰干咳，夜间为重，常影响患者睡眠。发生机制不明，可能与药物对激肽酶的抑制作用导致缓激肽在体内水平增高有关。

2）肾功能减退、蛋白尿：由于 ACEI 主要扩张肾小球出球小动脉，降低肾小球的滤过压，可以使肾小球滤过率呈不同程度的降低，从而出现程度不等的血肌酐升高现象，基础肾功能不全或心力衰竭患者更易发生。使用前评估、使用期间监测肾功能。合并肾脏疾患或使用较高剂量者需常规监测尿蛋白。临床上常采用小剂量起始。对存在高血压肾损害或糖尿病肾病的患者，无论其治疗前的血肌酐水平如何，一旦能够顺利加用 ACEI，可以显著延缓肾功能的进一步恶化。ACEI使用早期可以出现一过性蛋白尿，一般不影响治疗，随着用药时间的延长，蛋白尿的排泄可以减少或消失。事实上，ACEI 对存在高血压肾损害或糖尿病肾病的患者，可以显著减少尿微量白蛋白的排泄量。

3）高钾血症：为用药后抑制醛固酮的释放所致。在合用保钾利尿剂或口服补钾时更容易发生。目前对重度心力衰竭患者，推荐合并使用 ACEI 和小剂量安体舒通，故应密切注意血钾变化，必要时减少 ACEI 剂量。

4）低血压：首剂低血压是这类药物常见的不良反应，尤其老年、血容量不足和心力衰竭患者容易发生。首剂低血压的发生与过敏反应，以及今后应用 ACEI的疗效无关。此外，具有血浆高肾素水平的患者使用 ACEI 时，首剂应减少，因为血浆肾素活性增高将使患者对 ACEI 所致的低血压反应增敏。推荐采用小剂量起始（如卡托普利 3.125～6.25mg），在同时使用利尿剂的患者，加用 ACEI 前暂停或减少利尿剂的应用。尽管某些心力衰竭患者血压偏低，应设法小剂量加用ACEI，因为研究资料表明，一旦能够使用 ACEI，肯定可以使患者获益。

5）肝功能异常、味觉和胃肠功能紊乱：可能出现一过性转氨酶升高，一般不影响治疗。少数患者用药后出现腹泻而不能坚持服药，可以试用另一种 ACEI 或者停药。

6）妊娠和哺乳期应用：妊娠期妇女禁用 ACEI，因其可导致胎儿颅骨发育不良、肾衰竭、羊水过少甚至胎儿死亡。哺乳期妇女禁用 ACEI，因其可通过血乳屏障进入乳汁。

（2）禁忌证

1）双肾动脉狭窄或单肾脏单肾动脉狭窄患者。

2）肾衰竭（血肌酐＞265mmol／L 或 3mg/dl）。

3）高钾血症及主动脉狭窄或流出道梗阻患者禁用。

4）严重肝功能不全患者。

5）曾有与 ACEI 治疗有关的血管性水肿史的患者。

6）遗传性或特发性血管神经性水肿者慎用。

（四）血管紧张素 II 受体阻滞剂

ARB 是 Ang II 竞争性受体的拮抗剂，是继 ACEI 之后的一类新型抗高血压药。ARB 降压作用明确，保护靶器官作用确切，对糖脂代谢无不良影响；适用于 1～2 级高血压，尤其对高血压合并左心室肥厚、心力衰竭、糖尿病肾病、代谢综合征、微量白蛋白尿、蛋白尿患者有益，也适用于不能耐受 ACEI 引起咳嗽的患者。常用的 ARB 包括坎地沙坦、厄贝沙坦、氯沙坦、奥美沙坦、替米沙坦、缬沙坦等。

1. 临床应用和用药效果

与 ACEI 相比，ARB 可以特异性阻断 Ang II 的 1 型受体，降压稳定、安全，更容易耐受，还能逆转肥大的心肌细胞。目前已广泛用于高血压、心肌梗死、心力衰竭的治疗，普遍用于治疗高血压和越来越多的终末器官疾病。ARB 的给药剂量须遵循个体化原则。

（1）降压作用：几乎每一种 ARB 都首先以有效的降压效果获得上市批准，因此 ARB 的降压作用肯定。相比于 ACEI，ARB 有两个主要优势，一是不引起咳嗽，扩大了适用范围；二是其降压作用是逐渐产生的，无首剂低血压反应。ARB 与其他几种降压药物的降压效果基本相同。

（2）减轻左室心肌肥厚作用：ARB 对心脏的保护作用不仅是降压，还有独立于降压以外的益处。在高血压和心力衰竭患者中，Ang II 合成增加是促成心肌肥厚的主要机制之一，它可增加外周阻力、心肌收缩力并促使水钠潴留而升高血压，间接引起心脏和血管壁肥厚；同时心脏和血管壁通过自分泌和旁分泌，直接刺激心肌和血管平滑肌细胞的生长，导致心肌肥厚。ARB 可拮抗由 Ang II 的 1 型受体介导的上述效应，抑制心肌细胞增生，延迟或逆转心肌肥厚。

（3）心力衰竭：同 ACEI 一样，ARB 通过扩张血管和排钠利尿等作用在心力衰竭治疗中发挥重要作用。多项临床研究均表明 ARB 与 ACEI 治疗心力衰竭疗效相当，能显著减少心血管死亡率或心力衰竭住院率。

（4）肾脏保护作用：ARB 具有改善血流动力学作用，减轻肾血管阻力，选择性扩张出球小动脉，降低肾小球内压力，降低蛋白尿，增加肾血流量和肾小球滤过率，保护肾脏而延缓慢性肾功不全的过程，可以延缓肾功能恶化。

（5）脑血管保护作用：循环和局部组织生成的 AngⅡ 对脑血流发挥重要调节作用，但 AngⅡ 含量过高可引起脑血管痉挛、增加脑卒中的危险。ARB 能持续地抑制 AngⅡ 导致的血管纤维样坏死和动脉壁增厚，也能在降低动脉压的情况下仍可增加脑血流量，减少缺血性脑血管病的发生。

2. 不良反应和禁忌证

ARB 效应比较温和，不良反应短暂而轻微。与 ACEI 相比，不引起干咳，血管性水肿虽也有报道，但其发生率比 ACEI 低。不良反应主要表现为：头痛、头晕、刺激性干咳、血管神经性水肿、消化系统不适及紫癜、皮疹等。偶见高钾血症、咳嗽、疲乏等。

妊娠期和哺乳期禁用 ARB，原因同 ACEI。

禁忌证同 ACEI。

（五）β受体阻滞剂

β受体阻滞剂自 20 世纪 70 年代以来已广泛用于心血管疾病的治疗，首先用于高血压的治疗，继而在冠状动脉性心脏病（冠心病）、心力衰竭、心律失常和心肌病的治疗中发挥了极其重要的作用。在过去的五十余年里，β 受体阻滞剂因其广为人知的心血管保护作用，被各国高血压防治指南推荐为抗高血压治疗的常用药，在降压治疗中占据着不可或缺的重要位置。根据阻断的受体种类不同，β 受体阻滞剂可分为单纯 β 受体阻滞剂和 α、β 受体阻滞剂两大类，前者包括美托洛尔、比索洛尔、阿替洛尔等，后者包括卡维地洛、拉贝洛尔等。

1. 临床应用和用药效果

β 受体阻滞剂降压稳定、安全，大部分患者均能耐受，对高血压、心绞痛、心律失常、充血性心肌病患者的疗效，以及降低急性心肌梗死存活患者死亡和再发心肌梗死风险的作用及安全性已得到充分的肯定。这类药物可作为降低高血压患者心血管疾病发病率和死亡率的首选药物，也可治疗很多心脏或非心脏疾病。

（1）单纯高血压：β 受体阻滞剂作为五大类常用降压药物之一，尤其适合有心率增快等交感活性增高表现的单纯高血压患者。可单用或与其他降压药物联用以控制血压。优化的联合方案是 β 受体阻滞剂与利尿剂或长效二氢吡啶类钙拮抗剂合用。β 受体阻滞剂和钙拮抗剂联合是最优化联合之一，其中钙拮抗剂具有的扩张血管和轻度增加心率的作用，抵消 β 受体阻滞剂的缩血管及减慢心率作用，而且 CCB 对控制老年人高血压及收缩期高血压效果好，而 β 受体阻滞剂对于控制舒张压及青年人高血压效果好，因此老中青各年龄群体均适用于这两类药物的联合应用。临床试验证实，β 受体阻滞剂单独使用或与利尿剂合用能够显著降低高血压患者的病残率和死亡率。

（2）高血压合并冠心病：β 受体阻滞剂有益于各种类型的冠心病患者。β 受体阻滞剂可通过降低心肌收缩力、心率和血压，使心肌耗氧量减少，同时延长心脏舒张期而增加冠脉及其侧支的血供和灌注，达到缓解冠心病患者心脏供血减少、耗氧增加的矛盾。应用 β 受体阻滞剂还能减少和缓解日常活动或运动状态的心肌缺血发作，提高生活质量；还可缩小梗死范围，减少致命性心律失常，降低包括心脏性猝死在内的急性期病死率和各种心血管事件发生率。长期应用可改善患者的远期预后，提高生存率，即有益于冠心病的二级预防。所有的冠心病患者如无禁忌证均应长期应用 β 受体阻滞剂作为二级预防。ST 段抬高的心肌梗死或非 ST 段抬高的急性冠脉综合征患者如在急性期因禁忌证不能应用，则在出院前应再次评估，尽量应用 β 受体阻滞剂，以改善预后。

（3）高血压合并心力衰竭：建议所有高血压合并慢性收缩性心力衰竭患者应用 β 受体阻滞剂，而且需终身使用，除非有禁忌证或不能耐受。纽约心脏病协会评分心功能IV级患者在病情稳定后，在专科医师指导下也可应用。β 受体阻滞剂也可用于舒张性心力衰竭，尤其适用于伴高血压和左心室肥厚、心肌梗死、有快速性心房颤动而需要控制心室率的患者。有液体滞留的患者必须先应用利尿剂，待液体潴留消除，处于体质量稳定的"干重"状态方可应用。多项大型临床试验均提示 β 受体阻滞剂长期治疗能改善心力衰竭患者临床状况，降低住院率，减少死亡率。

（4）心律失常：β 受体阻滞剂是唯一能降低心脏性猝死而降低总死亡率的抗心律失常药物。其应用指征作为 I 类推荐的有：部分窦性心动过速、围手术期心律失常、心房颤动伴快速心室反应、室性心动过速风暴、交感神经兴奋引发的快速性心律失常，以及某些类型的长 QT 综合征。

2. 不良反应和禁忌证

（1）不良反应和注意事项

1）心血管系统：可减慢心率，甚至造成严重心动过缓和房室传导阻滞，主要见于窦房结和房室结功能能业已受损的患者。因此，用量必须个体化，首次用时需从小剂量开始，逐渐增加剂量并密切观察反应以免发生意外。

2）代谢系统：1 型糖尿病患者应用非选择性 β 受体阻滞剂可掩盖低血糖的一些警觉症状如震颤、心动过速。用药期间应注意检查血常规、血压及心、肝、肾功能；糖尿病患者应定期检查血糖。

3）呼吸系统：可导致气道阻力增加，故禁用于哮喘或支气管痉挛性慢性阻塞性肺病。

4）中枢神经系统：可产生疲劳、头痛、睡眠紊乱、失眠、多梦和压抑等。

5）撤药综合征：长期治疗后突然停药可发生以下撤药综合征，高血压患者可引起高血压反跳，心绞痛患者突然停药可引起心绞痛加重，甚至出现心肌梗死，心律失常患者可复发或加重。使用该类药不宜骤停，应递减，并尽可能限制体力活动。如有撤药症状，则暂时再给药，待稳定后渐停用。

6）妊娠期及哺乳期应用：妊娠期可应用 α、β 受体阻滞剂拉贝洛尔，安全级别为 C 级。哺乳期可应用 β 受体阻滞剂。

（2）禁忌证：支气管痉挛性哮喘、症状性低血压、心动过缓或二度 Ⅱ 型以上房室传导阻滞和有 β 受体阻滞剂过敏史者禁用。心力衰竭伴显著性钠潴留需要大量利尿，以及血流动力学不稳定需要静脉应用正性肌力药物等情况禁用 β 受体阻滞剂。本指南不主张 β 受体阻滞剂和维拉帕米合用，防止二者对心脏的联合抑制作用。

以上为对高血压相关机制和常用降压药物的介绍。希望医院各科医生在本科病情稳定的同时能合理应用降压药，使高血压患者能及时得到药物治疗。

（穆以璠　邢晓然　余振球）

三、肝功能异常者降压药物应用原则

肝脏在药物的代谢和处置中起着十分重要的作用，大多数药物在肝内经生物转化作用而排出体外。肝脏的病理与病理生理状态可以影响药物在体内的代谢过程，从而影响药物的疗效和不良反应。另一方面，药物的代谢过程中的产物，可以造成肝损害。药物在肝内所进行的生物转化过程，可分为：①氧化、还原和水解反应；②结合作用两个阶段。

（一）肝脏对药物的排泄

1. 药物排泄的生理过程

除了药物的生物转化外，肝脏对药物代谢的第二个重要功能是将药物从胆汁排泄。一般来说，相对分子质量大于 400～500 的化合物，主要直接从胆汁排泄。相对分子量小于 300 的物质进入血液，从肾脏排出。从胆汁排出的药物，大多是通过生物转化后已形成的结合代谢产物，但也有少数未经转化或仍呈活性状态的药物排泄。肝脏对后者的排泄能力，直接影响到该药在血液内的浓度，利福平就是一个例子。经胆汁排入肠道的结合代谢产物，为高度水溶性，不易从肠道吸收，随同粪便一起排出体外。但有些结合代谢产物，在肠壁或细菌的某些水解酶（如葡萄糖醛酸苷酶）的作用下，去掉结合物，又成为脂溶性，可以从肠黏膜吸收，进入门静脉系统，形成"肠肝循环"，使药物作用的时间延长。另外，在肾功能减退时，肝脏对药物的排泄可能是一个重要的代偿手段。

口服药物在吸收过程中，药物在消化道和肝脏中发生生物转化，使部分药物被代谢，最终进入体循环的原形药物量减少的现象，称为首过效应。

2. 肝功异常对药物代谢的影响

（1）有效肝细胞数量下降，细胞色素 P450（CYP）含量和活性下降：急性肝病时 CYP 活性基本不发生变化或轻度下降，慢性肝病、肝硬化时活性明显下降。在脂肪肝、酒精性肝炎和肝硬化时，CYP 含量仅为正常肝脏的 63%、36% 和 47%。肝硬化时 CYP2D6、CYP2E1、CYP3A4 活性均明显降低。此时与肝药酶相关的药物代谢减慢，药物消除延迟。

（2）与血浆蛋白结合率降低：肝脏功能障碍时合成蛋白能力下降，药物的血浆蛋白结合率下降，游离型药物增多，药物作用增强，不良反应增加。

（3）肝血流量减少：肝硬化时由于肝外侧支循环的形成，门脉血流的 50%～75% 不经肝而进入大循环，从而导致肝血流量明显减少。肝血流量减少可致肝脏对药物的摄取减少，首过效应减低，药物生物利用度增加。

（4）胆汁分泌与排泄障碍：肝脏疾病或胆道梗阻时，由于胆汁分泌减少或胆汁淤积，都能影响药物经胆汁排泄，胆汁排泄减少，则经胆汁排泄的药物在体内消除延迟。胆汁排泄障碍可致高胆红素血症，可与药物竞争蛋白结合，结合性药物减少，游离型药物增加，可致药物作用增强，不良反应增加。

（二）降压药物选择

1. 原则

在肝功异常者降压药物的选择如下：①评估肝功能受损程度，结合药物经肝脏清除的程度和肝毒性大小，选择用药。②尽量选择不经肝代谢又对肝脏无毒性的药物，避免肝脏功能的进一步损害。③精简用药种类，减少或停用无特异性治疗作用的药物。④避免选用经肝脏代谢活化的前体药物，直接选用活性母药。依那普利在肝内水解成二羧酸依那普利，作用强度是依那普利母体的 10 倍以上。⑤正确判断血药浓度检测结果，考虑蛋白结合率的影响，肝功能损害时蛋白结合率下降，游离药物浓度增高，充分考虑肝功能异常时机体对药物敏感性的变化。

避免使用易诱发肝性昏迷的药物，如强利尿剂、中枢抑制药。同时也应避免使用血管紧张素转换酶抑制剂（ACEI）等，以免诱发急性肾衰竭。

2. 临床应用

目前常用的降压药物中，很大一部分经肝代谢，简单介绍如下。

（1）利尿剂：在肝功能障碍或进展性肝脏疾病的患者中，利尿剂所导致的水电解质平衡的微小变化都可能诱发肝性昏迷，应用时必须注意。

（2）β 受体阻滞剂：亲脂性 β 受体阻滞剂如普萘洛尔和美托洛尔几乎全部被肝脏所代谢，在肝功能受损时，血药浓度可明显上升，引起蓄积中毒，因此肝功不全的患者应减量使用。比索洛尔通过肝肾双通道排泄，轻中度肝、肾功能异常患者无需进行剂量调整。

（3）钙拮抗剂（CCB）：用于降压的 CCB 以二氢吡啶类为代表，包括硝苯地平、非洛地平、氨氯地平、贝尼地平、乐卡地平等。硝苯地平、非洛地平、氨氯地平在肝功能异常患者服药后总清除率降低，血药浓度会升高，所以严重肝功能损害患者用药时需要减少给药剂量。贝尼地平有可能加重肝功能损害，严重肝功能损害患者慎用。乐卡地平在轻至中度肝功能异常的患者中可耐受常用的推荐剂量，但由于肝功能受损时抗高血压效果可能会增强，因此需要考虑调整剂量，不推荐在严重肝功能受损患者中应用乐卡地平。

（4）ACEI：福辛普利、贝那普利由肝肾双通道排泄，在肝或肾功能障碍时，较少引起蓄积中毒，无需调整剂量。对于依那普利，在合并肝功能不全的高血压患者中的应用无循证证据。卡托普利主要经肾脏排泄，在合并肝功能不全的患者中可安全应用。

（5）血管紧张素 II 受体拮抗剂（ARB）：厄贝沙坦、坎地沙坦在轻至中度肝硬化的患者中药代动力学参数没有明显改变，无需调整剂量。氯沙坦的药代动力学资料表明，肝硬化患者氯沙坦的血浆浓度明显增加，故对有肝功能损害病史的患者应该考虑使用较低剂量。替米沙坦主要通过胆汁排泄，慎用于轻中度肝功能不全患者，应当以小剂量开始替米沙坦治疗，每次不应超过 40mg。缬沙坦在非胆源性、无胆汁淤积的轻至中度肝功能受损患者无需调整剂量，胆道梗阻、胆汁淤积患者应慎用，对于重度肝功能受损的患者没有可供推荐的剂量。

（6）α 受体阻滞剂：有关多沙唑嗪在肝功能受损患者中使用及其与已知影响肝脏代谢药物作用的资料尚不充分，与其他完全经肝脏代谢的药物一样，肝功能改变患者使用多沙唑嗪应慎重。

（马琳琳）

第四章　从检查报告中发现高血压诊断与治疗信息

我国高血压人群总数已达到 2.7 亿，每 4～5 个人就有一个患高血压。基于这一流行病学资料估计，在医院各科每 3～4 个患者中可能就有一个患高血压。到医院各科就诊的患者可能会携带一些过去的检查单，同时医院各科也会为患者进行相关检查，医院各科医生可以通过阅读这些报告单发现一些高血压诊断和治疗的信息，包括继发性高血压的线索、心血管疾病危险因素、靶器官损害和心血管疾病的证据及治疗效果判断四个方面。本指南只介绍与高血压病情有关的异常结果分析。

一、看报告单的原则和方法

首先，要掌握正确方法。医院各科医生需要分析的检查报告单来源于患者体检和看病，为了尽可能利用好这些检查报告单，我们可以将它们归类整理，采用不同时期同一种类报告单纵向对比，同一时期不同种类报告单综合分析的方法。这样有助于了解疾病的发生、发展和病情的转归。我们强调不应为了筛查高血压而人为地增加检查，应避免不必要的检查，这样既能减轻患者经济负担，也能减少对患者身体的伤害，还能减轻医生的工作负担。

其次，要了解正常值及其影响因素。很多检查报告单附有正常参考范围，对于一些检查，要详细询问患者，逐一排除相关影响因素，准确判断其生理性与病理性的意义，复查核实时能正确告知患者必要性并取得患者的理解和配合。

再次，要会思考。对报告单上的异常结果，我们要思考的内容主要包括：继发性高血压线索、心血管疾病危险因素、高血压靶器官损害和心血管疾病以及治疗效果四个方面。大多数报告单能提示上述一方面或几方面内容，这完全符合各种检查各有侧重的特点。因为规范的诊疗思路可以帮助我们避免一些疏漏，所以我们建议对各类检查单按照上述内容思考。

最后，综合分析。①要能透过现象看到本质。例如：患者有 2 型糖尿病 20 年却从未治疗，我们要想到血糖多年控制欠佳，其发生糖尿病并发症的风险高，诊疗的范围就不能局限于控制血糖，而后延伸至各种糖尿病并发症的诊疗。②化验单和临床结合。例如：患者甲功五项提示甲状腺功能亢进，要联系到患者是否有脾气暴躁、失眠多梦、多食消瘦等临床表现和体征，并核实病史。③与临床情景结合。例如：患者的体重大、腹围宽，我们可以初步认定该患者出现代谢综合征的风险高；患者口角歪斜、言语不利、神志差，我们可以通过患者本人或其家属核实是否有脑梗死等神经系统病史。总之，临床实际情景可以给我们提供很多检查单以外的信息。

二、常见化验检查单内容分析

（一）血、尿常规

1. 血常规

（1）红细胞：红细胞数和（或）血红蛋白减少时，首先要除外近期由各种原因引起的失血。在除外失血情况后，肾功能不全则是引起慢性贫血的最常见疾病之一。至于红细胞数和血红蛋白增加者，需要考虑引起红细显著增加的原因可能为真性红细胞增多症，而引起红细胞轻微增加的疾病可能为睡眠呼吸暂停低通气综合征。上述两种疾病都可导致血压升高。

（2）白细胞：白细胞显著增加，近期有感冒发热、咽炎史或既往易感冒发热、长期慢性咽炎时，要考虑可能是肾小球肾炎引起的高血压。需要特别注意：降压药物中 ACEI/ARB 有引起白细胞减少的罕见不良反应，发生时间多在用药后 1 周至 3 个月，大多起病缓慢，病情轻微，一般呈纳差、心悸、头晕、乏力、低热、咽喉炎等非特异表现，通过血常规结合服药史即可初步诊断。

2. 尿常规

（1）尿蛋白：首先要除外一些生理性因素，如剧烈运动、发热、寒冷、精神紧张等，一般不超过"+"，且为一过性。其次再考虑一些病理性原因，肾脏疾病是引起尿蛋白的最常见原因，呈持续性蛋白尿，一般为"+"～"++++"。此外，糖尿病、高血压、系统性红斑狼疮、妊娠高血压综合征等也可引起蛋白尿。长期尿蛋白也可引起和加重肾脏损伤，引起肾性高血压，而高血压又可加重蛋白尿，形成恶性循环。

（2）尿糖：糖尿病最常见；其他内分泌性疾病如库欣综合征、甲状腺功能亢进、嗜铬细胞瘤、肢端肥大症等均可出现尿糖，故尿糖是继发性高血压的重要线索。

（3）尿酮体：糖尿病性尿酮，常伴有酮症酸中毒，此时多伴有高血糖血症和糖尿。而对接受双胍类药物治疗者，虽然出现酮尿，但血糖与尿糖检查结果不能解释。

尿潜血和镜下血尿，首先要除外女性月经期引起的生理性血尿，再核实患者既往有无反复查多次尿常规提示隐血阳性，甚至出现过肉眼血尿，若既往多次检查都发现有隐血，则有可能为肾病。尿沉渣镜检红细胞＞3 个/HP，称为镜下血尿。多形性红细胞＞80%时，称为肾小球性血尿，常见于肾小球肾炎、急进性肾小球肾炎、急进性肾炎、慢性肾炎、紫癜性肾炎、狼疮性肾炎等。肾脏炎症、肿瘤或损伤都可能引起肾源性高血压，故隐血或镜下血尿是发现肾源性高血压的重要线索。

（二）血生化检查

1. 电解质（以 K^+ 为主）

（1）低血钾：首先要详细询问患者是否有以下两种情况，①消化系统疾病，如各种功能及器质性消化系统疾病引起的呕吐或腹泻、过度饮食控制等。②患者低钾期间服用过利尿剂（包括利尿复合成分），包括应用排钾利尿剂，没有补钾，没有和保钾利尿剂或血管紧张素转换酶抑制剂（ACEI）/血管紧张素Ⅱ受体拮抗剂（ARB）联合应用。在排除了上述情况后需要想到引起低血钾的最常见的继发性高血压，其常见病因有三种，包括原发性醛固酮增多症、肾动脉狭窄和甲状腺功能亢进症；其次，皮质醇增多症、肾素瘤等，肾小管酸中毒也会引起血钾降低；最后，还包括两种罕见的单基因遗传性疾病：Liddle 综合征和表征性盐皮质激素增多症。

（2）高血钾：引起高血钾的原因有肾功能不全引起的肾源性高血钾。需要特别强调的是肾功能不全进展期可能发生高血钾；平时血肌酐代偿在正常范围或严重肾动脉狭窄者应用 ACEI 或 ARB 类药物后可出现血钾升高。

2. 血肌酐

血肌酐增高时，如果能排除各种原因引起的脱水，如糖尿病患者严格限水、急性胃肠炎严重腹泻等，可考虑各种原因引起的肾小球滤过功能减低、肾源性高血压等是引起血肌酐升高的常见原因。此外，服用 ACEI、ARB 或利尿剂可引起的血肌酐升高，基于这一作用，在评估肾功能变化情况之前，我们要详细询问患者服药情况以排除药物因素的干扰。

3. 甲功五项

甲状腺功能异常可能是甲状腺功能亢进症性高血压或甲状腺功能减退症性高血压的线索。甲功异常可以产生一些心血管疾病危险因素，如甲状腺功能亢进可引起血糖代谢异常，甲状腺功能减低可引起明显的血脂异常。甲状腺功能亢进时，甲状腺毒症对心血管的损伤作用尤为显著，部分患者可出现"甲亢心"及与年龄不相符的血管硬化。甲状腺激素可以增加心脏 β 受体对儿茶酚胺的敏感性；直接作用于心肌收缩蛋白，发挥正性肌力作用；甲状腺激素导致的外周血管扩张，阻力下降，心脏输出量代偿性增加而诱发心动过速、心房颤动、心力衰竭等心血管疾病发作。

4. 血脂

（1）血胆固醇增高：首先要考虑检查期间有无不良生活习惯的影响，如长期暴食暴饮、酗酒、缺乏运动等。其次再考虑甲状腺功能减低、肾病综合征、糖尿病等疾病可以引起胆固醇升高。胆固醇增高是常见心血管疾病危险因素，可以引起动脉粥样硬化，动脉粥样硬化性心、脑血管疾病等。在明确甲状腺功能或肾病综合征引起的血脂异常的同时，还要想到二者是继发性高血压的病因。

（2）血胆固醇减低：首先要考虑是否存在饮食摄入不足、吸收不良或腹泻丢失过多等的影响；其次考虑甲状腺功能亢进。

（3）三酰甘油增高：首先要考虑不良生活方式的影响，其次再考虑原发性血脂异常、糖尿病、甲状腺功能减低、肾病综合征等疾病可以导致三酰甘油升高。三酰甘油升高可以引起动脉粥样硬化、冠心病。

（4）三酰甘油降低：生活方式的影响与对血胆固醇减低的影响相似，病理性原因有甲状腺功能亢进、肾上腺皮质功能减低等。

5. 血尿酸

高尿酸血症患者往往还伴有其他代谢性危险因素，如肥胖、高血压、高三酰甘油、过度酒精摄入等，它们既是心血管疾病危险因素，也是高尿酸血症发生的危险因素。肾功能受损可导致血尿酸增高，而血尿酸增高反过来又能加重肾脏损害。血尿酸增高是高血压患者合并代谢异常的表现之一，在未治疗的高血压患者中约半数有高尿酸血症，故发现高尿酸血症也要反过来评估患者血压情况。利尿剂能促进肾脏近端小管对尿酸的重吸收，导致血尿酸水平升高，能诱发脑卒中的发作；阿司匹林会竞争性抑制尿酸的排泄，引起血尿酸水平升高，故发现尿酸升高时要详细询问用药情况。

6. 血同型半胱氨酸

血同型半胱氨酸超出正常水平时能诱发或促进动脉粥样硬化和动脉血栓形成，且随着血同型半胱氨酸水平的升高，其损伤作用增大。当其水平在 100μmol/L 以上时，每增加 5μmol/L，血栓形成危险增加 60%，血栓复发危险增加 2.7 倍。

7. 超敏 C 反应蛋白（hs-CRP）

研究发现炎性标志物 hs-CRP 水平是独立于传统和其他心血管疾病危险因素之外，预测心血管事件死亡和总死亡的独立危险因素。心脏和冠状动脉病变时多能出现显著的 hs-CRP 增高。

8. 餐后 2h 血糖

餐后 2h 血糖可用于发现空腹血糖正常但进餐后血糖调节功能异常的患者。餐后血糖过高也是心血管疾病危险因素，同样可以造成心血管、神经损害。

三、其 他 检 查

（一）心脏相关检查

1. 心电图

左心房增大/左心房异常、右心房增大/右心房异常、左心房肥大伴劳损/左心室高电压、右心室肥大伴劳损/右心室高电压、双侧心室肥大、左束支传导阻滞、T 波非对称性倒置、U 波倒置都可能是高血压心脏早期损害的表现。如患者仅出现心房负荷增加或左心室高电压迹象，特别是左心房常出现 $Ptf_{v1} < -0.03mm \cdot s$ 轻度异常现象，这提示被检查者已存在高血压。舒张压升高的高血压患者或心脏病患者，可以通过心电图心率评估、监测药物对心率和心律的影响。

2. 动态心电图

动态心电图有普通心电图不可替代的作用。表现在以下四方面：①心律失常：短暂的或特定情况下出现的心律失常，常规 ECG 易漏诊，而动态心电图检查可以捕捉到短暂的异常心电变化。②发现猝死的潜在危险因素：心源性猝死最常见的原因是室速或室颤，发生前常有心电活动不稳的室性心律失常，它仅能依靠动态心电图检查才易发现其发生规律。③协助判断：动态心电图能协助判断间歇出现的症状如胸闷、心悸、眩晕、黑矇或晕厥是否与心源性疾病有关。④诊断缺血性心脏病动态心电图检查连续监测 12 导联的 ECG，对心肌缺血的检出率高，还可进行定位诊断，尤其症状不典型的心肌缺血。在心肌梗死或无症状心肌缺血中具有无可代替的临床价值。

3. 心脏彩超

对于心肌肥厚、心室重塑、心房心室增大等心脏器质性的改变，在排除扩张型心肌病、肥厚型心肌病等疾病后，再考虑到是否为高血压心脏损害的表现。尤其是对年龄特别小的患者，要考虑是否为嗜铬细胞瘤、甲状腺功能亢进症等继发性高血压。瓣膜狭窄或关闭不全等则要在除外风湿性心脏病后，再考虑为高血压心脏损害伤的表现。

左室射血分数减低、左心舒张功能减低是心脏功能异常的重要指标，出现异常即可考虑为心脏疾病，多数是发生在心脏器质性病变的基础上，故其分析思路与心脏器质性病变联系是连通的。

4. 冠状动脉 CTA 和冠状动脉造影

狭窄<50%，提示冠状动脉粥样硬化；狭窄≥50%，提示冠状动脉粥样硬化性心脏病。

（二）彩色多普勒超声检查

1. 颈动脉彩超

颈动脉内-中膜增厚、动脉斑块形成、动脉狭窄或闭塞，提示存在颈动脉硬化损伤；血流速度增快或减慢时，在除外先天性心血管畸形后，也提示颈动脉存在狭窄。

2. 肾动脉彩超

肾血管损伤在彩超上可表现为：局限性狭窄处血流速明显增高；长段狭窄时，呈低流速；完全阻塞时肾动脉无血流频谱。目前多利用肾动脉与腹主动脉收缩期峰值最大血流速度之比（RAR）来判断肾动脉的狭窄程度：RAR<3.5，提示狭窄程度<50%；RAR≥3.5，提示狭窄程度≥50%。肾动脉一旦发生狭窄或闭塞则可能引起继发性高血压，它主要是通过激活肾素-血管紧张素-醛固酮系统，引起钠水潴留，血容量增加而导致高血压，同时伴有 K^+ 排泄增多，故而出现低血钾，需要与原发性醛固酮增多症、甲状腺功能亢进症、肾小管酸中毒鉴别。

3. 腹部彩超

腹部超声发现肾脏肿瘤、肾脏囊性病变、弥漫性肾脏病变、肾上腺占位或增生、肾上腺外肿物时，都可能发现继发性高血压，主要为肾源性高血压和内分泌性高血压。此外，腹部彩超发现年轻患者出现大血管狭窄、多发斑块时，可能是大动脉炎、嗜铬细胞瘤等继发性高血压的线索。而年龄较大者则可能是长期高血压或其他风湿免疫、炎症性疾病引起的靶器官损害的表现。

（三）影像学检查和其他检查

1. 胸腹部 CT

胸腹部 CT 发现肾囊肿、脂肪肝、主动脉内膜血肿、主动脉瘤等的准确性较高，有经验的临床医生可查看腹部 CT 中肾脏肾上腺情况，可能成为发现肾性高血压、嗜铬细胞瘤或原发性醛固酮增多症等继发性高血压的线索，分析时也要考虑年龄与病程因素。

2. 头颅 CT

CT 是发现脑缺血性或出血性病变的常见检查。在排除外伤、肿瘤、出血性疾病、脑血管畸形等疾病导致的脑损害外，高血压是引起缺血性或出血性脑病的常见原因。

3. 肢体动脉弹性

同侧上下肢血压差值过小、下肢血压＜上肢血压、下肢血压测不到时，需要反复核实，必要时手工测量四肢血压，若结果仍异常，要考虑大血管存在狭窄或阻塞，这也提示患者可能存在大动脉炎、先天性心血管畸形等继发性高血压。颈-股脉搏波传导速度（cfPWV）是反映动脉硬化僵硬度的早期指标，cfPWV＞12m•s时提示动脉硬度增加。

4. 体检血压报告

体检血压是既往血压比较可靠、有参考价值的一部分，若患者发病年龄特别早，应首选考虑排查各种继发性高血压。若近几次体检血压明显升高，且常规降压药物效果不好，要考虑靶器官损害严重或继发性高血压。

（范文斌　余振球）

第五章　医院各科常规患者高血压诊疗内容与流程

在医院各科门诊和住院患者中发现的高血压患者，各科医生可在处理好本科疾病时注意对高血压病情进行分析判断，但一般不强调专门就高血压诊断而进行相应检查，除非怀疑心血管疾病影响到患者的安全和干扰本科疾病的诊疗工作。对高血压患者进行一次病史了解很重要，对于医院各科医生来讲也容易理解和实现。从患者曾做过的检查和本次就诊时所做的检查结果中找到与高血压相关的结果进行分析，其目的在于为高血压患者指明今后就诊方向，并针对发现的问题进行健康教育。

一、诊 断 内 容

（一）确定高血压和血压水平

来医院各科常规就诊的患者，在既往没有高血压病史、不清楚自身血压状况以及未使用降压药物的情况下，本次测血压升高者，再于非同日 2 次测量上肢血压，收缩压≥140mmHg 和（或）舒张压≥90mmHg 即可确定为高血压。如果患者既往已诊断为高血压，特别是正在服用降压药物者也判定为高血压。对高血压患者要进行分级，分级依据的血压值应符合以下条件：①由执业医师测量的血压；②如果患者已间断服药，以最后一次服药前的血压值为依据，采集一系列血压值的平均值做参考；③排除偶测血压升高，或有明显外界因素如情绪激动等引起的暂时血压升高等。一般将高血压分为 1 级、2 级和 3 级，详见表 5-1。

表 5-1　血压水平分类和定义（mmHg）

分类	收缩压		舒张压
理想血压	<120	和	<80
正常高压	120～129	和	80～84
正常高值血压	130～139	和（或）	85～89
高血压	≥140	和（或）	≥90
1 级高血压（轻度）	140～159	和（或）	90～99
2 级高血压（中度）	140～170	和（或）	100～109
3 级高血压	≥180	和（或）	≥110
单纯收缩期高血压	≥140	和	<90

注：收缩压和舒张压不在同一分级水平时，按级别高的进行分级。

（二）明确高血压发病原因

高血压按病因可分为原发性高血压和继发性高血压。对于首次来医院各科就诊而确诊的高血压患者，一定要详细询问病史，进行全面的体格检查，结合有关辅助检查，判断高血压是原发性的还是继发性的，以便对症治疗，使患者得到最佳治疗。

调查显示，原发性高血压占高血压患者总数的 80%～90%，多由高盐饮食、肥胖、酗酒、吸烟和精神紧张等发病因素所致。

继发性高血压占高血压患者总数的 10%～20%。导致继发性高血压的病因很多，见第一章表1-1。对于怀疑继发性高血压患者，待本科疾病治愈好转以后，建议患者到内分泌科、肾脏内科或高血压科诊治。

（三）发现其他心血管疾病危险因素

流行病学调查结果显示，高血压能导致患者靶器官损害和心血管疾病，而靶器官损害和心血管疾病的发生和严重程度不仅与血压水平和高血压类型（如收缩期高血压、清晨高血压、夜间高血压等）密切相关，还与高血压患者合并其他心血管疾病危险因素密切相关，也就是说危险因素越多，靶器官损害程度和心血管疾病就越严重。发现高血压患者的心血管疾病危险因素，可以对高血压患者的危险程度进行评估、确定治疗时机、合理选择药物、确定降压目标，从而及时有效地保护和挽救患者的生命安全。WHO确定的心血管疾病危险因素见表5-2。

表5-2　影响预后及用于危险分层的心血管疾病危险因素

收缩压和舒张压水平（1～3级）
男性>55岁
女性>65岁
吸烟
糖耐量受损[餐后2h血糖7.8～11.0mmol/L和（或）空腹血糖受损6.1～6.9mmol/L]
血脂异常（TC≥5.7mmol/L或LDL-C≥3.3mmol/L或HDL-C≤1.0mmol/L）
早发心血管疾病家族史（一级亲属发病年龄：男性<55岁，女性<65岁）
腹型肥胖（腰围：男性≥90cm，女性≥85cm）或肥胖（BMI≥28kg/m²）
血同型半胱氨酸升高（≥10μmol/L）

注：TC，总胆固醇；LDL-C，低密度脂蛋白胆固醇；HDL-C，高密度脂蛋白胆固醇。

（四）评价心、脑、肾等靶器官情况

所谓靶器官损害就是患者的心脑肾有损害，但功能还在代偿状态，没有表现出疾病状态，如左心室肥厚而心功能正常时期；冠状动脉粥样硬化致管腔狭窄＜50%称为冠状动脉硬化，这都属于靶器官损害。

所谓心血管疾病就是患者心脑肾发生明确疾病，如脑卒中、心力衰竭、肾衰竭等。冠状动脉粥样硬化致管腔狭窄＞70%，且伴有胸痛者称为冠心病心绞痛。

对于靶器官损害既是高血压的后果，也是早期心血管疾病的形式，更是心血管疾病发生的原因，如动脉粥样硬化是冠心病和脑血管的病因。

如前所述，高血压对人类最大的危害是能引起患者心、脑、肾等靶器官损害和一系列心血管疾病的发生。血压水平越高，其他心血管疾病危险因素越多，导致的靶器官损害和心血管疾病越严重。所以早期识别高血压患者的靶器官损害，对于评估高血压患者的心血管疾病风险，早期积极治疗都具有重要的意义。高血压患者靶器官损害和心血管疾病详见表 5-3、表 5-4。

表 5-3　靶器官损害

左心室肥厚
心电图：Sokolow-Lyon＞38mm 或 Cornell＞2440mm · ms
超声心动图：LVMI 男≥125g/m^2，女≥120g/m^2
颈动脉超声 CIMT≥0.9mm 或动脉粥样斑块
颈-股动脉脉搏波速度 PWV≥12m/s
踝/臂血压指数 ABI＜0.9
eGFR 降低[eGRF＜60ml/（min · 1.73m^2)]或血清肌酐轻度升高（男性 115～133µmol/L，女性 107～124µmol/L）
微量白蛋白尿 30～300mg/24h；或尿白蛋白/肌酐比≥30mg/g

注：LVMI，左心室质量指数；CIMT，颈动脉内膜中层厚度。

表 5-4　心血管疾病

脑血管病
脑出血，缺血性脑卒中，短暂性脑缺血发作
心脏疾病
心肌梗死史，心绞痛，冠状动脉血运重建史，慢性心力衰竭
肾脏疾病
糖尿病肾病，肾功能不全（血肌酐男性＞133µmol/L，女性＞124µmol/L，蛋白尿＞300mg/24h）
外周血管疾病
视网膜病变
出血或渗出，视神经盘水肿
糖尿病
空腹血糖≥7.0mmol/L，和（或）餐后 2h 血糖≥11.1mmol/L

（五）综合评价患者的危险程度

根据高血压水平、心血管疾病危险因素、靶器官损害和合并心血管疾病可将高血压患者分为低危、中危、高危和极高危四个层次。高血压患者心血管疾病风险水平分层详见表 5-5。

表 5-5　高血压患者心血管疾病风险水平分层

其他危险因素和病史	血压水平		
	1 级高血压	2 级高血压	3 级高血压
无	低危	中危	高危
1～2 个其他危险因素	中危	中危	极高危
≥3 个危险因素或靶器官损害	高危	高危	极高危
临床并发症或合并糖尿病	极高危	极高危	极高危

从表 5-5 可看出，血压水平越高，患心血管疾病的风险越大；同一血压水平，危险因素越多，靶器官损害越重，心血管疾病危险程度越高。

不同危险程度的高血压患者，10 年内发生心血管疾病的绝对危险性是不一样的，降压治疗获益也有区别，详见表 5-6。

表 5-6　不同危险程度患者发生心血管疾病的比例与降压治疗的效益

危险分层	10 年内心血管事件的绝对危险（%）	降压治疗绝对效益（%）（每治疗 1000 例患者年预防心血管事件数）	
		降低 10/5mmHg	降低 20/10mmHg
低危	<15	<5	<8
中危	15～20	5～7	8～11
高危	20～30	7～10	11～17
极高危	>30	>10	>17

从表 5-6 可以看出，高危、极高危程度的患者发生心血管事件明显高于低危、中危程度患者；而且经过降压治疗后获益也大于低危、中危患者。那么从众多高血压患者中找出高危或极高危高血压患者很重要。表 5-7 列出了高危或极高危患者判断的依据。

表 5-7　高危（极高危）患者判断依据

收缩压≥180mmHg 和（或）舒张压≥110mmHg

收缩压≥180mmHg 和（或）舒张压≥110mmHg

收缩压≥160mmHg 伴舒张压<70mmHg

糖尿病

代谢综合征（MS）

≥3 个心血管疾病危险因素

有 1 种或 1 种以上靶器官损害：

续表

| 心电图显示左心室肥厚或超声心动图显示有左心室肥厚（特别是向心性肥胖） |
| 超声显示有颈动脉壁增厚或斑块 |
| 动脉僵硬度增加 |
| 血清肌酐轻中度升高 |
| 肾小球滤过率或肌酐清除率降低 |
| 尿微量白蛋白或尿蛋白 |
| 确诊为心血管疾病或肾脏疾病 |

二、非专科高血压医生了解、分析患者症状很重要

对于一位没有相应高血压诊疗经验的医生来说，在没有更多的精力对患者进行相应实验室检查的情况下，要分析判断出患者高血压发病原因、心血管疾病危险因素和靶器官损害情况及是否合并心血管疾病，主要依靠病史中的症状。因此详细了解患者症状并进行分析尤为重要。

（一）症状

高血压患者的症状包括：血压升高导致的身体不适；继发性高血压各原发疾病的症状；靶器官损害和心血管疾病的症状；心血管疾病危险因素的症状；合并其他疾病的症状等。

1. 血压升高的症状

血压升高可产生各种症状，包括头晕、头痛、耳鸣、记忆力下降、失眠、多梦、易醒、胸闷、心悸、气短、恶心、呕吐、腰酸腿软、乏力、活动能力下降、工作效率不高等。这些症状在不同患者表现不一，大致分为以下三种情况：

（1）绝大多数患者以身体的某一组症状为主。

（2）少数患者上述症状几乎全有。

（3）极少数患者血压很高却没有任何不适，直到出现靶器官损害或发生急性脑血管疾病、心力衰竭、冠心病等相关疾病后就诊时才发现有高血压。

为了尽早发现就诊者是否患有高血压，要求医院各科医生在为患者诊治或健康体检时均应测量血压，以便及时发现高血压患者，让患者进入诊疗程序，这正是各科医生一起防治高血压的意义所在。

从上述情况看出，患者的病情与症状不成比例，所以治疗高血压的依据是血压水平，而不是症状的有无、多少或轻重。

需要注意的是，临床上部分高血压患者的某些症状是伴随性的，与血压升高无关，还有一些患者在服用降压药物过程中可能出现一些不良反应，这也不属于高血压本身的症状。

2. 继发性高血压各原发疾病的症状

继发性高血压包括很多原发疾病，这些疾病各有其特有的症状，如原发性醛固酮增多症患者有头痛、夜尿增多及低血钾的症状；急性肾小球肾炎患者有发热、水肿、尿少等。医生在给高血压患者问诊时，要将高血压患者某些特殊症状问清楚，以帮助筛查继发性高血压各原发疾病。

3. 靶器官损害或心血管疾病的症状

高血压患者发生靶器官损害或心血管疾病时，就会表现出相应的症状。如发生高血压心脏疾病时，会发生呼吸困难（早期劳累性呼吸困难，逐渐发展到休息时也有呼吸困难，甚至夜间阵发性呼吸困难）、气短胸闷、口唇发绀等；发生脑血管疾病时会出现头晕、头痛、恶心、呕吐、四肢活动障碍等；发生肾功能不全时早期夜尿增多、颜面水肿等。

上述三大症状是诊断和鉴别高血压的依据。

4. 心血管疾病危险因素簇的症状

糖尿病、高血压、血脂异常、吸烟及高同型半胱氨酸血症等已被确定为心血管疾病危险因素，而且这些因素越多，心血管疾病发生的可能性越大，所患疾病越严重。近年来的研究发现，糖尿病是使其他危险因素加倍的因素，如伴有糖尿病的同一水平的高血压患者，心血管疾病发生的几率比单纯高血压患者要增加一倍。因此，对每一位高血压患者进行合理的抗高血压治疗的同时，一定要查清心血管疾病危险因素，这样才能真正保护患者的心、脑、肾。

5. 合并其他疾病的症状

到医院各科诊治的高血压患者都患有相应各科疾病，甚至还合并几个专科的疾病。如伴青光眼时有眼胀、头痛、胸闷、恶心、呕吐等症状。伴前列腺肥大者可有尿流变细、尿频或充盈性尿失禁等。当问完患者高血压的主要症状后，还要询问有无其他疾病。因为在选用降压药物时，要兼顾到其他疾病的治疗。如伴有青光眼的高血压患者适合选用利尿降压药，在用利尿药和眼部局部用药的情况下根据血压可适当加用小剂量钙拮抗剂，而要避免使用血管扩张剂。对前列腺肥大的高血压患者，宜使用 α 受体阻滞剂，而要避免中强效利尿剂的应用，以此避免加重排尿困难。对有慢性阻塞性肺疾病的患者，最好选用钙拮抗剂（CCB）和血管紧张素转换酶抑制剂（ACEI），避免非选择性的 β 受体阻滞剂。全面了解高血压患者特别是老年患者所患的疾病，不仅有利于高血压的治疗，而且也会影响到其他各科疾病的预后。

（二）分析症状的病因

通过采集高血压患者血压升高的症状、继发性高血压各原发疾病的症状、靶器官损害和心血管疾病的症状可以直接影响诊断和鉴别诊断。由于这些症状均无特异性，如头晕、头痛，既可以是高血压本身的症状，又可以是继发高血压有关原发疾病的症状，还可以是心血管疾病的症状，所以要结合患者的具体情况具体分析，达到准确诊断的目的。

可以从症状出现时间、症状群不同和症状诱因及治疗反应等几个方面来诊断，具体做法如下。

1. 症状出现时间不同考虑所患疾病不同

如高血压发病早期伴随出现的症状，主要考虑继发性高血压的症状，其次考虑靶器官损害和心血管疾病的症状；长期高血压患者仅近期出现的新症状，要多考虑心血管疾病发生的可能。如对于夜尿增多的患者，早期夜尿增多要考虑原发性醛固酮增多症，如患者近期夜尿增多则考虑肾功能受损。原发性醛固酮增多症患者的醛固酮分泌增加，起到保钠保水作用，致血容量增加，血压增高。这种醛固酮的分泌白昼增加明显导致白昼小便少，而夜间分泌减少，从而导致夜尿增多。而肾功能受损的患者，白昼人体活动处于直立位状态，肾脏得到血液供应少，所以白昼尿少。但夜间平卧休息状态下，肾脏在身体位置最低，得到的血液供应增加，夜尿产生增加。

2. 针对不同的症状群考虑所患疾病不同

如原发性醛固酮增多症患者多有头痛、夜尿多、四肢乏力等症状，其中头痛则被考虑为继发性高血压所引起的；而头痛、恶心、偏瘫中的头痛则是急性脑血管疾病发作的结果。还可从症状的性质、程度、特点分析考虑病因诊断和心血管疾病等。

3. 从症状的诱因及对治疗的反应进行诊断

饱餐和运动均可引起乏力，冠心病、心绞痛、心力衰竭患者都可以在这两种诱因下出现症状。然而，高血压患者在饱餐后出现四肢发软的症状尤为明显，而活动中没有明显不适，这时要考虑到低血钾的可能。这是由于患者平时血钾正常或偏低，进食后随着葡萄糖进入细胞内而使细胞外血钾降低出现的症状，需要注意的是，这部分患者平时活动时不一定有乏力的症状。高血压伴胸闷、气短、乏力时有可能是发生了心力衰竭或冠心病。随着血压的控制，心力衰竭患者症状消失，活动量增加，但冠心病患者症状改善不明显。因此，在给高血压患者治疗时，应根据治疗结果随时分析患者的病情。

三、高血压的处理

确诊为高血压的患者无论为低危、中危、高危还是极高危险程度，都需要进行生活方式干预。高危、极高危患者要立即开始药物治疗。低危及中危患者针对高血压的危险因素进行数周干预和监测，而不是数月。若血压<140/90mmHg 可继续监测；若收缩压≥140mmHg 和（或）舒张压≥90mmHg，低中危患者亦应开始药物治疗。

（一）控制血压是防治心血管疾病的根本

1. 高血压对心血管的危害

治疗高血压的主要目的是最大程度降低心血管疾病发生和由此导致死亡的危险。血压从 110/70mmHg 开始就会对人体产生危害，且随血压水平增加，这种危害将加重。

（1）心脏损害：心脏是高血压的主要靶器官之一。心脏在某些神经、内分泌激素、血管活性物质和压力负荷的长期作用下，早期可导致单纯室间隔肥厚或室间隔与左室后壁对称性肥厚，心腔容积减少；后期使心腔扩大，引发心力衰竭。肥厚的心肌细胞可引起心电不稳定，易发生心律失常。另外，高血压亦可加速冠状动脉粥样硬化的进程。

（2）脑损害：高血压可促进脑动脉粥样硬化，长期可导致脑血管狭窄甚至闭塞，引起缺血性脑卒中。在高压力的血流冲击下，脑中部分薄弱血管易发生破裂出血。因此，高血压也是出血性脑卒中的主要诱因。

（3）肾损害：高血压可使循环和局部的肾素–血管紧张素–醛固酮系统（RAAS）激活，引起肾动脉、肾实质发生结构改变。长期作用下形成恶性循环，使血压进一步升高，肾功能进一步损害，从而引起更严重的肾衰竭。

（4）血管损害：高血压可使大中动脉壁弹力层增厚，小动脉透明样硬化，血管顺应性下降，并在吸烟、血脂异常、糖代谢异常等因素的共同作用下，加速动脉粥样硬化进程，最终导致重要脏器缺血。此外，高血压也是主动脉内膜血肿、主动脉瘤的主要致病原因。

2. 降压治疗的效益

20 世纪 80～90 年代，国际大规模随机双盲对照临床试验证实了利尿剂和 β 受体阻滞剂在降压的同时，还具有对靶器官的保护作用和改善心血管疾病预后的作用。近 20 余年来，新型降压药物的不断问世，如 CCB、ACEI、血管紧张素 II 受体拮抗剂（ARB）等。除了降压作用外，这些药物还可以显著降低心血管疾病的发生率。Syst-Eur 和 PREVENT 研究发现，CCB 可显著降低脑卒中等心血管事件发生率和死亡率。EUROPA 和 HOPE 研究表明，ACEI 在冠心病、脑卒中、心力衰竭等心血管事件方面疗效显著，可使心血管疾病死亡率下降 37%。AIPRI 研究发现，AECI 可使肾功能受损患者的蛋白尿减少，终点事件危险性降低 53%。PROGRESS 研究发现，ACEI 组与对照组比较，脑卒中危险性下降 28%。实践证明降压治疗能够保护靶器官，降低心血管疾病风险。

控制血压是防治心血管疾病的根本。国内外不同高血压处理指南推荐了不同的降压目标，近年来大规模临床研究证实，将目标血压控制在＜138/83mmHg，高血压患者获益更大。对于合并冠心病、糖尿病、慢性肾功能不全的患者，须个体化治疗。

（二）健康生活方式是控制血压的保证

1. 坚持健康生活方式的效果

众所周知，坚持健康的生活方式是预防高血压的根本，也是治疗高血压的保障。导致高血压的不可变因素有遗传、年龄和性别等。可变因素有高盐饮食、酗酒、肥胖、吸烟、精神紧张等。医院各科医生要找机会尽量对患者进行健康教育，让高血压患者认识到高血压的危害及防治高血压的益处，控制导致高血压的可变因素，积极配合治疗。

2. 健康生活方式的具体内容

（1）戒烟：吸烟可导致交感神经兴奋性增强，使血中儿茶酚胺水平升高。吸烟是心血管疾病的主要危险因素之一，医院各科医生要建议高血压患者戒烟。

（2）限酒：饮酒量与人体血压水平密切相关。不提倡高血压患者酗酒，并建议所有人群限酒，每日饮酒量，男性不超过 25g，女性不超过 15g。

（3）限盐：众所周知，钠盐摄入可使血压显著升高，我国的高血压患者中以盐敏感性高血压者居多。WHO 推荐钠盐摄入量为每人每日低于 5g。限盐对于高血压患者非常重要，仅单纯限盐就可使收缩压水平下降 8～10mmHg。医院各科医生要加强对高血压患者饮食的宣传教育工作，指导患者科学合理的食盐方式和摄入量，如在烹饪近结束时定量放盐，减少味精、酱油等含钠盐的调味品的使用，少食或不食含钠盐量高的加工食品（咸菜、火腿等）；可应用醋做菜品的调味剂；增加蔬菜、水果的摄入等。

（4）减重：超重和肥胖是导致高血压的重要原因之一，腹型肥胖还可增加高血压、心血管和代谢性疾病的风险。研究表明，每减重 10kg，可使收缩压下降9mmHg。医院各科医生要指导高血压患者科学减重，一般以每周减重 0.5～1.0kg 为宜，控制饮食结合合理运动的减重方式能取得较好的效果。

（5）体育运动：规律、适当的体育运动可以降低血压、改善糖代谢、增加心脏和血管的储备功能。对于一般性高血压患者，建议每次 30～45min 的有氧运动，每周坚持 3 次以上为宜。运动方式以慢跑、快走、游泳、骑车、健美操、跳舞等，可以结合适当的抗阻运动，如深蹲起、哑铃提踵等。

（6）减轻心理压力：长期、过度的心理反应，尤其是负性心理反应会显著增加心血管疾病风险。长期心理压力可致交感神经兴奋性增加，在年轻高血压患者中最多见，此类患者以舒张压升高为特征。医院各科医生要多与此类患者交流，辅以心理疏导，对于严重者建议到专科门诊就诊。

（三）合理应用降压药物是核心

目前 WHO / ISH 推荐利尿剂、β 受体阻滞剂、钙拮抗剂、ACEI、ARB 和 α 受体阻滞剂等六大类抗高血压药物供临床选用。这些药物对一般高血压患者都有较好的降压效果，均可在初始治疗时单独选用。α 受体阻滞剂不能作为常规降压药物，但在某些特殊情况可以应用。

1. 各类降压药物简介

（1）利尿剂：经过长期实践经验和临床试验证明，利尿剂是最有价值的抗高血压药物之一。利尿剂可分为三大类：①袢利尿剂；②噻嗪类利尿剂；③保钾利尿剂。其中噻嗪类利尿剂一般用于降压治疗，它的主要作用机制为减少血容量，减少心排血量。用药初期，外周血管阻力增加，用药一段时间后心排血量逐渐恢复，小动脉平滑肌松弛，外周阻力降低，降压效果得以保持。利尿剂主要用于轻、中度高血压，尤其是盐敏感性高血压、老年收缩期高血压或并发心力衰竭者。利尿剂可以增强其他降压药物的降压效果，常联合用药。不良反应主要是低血钾，长期大剂量应用可引起糖代谢、脂代谢、尿酸代谢异常。因此，应用利尿剂时要注意监测电解质、血糖、血脂、尿酸水平等。

（2）β受体阻滞剂：主要有选择性β₁、非选择性（β₁、β₂）和兼有α受体阻滞作用三类。它的降压机制为降低交感神经的活性和作用，抑制去甲肾上腺素释放，具体表现为：①降低心肌收缩力、减少心排血量，需要注意的是，非选择性β受体阻滞剂多伴有外周血管阻力的增加，但随着用药时间加长，外周血管阻力会降低。②阻断肾脏β受体，抑制肾素释放，增加肾脏供血，兼有α受体阻滞统用的β受体阻滞剂效果更好。③压力感受器的再建。临床上主要用于轻中度高血压，尤其适用于静息心率快的中青年患者或合并心绞痛者。它的不良反应主要有心动过缓、加重气道阻力、影响糖代谢等。需要引起医院各科医生注意的是，对于有呼吸道阻塞性疾病和周围血管疾病的患者，高度房室传导阻滞或显著窦性心动过缓者，应避免使用β受体阻滞剂。

（3）钙拮抗剂：降压机制主要是通过阻止钙内流，降低血管的收缩阻力。除降压作用外，钙拮抗剂还具有保护缺血心肌、逆转心室肥厚、保护血管内皮功能、抗动脉粥样硬化的作用。二氢吡啶类钙拮抗剂很少有绝对禁忌证、降压作用较强，对糖代谢没有不良影响，临床上最常使用。钙拮抗剂适用于大多数类型高血压，尤其是老年高血压、单纯收缩期高血压、合并稳定型心绞痛、冠状动脉或周围血管动脉粥样硬化的高血压病患者。它的不良反应主要有头痛、面红、心率增快、踝部水肿、牙龈增生等。对伴有心力衰竭或心动过速者要谨慎选择使用二氢吡啶类钙拮抗剂。对不稳定型心绞痛者不宜使用短效钙拮抗剂如硝苯地平等。

（4）血管紧张素转换酶抑制剂：ACEI能安全、有效地降低血压。它的降压作用主要是通过抑制循环和组织的血管紧张素转换酶活性，减少血管紧张素（AngⅡ）的生成，同时抑制缓激肽酶活性使缓激肽降解减少。除此之外，ACEI还可以改善心肌细胞重塑、改善胰岛素抵抗和减少尿蛋白作用。临床上，ACEI适用于各级高血压患者，尤其对高血压合并慢性心力衰竭、心肌梗死后、心功能不全、糖尿病和非糖尿病性肾病、代谢综合征、蛋白尿/微量白蛋白尿患者。不良反应有干咳，偶见血管神经性水肿。对双侧肾动脉狭窄、妊娠、高钾血症者禁用。对于轻度肾功能不全者应在密切监测下应用。

（5）血管紧张素Ⅱ受体阻滞剂：ARB有许多与ACEI相同的特点，它的主要作用机制是选择性作用于AngⅡ1型受体亚型，从而抑制AngⅡ的以下作用。①收缩血管平滑肌；②快加压反应；③慢加压反应；④渴感；⑤血管紧张素释放；⑥醛固酮分泌；⑦肾上腺儿茶酚胺释放；⑧增强去甲肾上腺能神经传递；⑨交感神经的张力；⑩肾功能改变，细胞肥大和增生等。其适应证和禁忌证同ACEI。较ACEI的优点是没有咳嗽不良反应。

另外 α 受体阻滞剂：降压机制主要是通过抑制神经–肌肉接头突触 $α_1$ 受体介导的缩血管作用。α 受体阻滞剂可改善脂代谢，对糖代谢无不良影响。它适用于伴血脂异常、糖代谢异常等高血压患者。不良反应主要是直立性低血压。

2. 降压药物应遵循的原则

到医院各科诊治的高血压患者，尽量选用起效快、作用力温和，且为生理性的降压药物，以便尽早控制住血压，以利于本科疾病的诊治。其他原则和高血压专科类似。

（1）小剂量：初始治疗通常采用小而有效的治疗剂量，并根据病情，逐渐增加剂量。

（2）优选长效制剂：尽可能使用每日 1 次给药、持续 24h 有降压作用的长效药物，以利于有效控制夜间及清晨高血压，从而有效预防心血管疾病发生，还能增加患者治疗依从性。条件所限只能使用中、短效制剂的情况下，则需每日给药 2～3 次，以达到平稳控制血压的目的。

（3）联合用药：通过不同作用机制的降压药物联合应用来增加降压效果，适用于 2 级或以上高血压患者、降压幅度＞20/10mmHg 以上者和低剂量单药治疗效果不满意患者。对于伴有多种心血管疾病危险因素、靶器官损害或心血管疾病的高危人群联合用药能保护靶器官。联合用药还能减少或相互抵消不同药物产生的不良反应。

（4）个体化用药：根据患者年龄、血压水平和特点、危险因素、靶器官损害情况、合并心血管疾病情况、药物耐受性、长期承受能力等因素，选择适合患者个体的降压药物。

3. 降压药物的规律

降压药物种类繁多，医院各科的医生要针对每一位高血压患者合理选用适合个体的降压药物。这就要求临床医生不仅要熟悉各种降压药物的共同特点，还要掌握降压药物的使用规律。

（1）降压药物降压效果的规律

第一，降压药物的降压幅度与治疗前患者的血压水平密切相关。治疗前患者血压水平越高，药物的降压幅度越大，患者服用后降压效果越好。如果血压不高或者血压稍高的伴有心血管疾病，如冠心病、心绞痛、脑卒中或肾功能不全的高血压患者在服用治疗心血管疾病的药物，如 β 受体阻滞剂、ACEI、ARB 或 CCB 时，不用担心血压降得过低。

第二，各类降压药物的降压值和降压幅度大致相同。目前，常用的各类降压药物能使收缩压下降 10～20mmHg 和舒张压下降 5～10mmHg。对于 2 级或 3 级的高血压患者，选择两种或两种以上降压药物进行联合治疗才能使血压控制在目标水平，否则只采用一种降压药物治疗，未达到降压预期目标，心血管疾病的风险仍然较大。

第三，不同种类降压药物联合应用能使降压效果加倍。对一个血压很高的高血压患者选择使用两种或两种以上的降压药物。两种不同药物的联合使用，协同降压，能起到 1+1≥2 的效果，而且还可以使部分不良反应相互抵消。

第四，同一种降压药物剂量翻倍，降压幅度增加有限。单纯增加同一种降压药物的剂量，降压效果仅增加降压幅度的 20%，而且容易产生不良反应。

（2）决定降压药物对心脑肾保护的剂量：一般而言，同一药物大剂量比小剂量对心脑肾保护作用更好。小剂量的两种或两种以上降压药物的联合使用比单纯一种大剂量药物能更好地起到保护靶器官的作用。高血压患者是否有靶器官损害决定了降压药物的剂量和种类。小剂量能起到降压的作用，大剂量能更好地保护心、脑、肾。来医院各科就诊的高血压患者大多属于重症复杂并发心血管疾病者，因此，医生可以使用相对大剂量的降压药并考虑联合用药。

4. 医院各科巧用降压药

降压药物降压机制复杂，本指南将降压药物的机制归纳为表 5-8。

表 5-8　不同降压药物作用机制

	心脏动力	外周阻力	血容量
利尿剂		+	+++
钙拮抗剂	+	+++	+
ACEI	+	+++	++
ARB	+	+++	++
β 受体阻滞剂	+++		

从表中可以看出，不同降压药物的联合应用一定要考虑到降压机制的问题。如钙拮抗剂以减轻外周阻力为主，还有少量的降低血容量的作用，而 β 受体阻滞剂以降低心脏动力为主。这两药联用既针对了高血压形成的不同机制，又互相抵消了不良反应（钙拮抗剂有轻度反射性心跳加快，β 受体阻滞剂能减慢心率），还能降压作用互补（钙拮抗剂降收缩期高血压，β 受体阻滞剂降低舒张期高血压），因此，这两类药物的联合应用不仅是最佳搭配，而且是老、中、青各年龄段高血压患者的最佳选择。

医院各科了解降压药物系统知识很难，但在知道各个降压药物共性知识基础上，又了解各个降压药物起作用的时间、高峰时间、维持时间（表 5-9），可以很容易为患者合理选用降压药物。了解药物的代谢途径和排泄途径，可以给肝肾功能不全的高血压患者合理选用降压药物。

表 5-9　常用口服降压药物在体内的高峰时间和排泄途径

常用药物	开始起效时间（h）	作用高峰时间（h）	持续时间（h）	主要代谢途径	经肾脏排泄（%）	
					原型药	代谢物
呋塞米	0.5	1～2	4～6	肾	80	—
布美他尼	0.5	1～2	4～6	肾	45	37～40
托拉塞米	1	1～2	6～8	肝	20	—
氯噻酮	2	6	24～72	肾	主要	—
氢氯噻嗪	2	4	12～18	肾	主要	—
吲达帕胺	—	12	24	肝	—	70
螺内酯	24	48～72	停药后 48～72	肝	10	—
氨苯蝶啶	2	6	12～14	肝	—	主要
阿米洛利	2	6～7	6～10	肾	50	—
普萘洛尔	—	1～1.5	3～4	肝	<1	>90
阿替洛尔	很快	2～4	24	肝	主要	—
比索洛尔		3	24	肝+肾	50	—
美托洛尔	—	1～2	（平片）12	肝	5	—
			（缓释片）24		—	—
拉贝洛尔	1～2	2～4	8～12	肝	—	—
卡维地洛		1	16～24	肝	—	少数
硝苯地平	0.25	1～2	（缓释片）12	肝	0.1	75
			（控释片）24			
非洛地平	2	2.5～5	24	肝	<0.5	70
贝尼地平	—	—	—	肝	—	—
尼莫地平	—	1～2	2～5	肝	0	15
尼群地平	1	2～3	8	肝	70	—
氨氯地平	—	6～12	35～50	肝	10	60
拉西地平	—	0.5～2.5	13～19	肝	>1	70
乐卡地平	—	1.5～3	24	肝	—	50
维拉帕米	—	1～2	6～8	肝	3～4	70
地尔硫䓬	2～3	6～11	—	肝	<1	80
卡托普利	0.25	1～2	6～12	肝	40～50	50
依那普利	1	4～6	18～24	肝	—	主要
赖诺普利	2～4	4～8	24～36		100	—

续表

常用药物	开始起效时间（h）	作用高峰时间（h）	持续时间（h）	主要代谢途径	经肾脏排泄（%）	
					原型药	代谢物
福辛普利	1	2～6	>24	肝+肾	—	—
雷米普利	1～2	4～6	>24	肾	—	60
贝那普利	1	2～4	24	肾	1	20
培哚普利	1	4	40	肾	—	—
咪达普利	2	6～8	24	肾	—	25.5
氯沙坦	1	6	24	肝	4	35
缬沙坦	2	4～6	24	原形	30	
坎地沙坦	2～4	6～8	≥24	原形	33	
替米沙坦	1	3～9	≥24	肝	<1	
厄贝沙坦	2	3～6	24	肝+肾	<2	20
奥美沙坦	1～2	—	24	肝+肾	—	35～50

（四）心血管疾病危险因素综合控制

治疗高血压时，要对所有可逆性心血管疾病危险因素（如吸烟、血脂异常、肥胖等），以及靶器官损害和合并的各种心血管疾病进行干预。

1. 调脂治疗

高血压伴有血脂异常会显著增加心血管疾病危险性。对高血压合并血脂异常的患者，采取积极降压治疗的同时要开展适度的调脂治疗。如果患者已接受调脂药物治疗，各学科医生可提醒患者继续服用。对于没有接受调脂药物的患者，内科系统的医生应根据相应指南和患者的具体病情尽早开始调脂药物治疗；其他科的医生应提醒患者到心内科、神经内科或高血压科接受调脂药物治疗。

2. 血糖的控制

高血压伴糖尿病患者发生心血管疾病的危险更高。理想血糖控制的目标为空腹血糖≤6.1mmol/L，糖化血红蛋白（HbA1c）≤6.5%。对于老年人，尤其是病程长、并发症多、自我管理能力差的糖尿病患者，控制血糖不易过于严格，只要空腹血糖≤7.0mmol/L，HbA1c≤7.0mmol/L，餐后2h血糖≤10mmol/L。

3. 高同型半胱氨酸血症

高同型半胱氨酸血症会增高动脉粥样硬化、冠心病、脑卒中的发生风险。可以采取补充叶酸的方式来降低血同型半胱氨酸，从而达到降低脑卒中的风险。

4. 阿司匹林的应用

阿司匹林为环氧化酶抑制剂，小剂量就能有效地抑制血小板聚集，减少微血栓的形成。长期以来，阿司匹林作为最普遍使用的心血管疾病的一级、二级预防药物。2010 年《中国心血管疾病预防指南》中明确指出，血压控制在 150/90mmHg 以下的高血压患者，同时合并下列情况之一者可应用阿司匹林 75～100mg/d 进行一级预防：年龄＞50 岁、合并靶器官损害、糖尿病。在心血管疾病二级预防中，阿司匹林更是被推荐使用。使用过程中，为避免不良反应发生，对于肠溶剂型需空腹服用，这有利于药物在肠内吸收，提高生物利用度。对于非肠溶剂型需饭后服用，可降低不良反应、提高耐受性。

5. 生活方式干预

控制饮食中的胆固醇摄入，增加体力活动，维持理想体重，控制其他危险因素（吸烟等）。

（余振球）

第六章　顽固性高血压与波动大高血压的处理

血压难以控制和（或）血压波动大是有很多原因的，包括药物治疗不合理，特殊人群高血压，继发性高血压，特别是心血管疾病发作等。这些状态不仅会给患者带来很大的危害，同时严重干扰医院各科疾病的诊疗工作，包括认识不到严重性，判断不出心血管急症情况，直接危及患者生命；手术科室特别是急诊手术患者出现顽固性高血压及波动大高血压时，手术安全无保障，会耽误外科病情；复杂病情患者要进行特殊检查而延误诊断；对一般科室患者的药物治疗难以进行和观察治疗效果。因此，医院各科医生必须对血压波动大和顽固性高血压的诊治知识有基本的了解，并有有效的解决办法。

一、顽固性高血压的原因与处理

本指南将顽固性高血压定义为在改善生活方式的基础上，应用了包括利尿剂在内的 3 种或以上降压药物，且药物配伍合理、达常规剂量和药效发挥后，血压仍未控制到 140/90mmHg 以下者。到医院各科就诊的高血压患者一般很难采取健康的生活方式；也很少到医疗机构按上述规定诊治，也不可能让患者按高血压进行正规的诊断和确诊，基本上符合上述标准者很少，因此，医院各科医生只能把顽固性高血压作为一种诊断思路。

我国部分三甲医院的高血压专科有关顽固性高血压在高血压人群的构成比率是 25%～30%。

（一）发生原因、机制与判断

顽固性高血压原因很多，与医院各科有关的常见原因有以下几种。

1. 伴随因素未清除

影响血压的一些因素未清除会严重影响降压药物治疗效果，导致顽固性高血压，这是医院各科就诊发现高血压患者最常见的原因。

（1）不健康生活方式：如长期焦虑或紧张状态、睡眠不足、吸烟、过量饮酒等都可能造成血压难以控制。

（2）肥胖：肥胖者常有胰岛素抵抗，胰岛素可诱导血管平滑肌细胞增殖和胶原合成增加，导致平滑肌肥厚，增加外周阻力，使血压难以控制。有调查研究表明肥胖患者往往药物降压治疗效果不佳。

（3）容量负荷过重：高盐饮食导致容量负荷过重，使回心血量增加、心排血量增加，各组织器官血液灌注增加，由于自身调节全身小动脉收缩，总的外周血管阻力增加，从而使血压上升。容量负荷还可导致血管壁增厚、血管阻力增加及对升压物质的敏感性增加，导致顽固性高血压。

2. 继发性高血压

继发性高血压约占顽固性高血压的30%，其原发疾病很多，许多症状不典型，极易漏诊。常见病因有肾实质疾病、肾动脉狭窄、原发性醛固酮增多症及阻塞性睡眠呼吸暂停等。不常见的病因包括嗜铬细胞瘤、库欣综合征、甲状旁腺功能亢进、主动脉缩窄及颅内肿瘤。继发性高血压致血压难以控制的原因有交感神经兴奋、儿茶酚胺分泌增加、内分泌激素增加等。

3. 假性顽固性高血压

诊断顽固性高血压前必须先排除假性顽固性高血压，造成假性顽固性高血压有以下几种常见原因。

（1）测量不准：不规范的血压测量可造成假性血压升高，血压计袖带大小不合适、放气速度过快、测量前未让患者静坐，其中袖带过小是最常见原因。一些表现为顽固性高血压的老年患者可能由于其严重的动脉粥样硬化和钙化导致血压测量不准。

（2）白大衣高血压：指由于环境、心理因素的影响，患者诊室血压升高，而自测血压和24h动态血压正常。

4. 肾脏损害和肾血管病变

原发性高血压患者如果长期没有治疗或血压没有得到控制，会导致肾脏实质或肾血管损害，直接导致排钠排水减少，血容量增加。另外，肾脏损害和肾血管病变也会激活肾素–血管紧张素–醛固酮系统（RAAS），致外周阻力增加、血容量增加、交感神经兴奋，血压难以控制。

5. 不规范治疗

依从性差和药物治疗方案不合理都属于不规范治疗的范畴：①依从性差，一些患者因耐受性不好、药物不良反应、经济问题、药物之间相互作用、治疗方案太复杂等原因未能按医嘱服药，这也是顽固性高血压最常见的原因之一。②药物治疗方案不佳，调查显示因药物使用不合理，包括药物联合应用不合理、药物剂量不够或疗程不足等也是顽固性高血压的原因之一。如联合用药中未使用利尿剂、短效降压药引起血压波动、同种药物联合应用导致不良反应加大等。

6. 其他药物作用

同时服用其他药物而干扰降压药物的疗效是造成顽固性高血压的潜在原因。如非甾体类抗炎药（NSAIDs）可引起水钠潴留，增强升压激素的缩血管效应，并能影响降压药物的治疗效果；拟交感神经药有血管收缩作用；甘草可通过抑制可的松的代谢，增强对盐皮质激素受体的刺激作用而升高血压；促红细胞生成素直接作用于血管，升高外周血管阻力。糖皮质激素可致水钠潴留而引起血压升高。另外对血压有影响的药物还有口服避孕药、兴奋剂、环孢素、三环类抗抑郁药等。

（二）处理

为方便医院各科医生理解和诊疗工作开展，可以将顽固性高血压最常见的原因归纳为：单纯顽固性高血压、白大衣高血压、有明确原因（包括继发性高血压和肾损害高血压）的顽固性高血压三大类。这三大类各占顽固性高血压三分之一，诊断与处理流程图，详见图6-1。

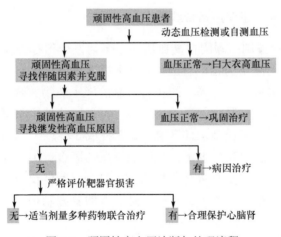

图6-1　顽固性高血压诊断与处理流程

1. 针对病因治疗

（1）大力开展健康教育：提高患者对高血压及心血管疾病危害性的认识，积极配合治疗。

（2）调整生活方式：有高盐饮食、肥胖、长期焦虑或紧张状态、睡眠不足、缺乏运动、吸烟、过量饮酒等伴随因素时，血压往往难以有效控制，需实行严格的治疗性生活方式改变。治疗性生活方式改变包括高血压膳食疗法（DASH）、减重、限钠、限酒、增加运动等。DASH 是美国提出的一种防治高血压膳食模式，主要内容为增加蔬菜、水果和低脂奶类，还包括全谷类、禽、鱼、坚果类的摄入，减少脂肪、甜食的摄入。

（3）除外白大衣高血压等假性高血压：使用正确的血压检测方法可排除部分假性高血压，其步骤包括检测前必须在座椅上（有靠背）休息 5min 以上，使用尺寸合适的带气囊袖带（至少 80% 臂围）；在测量过程中手臂应有支撑且与心脏平齐；至少测量 2 次（应间隔至少 1min）取平均值。在随访过程中还应注意观察立位和卧位血压以排除有无治疗引起的直立性低血压。24h 动态血压检测有助于排除白大衣高血压。

（4）继发性高血压排查与诊治：要求对顽固性高血压患者一律想到继发性高血压的可能，医院各科主要承担告知患者诊疗方向，使其适时转往相应科室诊治的职责。

（5）药物治疗方案是否合理：顽固性高血压患者联合多种降压药的剂量如未达到足量，或疗程不足，不能轻易认为无效，有些顽固性高血压患者仅需要改善联合用药，增加药物剂量后就可使血压达标。同时应对顽固性高血压患者坚持个体化用药和优化治疗的原则。

2. 顽固性高血压患者用药特殊性

（1）药物治疗原则：顽固性高血压应予多药联合治疗方案。顽固性高血压至少需 3 种或以上降压药物联合应用，应根据患者血压水平及是否合并有靶器官损害和其他相关疾病，选择不同作用机制的降压药物并合理组合，才能更好地治疗顽固性高血压。联合降压的原则为：①尽可能使用最低有效剂量。②联用药物中选用能增大降压效应的药物，如 3 种或 3 种以上合用时噻嗪类利尿剂不可或缺。③选用能相互减少不良反应的降压药联合。④选择能够起协同作用的降压药。联合用药首先要考虑药物的作用机制、不良反应、患者血压情况及其他伴随疾病。现在，市场上也有些固定配方的复方制剂，服用方便，有利于提高患者依从性。

（2）联合降压药物选择：最近研究结果表明，使用多种降压药治疗血压仍未控制的患者加用醛固酮拮抗剂，降压效果可得到明显改善。中枢降压药降压作用较好，不良反应较大，目前缺乏联合治疗的资料，但在常规联合降压效果不佳的情况下，如果患者能耐受，少量使用可起到很好的降压效果。强血管扩张剂如肼屈嗪或米诺地尔降压效果很强，但不良反应也很大，可引起心率增快和水钠潴留，如需使用，应与 β 受体阻滞剂和利尿剂合用。合并其他疾病时，联合应用药物应优化组合。冠心病或充血性心力衰竭患者应该使用 β 受体阻滞剂，但由于 α、β

受体阻滞剂联合使用具有双重阻断作用，因此对于这类患者可能降压效果更好。合并肾脏疾病或糖尿病时 ACEI 和 ARB 类的药物为首选，有严重肾功能不全（透析患者中可使用）、双肾动脉狭窄、高钾、妊娠等禁忌证除外。

（3）用药方法：最近一项对顽固性高血压动态血压监测研究建议，为使 24h 平均血压控制正常，尤其是降低夜间血压和舒张压，应至少有 1 种降压药在睡觉前服用。目前研究表明夜间血压比白昼血压更能预测心血管疾病风险。建议顽固性高血压患者使用非利尿剂降压药，最好每天使用 2 次，可使血压更好控制，但使用时必须关注患者的依从性。

二、血压波动大的原因与处理

血压变异（BPV）是血压的最基本的生理特征之一，反映一定时间内血压波动的规律和程度，是机体通过神经体液调节适应机体内外环境的血压变化的结果。大量的研究结果表明：血压波动异常（即 BPV 过大或过小）独立于血压水平与靶器官损害密切相关，BPV 是心血管事件的重要危险因素和强预测因子。正确认识血压的波动特征、机制和影响因素，准确掌握临床常见血压异常波动类型，积极控制血压水平的同时对血压波动加以调控，对于进一步加强高血压的治疗效果和降低靶器官损害，特别是对预测和预防心血管事件的发生具有重要意义，也有利于医院各科合理诊治本专科疾病。

（一）衡量 BPV 的方式

虽然评价血压变异性的方法很多，但医院各科医生只能通过了解和依靠病人病史描述和自己短期内观察的情况，特别是最近几周的血压控制与波动情况，而了解血压波动情况对医院各科医生决定本科疾病诊疗方案有重要的意义。有条件者可以阅读 24h 血压监测的报告。

1. 诊室偶测血压（CBPM）

CBPM 主要用于发现同次就诊期间数分钟内血压变异，可作为诊断清晨高血压、直立性低血压、白大衣高血压等的重要测量方法，从而发现这些常见特殊类型高血压引起的血压波动。诊室血压波动大者可进一步完善动态血压，不能或不便进行动态血压检测时，可通过多次测量来判断血压波动情况。

2. 24h 动态血压监测（ambulatory blood pressure monitor，ABPM）

时间段内的数个血压读数的标准差（standard deviation，SD）、加权标准差

（weight standard deviation，wSD）、变异系数（coefficient of variation，CV）以及独立于均值的变异（variation independent of mean，VIM）是当前广泛被应用的主流 BPV 指标。相比之下，多次血压读数的最高值（max）、最低值（min）和两个相邻血压读数绝对差的平均值（ASV）则仅仅充当辅助指标。近几年基于上述一些指标还衍生出了平均实际变异（average real variability，ARV）、收缩压变异性标准差与舒张压变异性标准差之比（BPVR）、血压负荷（24h 动态血压监测内超过一定水平的血压次数占所有监测次数的百分比）、24h 收缩压指数（systolic blood pressure index，24h-SBPI）、标准差评分（standard deviation score，SDS）等新生指标，这些指标也得到一些研究者的青睐。

（二）血压波动大的临床常见类型

1. 血压晨峰

人体的血压在 24h 之内不是静止不变的，而是节律性的表现为夜间血压下降和清晨觉醒后血压升高。生理情况下觉醒时的收缩压和舒张压通常会比睡眠时增加 10%～20%，这构成高血压昼夜节律的第一个高峰。大量研究发现绝大多数高血压患者清晨时段的血压上升幅度明显高于血压正常人。血压晨峰现象是指清晨醒后血压急剧上升的现象。24h 动态血压监测是目前监测该现象的唯一方法，这使得其临床的应用受到很大限制，很多患者也为此得不到及时的诊疗。这种现象的判定方法有：睡-谷晨峰值=醒后 2h 内的 SBP 平均值-夜间睡眠时的最低平均 SBP（包括夜间最低值在内的 1h 平均值）；睡-醒晨峰值=醒后 2h 内 SBP 平均值-醒前 2h 内 SBP 平均值；清晨醒后单位时间内的血压上升速度；清晨平均血压等。

2. 夜间 BPV

杓型血压、非杓型血压及反杓型血压是夜间 BPV 的 3 种形式：通常以夜间血压下降的比值作为判断指标。夜间血压相比白昼血压下降 10%～20%称为生理的 BPV；夜间血压下降＞20%称为超杓型血压；夜间血压下降＜10%称为非杓型血压；夜间血压比白昼血压升高则为反杓型血压。本指南规定夜间血压的测量时间为 10pm～6am，白昼是 6am～10pm。

3. 直立性血压波动大

临床上较常见的是体位性低血压（postural hypotension，PH），又称直立性低血压（orthostatic hypotension，OH），即从卧位转为直立后 3min 内血压下降超过 20/10mmHg。老年高血压患者是 OH 的常见人群，很多患者因为 OH 发生跌倒、晕厥，甚至心血管事件。林仲秋等在探究老年高血压患者直立性低血压与降压治疗关系研究中发现，老年高血压患者直立性低血压的发生率高于血压正常者。相比之下，直立性高血压（orthostatic hypertension，OHT）则较为少见，甚至在临床中常常被忽视，它是指从卧位转为直立位后血压升高。中老年高血压、糖尿病患者及部分血压正常的青年人群是 OHT 的常见人群。少数严重的 OHT 可见于压力反射衰竭、直立性心动过速综合征（POTS）、嗜铬细胞瘤等少见疾病。纵观国内外研究，普遍认可的定义是直立位后收缩压升高≥20mmHg，不考虑舒张压的变化。这种体位性血压波动异常有两种背景，一种是坐位血压正常，从卧位转为站立位后短时间内血压升高，随后血压很快又恢复正常；另一种是高血压患者，坐位血压高于正常，站立位后血压与卧位血压比较短时间内进一步升高，随后虽有下降但仍一直处于高血压状态。这与广为人知的高血压不同，希望医院各科医生能在临床中区别。但它们还具有共同的特点，即无论哪种类型的体位性血压波动，波动过大都会给人带来靶器官的损害，尤其是对老年高血压患者。

4. 餐后血压波动大

临床中还有一种常见的现象，即进食后可出现血压升高或降低，且血压波动的程度与餐后葡萄糖从肠道吸收的速度呈正相关，该现象目前已被不少研究证实。餐后血压下降严重且急剧者可伴有头晕、晕厥等低血压症状，甚至心脏事件、脑卒中死亡。目前国内外对于餐后低血压尚无统一的标准。较公认的餐后低血压诊断标准类似于直立性低血压，即餐后 2h 内血压较餐前下降＞20mmHg，并且餐前收缩压＞100mmHg，餐后＜90mmHg，或餐后出现血压下降伴头晕、晕厥等低血压症状也可疑似诊断餐后低血压。餐后低血压只发生于老年人，甚至健康老年人也可出现。老年人餐后低血压的发生率约为 25%，但这一比例可随着人群不同而产生巨大的波动，如养老院人群发生比率为 33%，存在不明原因晕厥的老年人为 50%，住院老年人为 67%；而某些高危人群，如合并某些恶性疾病的患者的患病率甚至可达 72.8%。

5. BPV 的原因及影响因素

我们把血压波动大临床常见的原因归纳于表 6-1 中，医院各科医生便于理解和对因处理。

表 6-1　血压波动大的原因及处理原则

原因	处理	理解
治疗不规范	提高患者依从性、规范用药方案，选用长效药物	最容易处理
老年人退行性改变	选用保护心、脑、肾等靶器官损伤的降压药物	最多见
继发性高血压	排查继发疾病，明确疾病与血压关系，针对性治疗	最复杂
心血管疾病发作	早发现、早诊断、早治疗，专科就诊	最危险

（1）治疗不规范：治疗过程中药物依从性差、乱服药、不规律服药、服用短效药等都可导致血压波动异常，大量药物与血压变异性相关性的研究证实：长效、缓释剂型比速效降压药物降压平稳，对 BPV 的影响较小。

（2）老年人退行性改变：自主神经功能及压力反射敏感性对血压的昼夜变化起重要调节作用。Castelpoggi CH 等的研究结果表明：动脉硬化与内皮功能减退和压力反射敏感性降低有关，后者导致自主神经功能失调和非杓型血压。还有研究提示年龄及动脉硬化均通过降低压力反射敏感性而导致夜间非杓型血压的出现。

（3）继发性高血压：一些继发性高血压，如嗜铬细胞瘤、原发性醛固酮增多症、甲状腺功能异常、睡眠呼吸暂停综合征、肾动脉狭窄等，典型症状就是血压波动大，具体诊疗可参阅本书相关章节。

（4）心血管疾病发作：研究发现许多疾病都可以增加 BPV，同时 BPV 也可能是疾病发作的危险因素和预测因子。如：高血压患者的 BPV 高于血压正常者，并且随着血压水平的升高 BPV 也增加。高血压合并有冠心病、脑血管疾病、肾脏疾病、大血管病变等疾病或有过心血管事件发作史，在疾病发作前、中、后都可以出现原本控制平稳的血压突然波动大。

（5）环境、季节变化：一般来说，健康人群冬季的血压水平高于夏季，收缩压平均水平在冬季明显高于夏季，一年当中的最高血压出现在平均气温较低的冬季的几率较大，而最低血压一般出现在温度较高的夏季。长期生活在高纬度地区的未成年人比低纬度地区的未成年人平均血压低。另外，研究提示 BPV 也可能与城乡差异有关。

（6）生活方式不健康：行为因素包括体力活动（运动、洗澡、排尿、排便、食物消化等）和脑力活动（大声说话、快速发音、忧虑、快乐等情绪变化），它们同不健康生活方式（高盐、高脂、高糖饮食、抽烟、饮酒、习惯性饮用咖啡、茶等）一起影响着血压的波动。有研究表明抽烟者的 24h BPV 系数高于不抽烟者。体重指数与 BPV 有明显的相关性。而 Rothwell PM 教授的研究结果则表明，高龄、糖尿病、吸烟和已有血管疾病的患者的 BP 变异性较大。

（三）处理

1. 加大血压监测力度

加大血压监测力度是早期发现和诊治血压波动异常的前提。对于有能力描述自身血压水平、甚至完成血压常规记录者，医院各科医生可参考患者提供的家庭自测血压信息，并与诊室血压对比，必要时完善动态血压，以便排查白大衣高血压等血压波动情况；对于不能提供任何血压信息的患者，就诊时要多次测量血压，尽可能发现诊室血压波动，告知患者首次就诊后尽可能创造条件到乡镇、村与社区医疗机构监测血压或家庭测量，所有血压值以记录方式下次携带就诊。

2. 健康生活方式

医院各科要同时宣传日常生活中常见防控血压波动的生活习惯，如对于存在体位性血压者，告知减慢起卧动作；餐后血压波动大者，告知少量多餐；季节温差性血压波动大者，嘱其注意防暑御寒；总之健康宣教应当成为医院各科高血压防控工作的重点。

3. 提高药物依从性

详细询问服药种类、依从性、疗效和不良反应等治疗史，再结合患者的年龄、受教育程度、高血压意识、家庭收入等方面综合分析患者依从性差的原因，对服用 ACEI 类降压药物不能耐受咳嗽或因咳嗽出现血压波动的患者，可调整为 ARB 类；对因服药种类多而出现漏服、少服的患者，可调整为复方制剂等。

4. 药物治疗

（1）优先使用长效、对血压波动影响小的降压药：荟萃分析发现钙拮抗剂及噻嗪类利尿药可以降低 BPV，而 ARB 及 β 受体阻滞剂增加 BPV。钙拮抗剂降低 BPV 最明显，而 β 受体阻滞剂增加 BPV 最显著。

（2）联合用药：不同机制的降压药联合应用可以以较少的药量达到更好的降压疗效，使降压效果更平稳。

（3）其他药物的使用：避开或减少影响降压疗效的药物，治疗心脑肾等靶器官损害或改善代谢综合征的药物都能一定程度上降低血压波动性。

5. 时间治疗学与个体化用药

不同个体有其独特的 BPV 模式和 BPV 曲线，医院各科医生要能制定出个体化的降压治疗策略。临床上可通过调整服药时间和次数，或使用缓释剂或控释剂使血药浓度波动与血压波动情况尽可能一致。替米沙坦在临床中广泛证实为长效药,药效近乎覆盖24h,尤其是对于有夜间血压波动的患者,可考虑下午单独服用或下午加用。长效钙拮抗剂对稳定血压,减少血压波动有较好作用,积极推荐使用。

6. 继发性高血压的治疗

多种继发性高血压具有血压波动大的特点,如嗜铬细胞瘤、原发性醛固酮增多症、甲状腺功能异常、睡眠呼吸暂停综合征、肾动脉狭窄等,不同病因其波动特点亦有差异,准确识别并针对性治疗是改善BPV的最佳途径,医院各科医生遇到血压波动大的患者时要特别注意是否为继发性高血压,并能及时完善相关诊疗。

7. 控制心血管疾病发作

控制血压、减少心血管疾病危险因素和诱因是控制心血管疾病发作的重要措施。①控制血压:对于合并心血管疾病的患者,将血压控制在合适范围内,既可减少心血管疾病发作,又能降低血压波动。②减少诱因:如避免环境嘈杂、减少情绪波动、保持大便通畅等。③健康宣教:调整生活方式简单易行,却可能为改善血糖、血脂、同型半胱氨酸、尿酸等代谢因素创造好的条件。④心理康复治疗:识别出高度紧张、甚至焦虑的患者,及时干预治疗是控制发病的重要方法。⑤药物治疗:是最重要、最可靠的方式,如冠心病二级预防、糖尿病个体化治疗等针对性治疗和预防。总之,准确掌握心血管疾病发作与血压波动的关系,及时合理的预防和治疗便能大大减少血压异常波动的几率。

三、血压异常变化时各科疾病处理原则

高血压与心血管疾病关系密切,血压的异常变化与心血管疾病的关系更加明显。越来越多的临床研究发现:血压波动大独立与血压水平与靶器官损害密切相关,同时,血压波动大是心血管事件的危险因素和强预测因子。血压和心血管疾病的关系具体表现在以下三方面。

首先,高血压是心血管疾病发生的危险因素。这是经过长期流行病学调查和大规模临床试验证明的。

其次,高血压是心血管疾病发作的诱因。血压急剧升高造成出血性脑卒中、主动脉内膜血肿等。急性左心衰竭发作也可能以血压急剧升高为诱因。就是冠心病急性心肌梗死也是在相应冠状动脉粥样硬化斑块破裂,激活凝血系统,造成冠

状动脉内新的血栓形成致冠状动脉完全闭塞而发生，这其中高血压也是导致斑块破裂的诱因。Blacher J 等通过大型临床调研发现血压变异性是心血管事件发生的危险因素。研究采用 Logistic 多元回归分析 2157 例有心血管意外史的高血压患者的随访资料，发现血压变异性（OR=1.23，95%CI 1.04~1.46，P=0.016）同抽烟史（OR=1.92，95%CI 1.29~2.87，P=0.001）和糖尿病史一起构成心血管事件发生的三大显著危险因素（OR=1.92，95%CI 1.29~2.87，P=0.039）

最后，高血压还是心血管疾病发作的表现形式或预测因子。脑卒中发生时会剧烈头痛、口齿不清、恶心、呕吐、肢体感觉与运动异常。冠心病心绞痛发作会有典型胸痛，伴心慌乏力等。这是不难诊断的，但有些心血管疾病发作时，患者可无症状或症状不典型，而以血压波动变化大或血压难以控制为主要表现。如果医院各科临床医生缺乏这方面的经验与警惕性就会增加患者的生命危险，同时干扰本科疾病的诊疗工作。

那么，心血管疾病发作后血压会有哪些变化呢？①血压波动大，这是心血管疾病发作导致神经内分泌激素变化和病人痛苦等原因导致的。②血压难以控制，例如肾动脉粥样斑块破裂致肾动脉狭窄，激活 RAAS，导致血压难以控制，表现在血压突然升高或原来降压药效果不佳。③清晨高血压与心血管疾病密切相关，流行病学调查表明：3/4 的心血管事件发生在清晨时间段，这段时间交感神经兴奋、儿茶酚胺分泌增加、血小板激活致脑血管或（和）心脏血管内斑块易破裂致血栓形成。

医院各科在诊治本科疾病时，发现患者有上述血压异常变化情况，要考虑患者可能有心血管疾病发作。为保证患者安全，及时请高血压科或心脏内科或神经内科会诊。如果确诊或高度怀疑是心血管疾病发作者，立即处理心血管疾病，同时考虑本科疾病的诊断与处理。关于本科疾病诊疗原则：①如果本科疾病以口服药或休息、康复治疗为主者，治疗心血管疾病和本科疾病同时进行。②对于可以采取择期手术或择期检查者，应待心血管疾病稳定后再进行。③如果本科疾病属于急症、重症、抢救者，应立即请医院心内科、神经内科或外科医生与麻醉科、急诊科专家共同会诊研究决定诊疗方案。

（范文斌　余振球）

第七章　有心血管疾病危险因素高血压的处理

20 世纪 50 年代高血压被确定为心血管疾病危险因素，以后将糖尿病、血脂异常、吸烟先后列为心血管疾病危险因素，近些年人们又认识到高同型半胱氨酸血症是心血管疾病危险因素。特别是明确糖尿病还是心血管疾病的等危症，糖耐量异常已成为心血管疾病危险因素。人们还认识到在同一个个体内这些危险因素往往存在聚集现象，即一个人可有多个心血管疾病危险因素存在，而且这些危险因素相互协同、加重心血管疾病发生作用。所以，人们及时提出了代谢综合征的概念。这些进步对推动心血管疾病防治起到了关键的作用，医院各科要重视对高血压伴多重危险因素的控制，高血压、血脂异常、糖尿病、高同型半胱氨酸血症的控制必须达标。

一、代谢综合征

（一）诊断标准及流行病学

目前我国代谢综合征（MS)患者超 2 亿，我国 MS 患病率随着年龄增加而升高，至 65 岁达高峰，50 岁之前男性高于女性，而 50 岁之后则相反；此外，还存在明显的地区差异，北方高于南方（14.6%比 10.9%），城市高于农村（9.7%比 4.6%）。研究显示，MS 患者患心血管疾病的风险是非 MS 患者的 3 倍，且死亡率增加 5～6 倍。

研究认为 MS 是多基因和多种环境因素综合作用所致，胰岛素抵抗则是代谢综合征一系列代谢异常的共同发病基础。遗传异常、肥胖和缺乏运动，以及拮抗素的作用等均可导致胰岛素抵抗，而肥胖尤其是腹型肥胖或内脏肥胖是引起胰岛素抵抗的始动原因。

我国成人 MS 诊断标准：腰围≥90cm（男性），≥85cm（女性）；血压≥130/85mmHg，或有高血压病史；三酰甘油≥1.7mmol/L；高密度脂蛋白胆固醇＜1.0mmol/L；空腹血糖≥6.1mmol/L，糖负荷 2h 血糖≥7.8mmol/L，或有糖尿病史。满足上述 3 项者即可作出诊断。

我国 MS 的主要类型以肥胖合并高血压和血脂异常最为常见，占 53.7%，其次为肥胖合并糖代谢异常和高血压，占 30.5%。MS 患者中，92.3%患有高血压，88.4%患有腹型肥胖，43.9%空腹血糖过高，81.9%为高三酰甘油血症，41.9%为低高密度脂蛋白血症，同时有高血压和腹型肥胖的 MS 患者比例达 81.3%，不伴有腹型肥胖的 MS 患者比例仅为 11.6%，不伴有高血压的 MS 患者比例仅为 7.7%，表明高血压与肥胖是 MS 最常见的危险因素。

（二）治疗原则和降压目标

代谢综合征的治疗重在早期干预，健康膳食和合理运动甚为重要。2010 年《中国高血压防治指南》指出：其干预要求主要组分综合达标，血压＜130/80mmHg，如合并肾脏损害，血压控制要求更严；空腹血糖水平＜6.10mmol/L；三酰甘油＜1.70mmol/L；高密度脂蛋白胆固醇＞1.04mmol/L；腰围＜90（cm）（男性）或＜85cm（女性）。降压药物主要推荐 ACEI 或 ARB，也可应用二氢吡啶类钙拮抗剂和保钾利尿剂，慎用 β 受体阻滞剂和噻嗪类利尿剂。

研究发现，血管紧张素转换酶抑制剂（ACEI）/血管紧张素 II 受体拮抗剂（ARB）有改善胰岛素抵抗的作用。另外，ACEI/ARB 还被证实可以有效改善 MS 患者经常合并的靶器官损伤，例如白蛋白尿等肾脏损伤，ACEI 与 ARB 还可抑制细胞增殖、肥大，减少肾小球细胞外基质(ECM) 蓄积，延缓肾纤维化进展，这些肾脏的保护作用都是独立于降压机制之外的。

钙拮抗剂(CCB)对糖、脂代谢无不良影响，可选择性地用于治疗 MS 疾病群中的高血压、冠心病等，有利于降低胰岛素抵抗，保护血管内皮功能及肾脏功能，降低新发糖尿病的发病率，控制冠心病的发病因素。

2013 年《欧洲高血压学会/欧洲心脏学会（ESH/ESC）高血压防治指南》指出，噻嗪类利尿剂和 β 受体阻滞剂都是 MS 和糖耐量异常的相对禁忌证，该指南认为这两类药物可能引起胰岛素抵抗，增加糖代谢异常的发生风险。这与 2009 年《ESH/ESC 高血压处理指南再评价》的观点是一致的。

二、高同型半胱氨酸血症

国内外大量研究证明：血浆高同型半胱氨酸（hyperhomocysteinemia，HHcy）是导致心血管事件的一个危险因素。血浆同型半胱氨酸（Hcy）每升高 5μmol /L，脑血管疾病的风险增加 59%，冠心病的风险增加 32%；而 Hcy 每下降 3μmol /L，脑卒中的风险下降 19%，缺血性心脏病的风险下降 11%。而且高血压与 HHcy 具有强烈的协同作用，可导致血管疾病的风险增加 11.3，远远高于 HHcy 和其他危险因素联合作用的风险。Graham 进行了一项病例对照研究，研究发现：高血压与高 Hcy 在导致心血管事件上存在明显的协同作用，伴 HHcy 的高血压患者心血管事件发生率约为单纯高血压患者的 5 倍，为正常对照人群的 25～30 倍。美国的临床流行病学资料再次证实高血压与 Hcy 的协同作用，该横断面研究自 1994～2004 年，共纳入 12 683 例研究对象。经过对吸烟、饮酒、高脂血症等相关因素的校正，Hcy 升高组较未升高组更容易发生脑卒中，同时合并高血压与 HHcy 组男性发生脑卒中的风险增加 12 倍，而女性风险增加 17 倍。

与西方人群相比，我国人群的 Hcy 水平较高，罹患高血压的基数较大。对我国六所城市进行的流行病学研究显示：我国成年高血压患者平均 Hcy 水平为 15 μmol /L，约 75% 的患者伴有血浆 Hcy 水平升高，其中男性占 91%，女性占 63%。2010 年《中国高血压防治指南》第一次明确将同型半胱氨酸升高（≥10μmol/ L）列为高血压的危险因素。此外，我国人群的 *MTHFR677TT* 基因型的携带率约为 25%，远高于西方国家 10%～16% 的水平，TT 基因型患者的血浆 Hcy 水平高，叶酸水平低，伴有高血压的现象很普遍。我国学者将伴有高同型半胱血症（HHcy）的高血压称为 H 型高血压。

（一）发病机制与临床特点

1. Hcy 的生成与代谢

Hcy 有三条主要的代谢途径：

（1）再甲基化途径（re-methylation）：Hcy 在甲硫氨酸合成酶催化下，以维生素 B_{12} 为辅酶，以 N^5-甲基四氢叶酸作为甲基的供体，重新甲基化，生成甲硫氨酸。正常情况下，大约 50% 的 Hcy 经再甲基化重新生成甲硫氨酸。Hcy 的另一条甲基化途径局限于肝细胞，该途径以甜菜碱为甲基供体，在甜菜碱 Hcy 甲基转移酶催化合成下合成甲硫氨酸和二甲基甘氨酸。当体内甲硫氨酸缺乏时，Hcy 主要通过这一途径代谢，以保证充足的甲硫氨酸供应。

（2）转硫化途径：体内约 50% 的 Hcy 在胱硫醚-β-合成酶（cystathionine-β-synthetase，CBS）的催化下，以维生素 B_6 作为辅酶，与丝氨酸缩合成胱硫醚和水。其后胱硫醚在 γ-胱硫醚酶作用下水解为半胱氨酸和 α-酮酸。当体内甲硫氨酸充足时，Hcy 主要通过这一途径代谢。

（3）直接释放到细胞外液：当机体 Hcy 生成增多时，这一释放作用增强。因此，细胞外液（如血浆和尿）中 Hcy 的浓度反映了细胞内 Hcy 产出和利用的平衡。

2. 影响 Hcy 水平的因素

影响 Hcy 水平的因素有以下四个方面：①性别与年龄。男女性别间 Hcy 存在差异，男性高于女性。Hcy 随年龄增长而升高。②饮食习惯。叶酸、维生素 B_6、维生素 B_{12} 在 Hcy 代谢过程中起着重要作用。某些不健康的饮食习惯会导致血浆 Hcy 浓度升高。饮食中摄入过多蛋氨酸后可以引起血浆 Hcy 水平升高；吸烟者血 Hcy 水平高于不吸烟者，甚至被动吸烟者也存在类似情况；大量饮酒、高咖啡消耗也会使血 Hcy 水平升高。③疾病与药物。肾功能不全是影响 Hcy 水平的一个重要因素；甲状腺功能减退、严重贫血、低蛋白血症、银屑病、类风湿关节炎、恶性肿瘤等病人也存在 HHcy。氨甲蝶呤、一氧化氮（NO）、避孕药、抗癫痫药、烟酸及利尿剂等可以干扰叶酸和（或）硫氨基酸代谢导致血浆 Hcy 升高。④遗传因素。

3. H 型高血压的发病机制

Hcy 可能促进内皮细胞合成内皮素，且在金属离子（高铁或铜离子）的存在下氧化产生超氧化物阴离子、过氧化氢及羟基等活性氧中间产物，导致 NO 的氧化失活，降低其利用率，并可与 NO 直接反应导致 NO 浓度降低，同时抑制一氧化氮合成酶的合成，造成血中内皮素与 NO 浓度的失调；同时 Hcy 使前列环素（PGI_2）生成减少，这些均使内皮衍生松弛因子减少，血管可扩张性降低，血压升高。

Hcy 可能通过炎性反应、氧化应激及脂质过氧化反应等多种机制损害动脉壁血管内皮细胞（EC），造成 EC 自溶、脱落；可以促进弹力纤维的溶解和胶原纤维的合成，改变两种纤维在血管壁中的固定比例，从而导致动脉壁的弹性，顺应性下降，阻力增加。

Hcy 可导致脂质代谢紊乱，Hcy 含有巯基（SH），通过启动脂质过氧化产生毒性细胞产物（LDL）而损伤血管内皮功能，同时 Hcy-LDL 易于和清道夫受体结合，易被巨噬细胞吞噬，引起细胞内胆固醇聚集和泡沫细胞的形成，脂质沉积在血管壁，而内皮细胞摄取脂质增加，促进脂质斑块的形成。同时 Hcy-LDL 也是血管平滑肌细胞的有丝分裂原，刺激平滑肌细胞的增殖与迁移、纤维斑块的形成，最终导致动脉硬化，升高血压。

Hcy 水平的不断提高，细胞内线粒体对钙离子的释放增加使钙离子快速聚集在 EC，导致血管的快速收缩，血压升高。

Hcy 诱导肾血管重构，导致肾脏结构和功能损害，Hcy 减少肾小球滤过率和肾血流，增加肾钠重吸收，水钠潴留，使血压升高。

Hcy 使血小板寿命缩短，黏附性与聚集性增高，从而促进血栓形成。同时 Hcy 可增加血小板凝血恶烷的产生，增强血小板黏附作用；激活凝血因子Ⅴ和Ⅹ的活性，抑制组织纤溶酶活性物的活性，降低抗血栓形成因子Ⅲ和Ⅳ的活性和纤溶物质的活性；也可增加血栓素 B 合成，增强血小板凝集，促进动脉硬化的进展。

（二）治疗

2010 年《中国高血压防治指南》中明确指示，规格为 0.8mg 叶酸在降 Hcy 作用最强，而且经济、安全。针对 Hcy 适应证自主研发的依那普利叶酸片含有 0.8mg 的叶酸，是目前唯一具有降低 Hcy 作用的最佳剂量规格。Waid 等研究显示，叶酸治疗使血浆 Hcy 降低 3.3μmol／L，可降低缺血性心脏病风险为 16%，脑卒中风险为 24%。同时我国林县的一项研究表明补充叶酸等维生素确实使脑卒中死亡率下降了 37%。

霍勇教授在北京国际心血管病论坛上表示：采用依那普利叶酸片可以对多重危险因素进行控制，提高患者的依从性，并能预防心血管事件发生率。依那普利叶酸片是针对我国 H 型高血压研制的新的复方制剂，而且是第一个批准用于临床的药物，两者联用在降低心脑血管事件上具有显著协同作用。推荐剂量 10mg／0.8mg 是多年疗效和安全性验证的最佳规格。孙宁玲等研究发现依那普利叶酸片可更全面控制轻中度高血压患者血压和 Hcy 状况，疗效显著优于单用依那普利片。查滨等进一步证明复方制剂不仅显著降低患者的血压和血浆 Hcy 水平，还能降低心血管事件的发生率，而且具有较高的安全性。

（马琳琳）

三、伴糖尿病高血压

糖尿病（DM）正成为世界范围内严重威胁人类健康的疾病之一，其患病率呈现不断增长的趋势。DM 患者易发生高血压，伴有明显的代谢紊乱和较严重的靶器官损害。因此，糖尿病高血压是一种特殊类型高血压。高血压与糖尿病通常同时存在，共同作用，明显加速心血管损害，使糖尿病患者提前致残，死亡率增高。同时高血压患者极易并发糖代谢异常或糖尿病，高血压是糖尿病病情进展的强预测因子，50%以上的高血压患者同时伴有胰岛素抵抗和（或）糖尿病。积极干预和治疗糖尿病高血压，对预防心血管事件的发生、提高患者的生活质量和延长寿命，具有十分重要的意义。

（一）流行病学研究与发病机制

1. 流行病学

糖尿病和高血压都是心血管疾病重要的独立的可控危险因素，高血压也是糖尿病心血管和微血管并发症患者的重要危险因素。二者的发病因素和影响因素很相近，这些因素往往同时存在于一个个体，相互影响。《中国高血压防治指南》中指出，高血压人群的糖尿病患病率平均为 18%，是正常血压人群的 2.5 倍。糖尿病人群中高血压的患病率是 40%~55%，是普通人群的 1.5~3 倍。糖尿病一旦合并高血压，可使患者心血管事件的风险明显增加，至少是单纯高血压或单纯糖尿病的 2 倍，并加速视网膜病变以及肾脏病变的发生和发展，其死亡风险将增加 7.2 倍。

2. 糖尿病高血压的发病机制

与一般高血压不同，糖尿病合并高血压的发病机制更为复杂。一般认为，1 型糖尿病患者高血压的发生与糖尿病肾病的发生和进展有关，多因糖尿病多年后合并微血管病变，属肾性高血压。而胰岛素抵抗导致的高胰岛素血症是 2 型糖尿病高血压的主要发病机制，美国内分泌专家 Reaven 推测高胰岛素血症通过以下机制导致高血压：①增加肾小管对 Na^+ 的重吸收；②交感神经过度兴奋；③转移阳离子至血管平滑肌细胞内；④内皮细胞依赖的血管扩张功能减退；⑤胰岛素强化血管平滑肌细胞的分裂增殖功能。

近年分子生物学发展也证实了高血压与糖尿病的病因学联系。G 蛋白 $β_3$ 基因 *C825T* 的多态性与高血压有关，该基因导致的升压机制非常类似于高胰岛素血症所致的高血压，且与肥胖及胰岛素抵抗有密切关系。基因 *Calpain10* 的携带者明显表现为胰岛素抵抗。由此可见，胰岛素抵抗是 2 型糖尿病合并高血压发病的重要影响因素之一。国内外多项研究发现，醛固酮合成酶（CYP11B2）与肥胖及炎症因子有一定的内在相关性，其基因的多态性影响醛固酮的分泌，并参与氧化应激与炎性反应（如上调核因子-κB），促进血压升高，成为近年来高血压发病机制的研究热点。另外，糖尿病患者的肾素血管紧张素系统的活性增强、动脉粥样硬化及脂质代谢紊乱，也参与了糖尿病伴高血压的形成。

（二）糖尿病高血压的临床特点和临床类型

1. 糖尿病高血压的临床特点

糖尿病高血压与一般高血压不同，其发病机制更为复杂，胰岛素抵抗在其中发挥重要作用。有些糖尿病患者在病程发展到一定阶段后血压升高，这种升压与肾脏损害有关。在血压变化节律上也与一般高血压有所不同。糖尿病高血压患者失去正常昼夜的血压波动规律，尤以收缩压负荷、夜间收缩压升高为明显，血压变异增大，直立性低血压发生增加。有研究显示，糖尿病高血压患者餐后收缩压和舒张压下降，而以舒张压下降较为显著，故餐后脉压增大。而单纯高血压患者表现为餐后收缩压和舒张压升高，以收缩压升高为主，致餐后脉压增大。单纯糖尿病患者餐后收缩压和舒张压也下降，但两者下降幅度相似，餐后脉压变化不显著。糖尿病高血压患者靶器官损害出现较早且严重，大血管、微血管并发症发生率与病死率增加 2～4 倍。糖尿病高血压患者比血压正常者有更多的冠心病、脑梗死及脑出血，其发生率分别为 37.7%、19.67% 及 3.28%。

2. 糖尿病高血压的临床类型

糖尿病高血压的临床类型包括：①原发性高血压，最多见的一种，多见于中老年 2 型糖尿病患者，多合并肥胖、血脂紊乱等因素。其血浆肾素活性与一般的原发性高血压的分布相似，多数属于正肾素型高血压。②单纯收缩期高血压，尤其是老年糖尿病患者，与动脉硬化及血管弹性降低密切相关，患病率较非糖尿病患者高 2～3 倍。由于血管顺应性降低，患者以收缩压升高为主，而舒张压可降低、正常或轻度偏高，因脉压的不同，平均动脉压可接近正常、增高或偏高。③糖尿病肾病性高血压，一般属于低肾素型高血压，由于糖尿病肾病在 1 型糖尿病中早发与高发（40%～50%），故这种类型的高血压在 1 型糖尿病患者中多见。④自主神经功能紊乱伴直立性低血压的高血压，表现为卧位高血压而立位低血压，多见于糖尿病有自主神经病变者。⑤糖尿病合并某些内分泌疾病如库欣综合征、嗜铬细胞瘤、垂体生长素瘤、原发性醛固酮增多症等可引起继发性糖尿病与高血压。

（三）糖尿病高血压的治疗与预后

1. 糖尿病高血压的降压治疗的目标

糖尿病高血压的主要死亡原因是心血管事件和肾衰竭，治疗目的是最大限度地降低心血管发病和死亡的总风险。降压达标是实现这一目标的重要措施。UKPDS 显示，糖尿病合并高血压患者的收缩压每下降 10mmHg，糖尿病相关的任何并发症风险下降 12%，死亡风险下降 15%。ADVANCE 研究显示，药物治疗使平均血压降低 5.6/2.2mmHg，微血管或大血管事件发生率下降 9%，心血管死亡率降低 14%，全因死亡事件的相对危险性减少 14%。不过，最新的 ACCORD 研究表明，强化降压（收缩压降至＜120mmHg）较常规降压治疗（收缩压降至＜140mmHg），并未使患者进一步获益，而不良事件反而明显增加，提示降压治疗宜适度，应该个体化。

在糖尿病合并高血压患者的血压目标值方面，美国预防、检测、评估和治疗高血压委员会第八次报告（JNC8）将 18 岁以上合并高血压患者的血压目标值设定为＜140/90mmHg，其中包括糖尿病患者和肾病患者。2013 年和 2014 年《美国糖尿病学会（ADA）糖尿病诊疗指南》将糖尿病患者的血压目标值设定为＜140/80mmHg，而欧洲心脏病学会（ESC）和欧洲糖尿病学会（EASD）联合发布的《2013 糖尿病、糖尿病前期和心血管疾病指南》则将此目标值设定为＜140/85mmHg，《2013 年版中国 2 型糖尿病防治指南（征求意见稿）》在这一指标上与 ADA 指南保持一致。这主要源于 HOT 研究结论：舒张压降低至 83mmHg，心脑血管风险可以降低 31%，并且不存在舒张压的低限水平。目前，考虑到对脑卒中的有效预防，我国临床医生更倾向于在患者可耐受的范围内，将血压尽量降得更低。《中国高血压防治指南 2010 年修订版》推荐一般糖尿病患者的降压目标是 130/80mmHg；如其尿蛋白排泄量达到 1g/24h，血压控制则应低于 125/75mmHg；老年或伴严重冠心病的糖尿病患者血压目标是＜140/90mmHg。而无论血压值是多少，T1DM 和 T2DM 病人只要出现微量白蛋白尿（UAlb）就应进行降压治疗，特别是应及早使用肾素-血管紧张素系统（RAS）阻滞剂。

2. 糖尿病高血压的治疗方法

收缩压在 130～139mmHg 或者舒张压在 80～89mmHg 的糖尿病患者，可以进行不超过 3 个月的非药物治疗。如血压不能达标，应采用药物治疗。血压≥140/90mmHg 的患者，应在非药物治疗的基础上立即开始药物治疗；伴微量白蛋白尿的患者，应该直接使用药物治疗。

（1）非药物治疗：健康的生活方式对糖尿病高血压患者是非常重要，且是必需的。生活方式干预能降低血压，提高降压药物的疗效，降低心血管疾病的危险性。包括戒烟限酒、减轻体重、适当的体力活动与体育锻炼、限制钠盐的摄入，以及减轻精神压力、补充钾钙镁等方式。

（2）药物治疗：一项荟萃分析的结果显示，所有类型的降压药物均是有效的，但应根据患者的共病情况个性化选择治疗方案。因为糖尿病患者的血压更难控制，血压达标通常需要 2 种或 2 种以上的降压药物联合治疗。因此，当治疗糖尿病高血压时更应该考虑联合治疗的方式。由于 ACEI 或 ARB 治疗蛋白尿的效果更好，对肾脏有保护作用，且有改善糖、脂代谢的益处，因此在制定联合方案时应以 ACEI 或 ARB 为基础。但高危患者联合用药时应尽量避免给予两种 RAS 阻滞剂，因为会增加肾功能降低、高钾血症等不良风险。当需要联合用药时，亦可应用利尿剂、β 受体阻滞剂或二氢吡啶类钙拮抗剂。噻嗪类利尿剂是非常有效的，并经常与 RAS 阻滞剂联合应用。在糖尿病合并高尿酸血症的患者，需慎用利尿剂；长效钙拮抗剂降压作用平稳、持久，有靶器官保护作用，对糖、脂代谢无不良作用，患者服药依从性好，特别是与 RAS 阻滞剂联合应用，已成为我国最常用的联合方案，尤其适用于糖尿病肾病。尽管 β 受体阻滞剂可能会降低胰岛素的敏感性、掩盖低血糖症状，但联合用药控制血压是很有效的，尤其是伴冠心病和心力衰竭的高血压患者。有前列腺肥大且血压控制不佳的患者可使用 α 受体阻滞剂。

　　每个伴糖尿病高血压患者的病因、病程和靶器官损害的程度不同，因此需综合评价、合理诊断，制定个体化治疗方案。降压药物的选择应根据患者的不同特点：①年龄、血压高峰时间、用药情况等，如收缩期高血压者，建议以长效二氢吡啶类钙拮抗剂及利尿剂作为首选；老年性高血压患者伴前列腺肥大者，α 受体阻滞剂为合理选择。②有靶器官损害者，如左心室肥厚者，ACEI 类可逆转左心室肥厚，为首选药物；合并颈动脉粥样斑块者，以他汀类药物稳定斑块，同时 CCB 不仅降压，还可抑制粥样斑块的增生，ACEI 和 CCB 还可逆转血管重构和恢复内皮功能；肾脏早期受损（微量蛋白尿）者，选用 ACEI 和 ARB 类可改善肾脏血流动力学，降低蛋白尿，CCB 还可改善肾小球肥大所致的损伤；如心率快者，应选用 β 受体阻滞剂。③若已发生临床并发症，如合并糖尿病肾病、蛋白尿以 ACEI 和 ARB 类首选；如合并冠心病者，首选 β 受体阻滞剂和长效 CCB；如发生心脏梗死者，选择无拟交感作用的 β 受体阻滞剂，可减少再发心肌梗死和猝死；合并心绞痛者需应用 β 受体阻滞剂；合并充血性心力衰竭者，ACEI 和利尿剂均是较好的选择；如肾脏严重病变，袢利尿剂需加量，多与 CCB 等联用；如有脑血管意外发生，对于缺血性脑病可采用 CCB、ACEI 类利尿剂，而出血性脑血管疾病则选择 ACEI 类或呋塞米。在顽固性高血压伴胰岛素抵抗的患者，采用降压药与二甲双胍联合治疗可致血压明显下降，提示可能与二甲双胍部分改善胰岛素敏感性有关。

　　全面评估伴糖尿病高血压的心血管疾病危险性，有针对性选择合适的降压和降糖药物，强化血压和血糖的控制对预防心血管事件的发生，具有十分重要意义。

　　（四）糖尿病高血压的预后

　　大量研究已证明，糖尿病高血压患者的临床预后差。糖尿病高血压除了对肾脏病变和视网膜病变的不利影响外，还增加了心血管并发症的风险，尤其在患者出现蛋白尿后。根据 WHO 最新的高血压诊断标准和风险分层，糖尿病患者收缩压超过 140mmHg 和（或）舒张压超过 90mmHg 就属于高危组；如果出现了继发病变，如肾病，就属于极高危组。10 年内高危组患者发生心血管事件的风险性为 20%～30%，而极高危组则超过 30%。另有报道糖尿病、高血压及肾病三者伴发时，病死率增加至普通人群的 37 倍。其 5 年冠心病死亡率和总死亡率明显高于没有合并高血压的患者，分别达到 25.8%和 50%。

（刘静华）

第八章 不可忽视的几种高血压

目前我国高血压人数多达 2.7 亿，经常作为基础疾病存在于医院各科患者中。高血压是个隐形的杀手，与心肌梗死、冠心病、脑卒中等疾病的发生关系密切。而清晨高血压、夜间高血压、老年高血压、单纯收缩期高血压等几种特殊类型的高血压与靶器官损害和心血管疾病发生关系更加密切。医院各科需要给予足够的重视，及时发现和处理这些类型高血压患者，不要让高血压成为治疗医院各科疾病的"绊脚石"。

一、清晨高血压

人体由睡眠状态转为清醒并开始活动，血压从相对较低水平上升至较高水平，这种现象即为"血压晨峰现象"，一般持续 4～6h。血压晨峰的概念最早由 Mitlar-Craig 通过动脉内血压监测发现并提出，随后由无创性动态血压监测证实了这一现象。正常人有血压晨峰现象，高血压患者血压晨峰现象更加明显。清晨血压是指清晨醒后 1h 内、服药前、早餐前的家庭血压或动态血压记录的起床后 2h 血压，或早晨 6：00～10：00 间的平均血压，家庭测量血压≥135/85mmHg 或动态血压监测清晨血压平均值≥135/85mmHg 即为清晨高血压。目前对清晨高血压的认识有狭义和广义之分。狭义的清晨高血压是指仅在清晨时段血压高于正常水平，而其他时段血压水平均正常，是隐匿性高血压的一种情况。广义的清晨高血压则是清晨家庭血压测量和 6：00～10：00 间动态血压平均值达到上述标准，不管其他时段的血压水平是否高于正常。

总体上，清晨高血压的控制现状不满意。北京大学第三医院一项纳入 2187 例高血压患者的研究结果表明，清晨血压不达标率为 54.6%。一项对 15 618 例来自希腊、比利时、意大利、葡萄牙、法国已接受降压治疗的高血压患者的观察性研究结果显示，≥65 岁组清晨血压达标率仅为 21.5%，<65 岁组清晨血压达标率仅为 31.8%。西班牙与日本的研究表明，60%诊室血压已达标的高血压患者的清晨血压并未达标。日本 32 个医院和临床医疗中心登记接受降压治疗的高血压患者 969 例，诊室血压控制正常的患者中 51.7%仍存在清晨高血压。

（一）发病机制

导致清晨时段血压增高的确切机制不清，可能和交感神经系统过度激活、压力感受器敏感性降低、自主神经活性失调、年龄、活动等因素有关。对伴有冠心病的高血压和血压正常者的血压变异性、心肌缺血和自主神经活性的研究发现，超杓型和非杓型高血压患者以降低的生理性自主神经功能的周期性波动为特征。血压的周期性变异可能部分由自主神经活性的周期性变异介导；清晨血压增高与年龄有关，老年人清晨血压升高的幅度更大；过多的体力活动与饮食活动也会导致清晨血压上升过快，研究发现清晨收缩压、舒张压和心率上升的程度均与清醒前后体力活动量的平均值呈明显正相关；此外，清晨血压增高还见于凌晨吸烟、饮酒、睡眠障碍、糖耐量异常、代谢综合征和精神焦虑者。

（二）清晨高血压显著增加心血管疾病风险

许多研究证实了心血管事件发生呈现明显的昼夜节律性变化，清晨是心血管事件的高发时段，猝死、心肌梗死和脑卒中等发病高峰均在觉醒前后 4～6h。缺血性脑卒中在清晨时段的发生风险是其他时段的 4 倍，心血管死亡风险在上午7：00～9：00 比其他的时段增加 70%。清晨血压每增加 10mmHg（SBP），脑卒中危险度增加 22%。Fitzgerald 等研究显示：血压晨峰是心血管事件发生的重要独立危险因素，有 30%～45%的心血管事件的发生与血压晨峰密切相关。一项多国、多中心研究对动态血压数据库（IDACO）资料进行分析，共纳入 8 个人群共 5465例，采用 24h 动态血压评价晨峰血压对心血管风险的预测价值。中位随访 11.4 年，发现晨峰血压最高 10 分位组的全因死亡风险增加 32%，非心血管疾病死亡风险增加 42%，心血管疾病死亡风险增加 18%。晨峰血压最高 10 分位组发生联合心血管病事件、心脏病事件及冠状动脉事件的风险分别增加 30%、52%和 45%，脑卒中风险没有显著增加。但在亚组分析中显示，亚洲人群晨峰血压与出血性脑卒中显著相关，最高 10 分位组与其他较低的晨峰血压患者相比，出血性脑卒中增加128%。

（三）清晨高血压的处理

控制清晨高血压是降低心血管事件的关键时段，降低晨峰血压成为降压治疗的新目标。因此，了解清晨高血压的特点和治疗方法，对减少清晨心血管事件的发生，进一步做好高血压二级预防有重要的意义。在降压治疗方面，应当针对其血压波动曲线的特点，选择合适的药物种类和合理的服药时间，有效控制清晨高血压，预防心血管事件的发生。

1. 生活方式的干预

生活方式干预，如戒烟、限酒、限制钠盐摄入等有助于控制 24h 血压，也能降低患者交感神经兴奋性。钠盐摄入量也可影响高血压患者的清晨血压，盐敏感的高血压患者，限制钠盐摄入可使血压形态从夜间血压不下降转变为下降；钠盐摄入量增加则可导致清晨血压上升。对于坚持晨练的患者，在开始锻炼的 30 min～1h 服药可提高安全性，特别对于老年人而言，晨起后活动不宜过于剧烈，应从小量逐渐过渡到日常的工作生活。

2. 应用长效药物

选择合适的药物和合理的服药时间，尽量避免出现药物性高晨峰现象。①使用半衰期≥24h、真正长效每日一次服药能够控制 24h 血压的药物，避免因治疗方案选择不当导致的药物性高晨峰现象。②对于单纯清晨高血压患者，也可调整服药时间。

3. 去除继发性高血压因素

清晨血压升高可能提示该患者为非杓型血压，需要考虑筛查继发性高血压可能。如睡眠呼吸暂停低通气综合征（OSAHS）是清晨血压升高的另一个原因，OSAHS 患者夜间血压整体升高，在清晨血压未下降，也能观察到清晨高血压。

二、夜间高血压

众所周知，人的血压和心率具有昼夜节律变化的特点，在夜间睡眠时血压下降和心率减慢，清晨血压上升和心率增快，并呈现第一个高峰。通常在夜间睡眠状态下血压比白昼下降 10%～20%，具体这种典型的昼夜变化，称为杓型血压。非杓型血压是指夜间血压下降不到 10%，更有一部分患者夜间血压比白昼血压还高，称为反杓型血压。夜间血压下降与睡眠时交感神经活性降低及副交感神经活性增加有关，血压昼夜节律异常者常有持续交感活性的增高。夜间高血压作为特殊类型的一种高血压，其定义尚不明确。2010 年《中国高血压防治指南》规定，夜间指当日 22：00 到次日 6：00。严格地讲，非杓型血压也可以见于血压正常者，但夜间高血压患者常常是非杓型者。西班牙收集动态血压登记处的 42 947 名患者，包括 8384 名未治疗和 34 563 名已治疗患者，非杓型加反杓型高血压所占的比例在未治疗组为 41%，治疗组为 52.8%，见图 8-1。夜间高血压的发生率高，起病隐匿，不易发现，动态血压监测是发现夜间高血压的唯一有效方法。夜间高血压提示有继发性高血压可能，具有较严重的靶器官损害，并常合并其他危险因素。

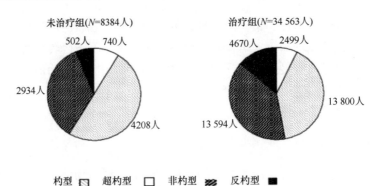

图 8-1　未治疗组和治疗组不同昼夜血压形式的对比

（一）夜间高血压发病机制

夜间高血压的发生机制主要由于血压调节缺陷而导致血压呈非杓型改变。夜间血压和昼夜血压节律受到内在、外在因素的共同影响，前者主要涉及神经激素、情绪状态等。后者包括不良生活方式如摄盐过多、吸烟、酗酒、睡眠质量差、缺乏体力活动与饮食习惯等，不管何种病因引起夜间高血压最后都通过以下途径促发血压升高：①交感神经兴奋，引起心排血量增加、阻力血管收缩、血管硬化、管腔变小、总外周阻力升高、肾动脉收缩而激活 RAAS。RAAS 通过产生血管紧张素Ⅱ调节血压水平。②血管内皮细胞释放血管活性物质及平衡失调，如内皮细胞生成的舒张物质减少和收缩物质增加；血管内皮细胞产生凝血物质增加；胰岛素抵抗激活交感神经系统，导致钠水潴留和血管硬化。

（二）夜间高血压对靶器官的损害

夜间高血压加重靶器官损害不仅与血压水平持续升高有关，而且还和这类患者常伴有多种其他心血管疾病危险因素，体内生长因子含量高有密切关系。一项包括 8711 名患者的 10.7 年的前瞻性研究发现，单纯夜间高血压（动态血压白昼 <135/85mmHg，夜间 ≥120/70mmHg）可额外增加诊室血压所预测的总死亡率和心血管事件 1.31 倍和 1.38 倍。

1. 心脏损害

多个研究发现血压昼夜节律消失的患者左心室肥厚发生率较血压节律正常者高。表明夜间血压持续升高以及昼夜节律消失，使心血管系统长时间负荷过量，可能导致左心室肥厚；此外，夜间交感神经兴奋性增强可能参与高血压及左心室肥厚的形成。

2. 血管损害

Mancia 等通过对入选 1663 例高血压患者进行研究，发现颈总动脉内膜中层厚度与 24h、白昼、夜间平均 SBP 及 24h SBP 的变异性相关，而颈动脉是全身中型动脉的窗口，是粥样硬化最易累及的血管之一，其粥样硬化程度可间接反映冠状动脉、脑动脉及外周动脉硬化的程度。研究提示：夜间血压持续升高影响了血管弹性，加速了动脉粥样硬化的进程。

3. 肾脏损害

血压节律改变可能导致肾损害，而受损的肾功能加重了血压节律的改变，所以夜间高血压患者肾脏损害较重。一项大型的临床研究包括 2800 例未治疗的原发性高血压患者，反杓型组在尿微量白蛋白（49.5mg/L 比 37.2mg/L 或 17.2mg/L），尿微球蛋白（10.33μg/ml 比 8.71μg/ml 或 6.03μg/ml），尿微量白蛋白/ 尿肌酐比值（104.9 比 65.2 或 26）较非杓型或杓型高，这表明夜间血压越高，肾脏损害越明显。

（三）夜间高血压的处理

夜间高血压的治疗涉及伴随疾病的处理、生活方式干预和药物治疗等，更重要的是，应注意加强评估与监测，纠正血压昼夜节律。

1. 原发疾病的治疗

夜间高血压与多种伴随疾病有关，因此对夜间高血压患者，应积极寻找、去除或治疗原发因素，有助于治疗夜间高血压，恢复其正常节律。慢性肾病及心力衰竭：此类患者因体内容量负荷过重而影响血压昼夜节律，导致夜间高血压。对此类患者，应积极治疗原发疾病，恢复体内容量负荷代谢节律，降低体内钠负荷，有助于夜间血压节律的恢复。睡眠呼吸暂停低通气综合征：此类患者由于在睡眠时呼吸道阻塞，夜间频繁的呼吸暂停，血氧反复降低，从而引起中枢间歇性缺氧，交感神经兴奋性增加，血压上升，正常昼夜杓型血压节律消失，甚至发生反杓型节律改变。使用无创正压通气治疗呼吸道梗阻，可改善夜间高血压，是一种安全有效的措施。精神心理疾病治疗：此类患者尤其是合并焦虑、抑郁的患者，合理应用降压药物的同时积极治疗精神心理疾病，有助于夜间血压的控制。

2. 积极的生活方式干预

（1）低盐富钾饮食：限制钠盐的摄入，增加钾盐的摄入能减少夜间尿钠的排泄，可以降低盐敏感高血压患者的夜间血压。

（2）适当规律运动：白天适当的规律运动，晚上保证充足的睡眠时间和良好的睡眠质量，对有睡眠障碍的患者降低夜间高血压有重要的意义。

（3）合适睡眠姿势：对于自主神经病变或有严重卧位高血压、直立性低血压患者，在睡眠时头部稍垫高，有助于降低卧位血压。

（4）戒烟限酒：吸烟或过量饮酒是高血压和心血管疾病的危险因素，也是夜间高血压的重要原因之一。而且对于夜间高血压患者，常常合并多个危险因素和靶器官损害，戒烟、戒酒也是有益处的。

3. 降压药物的应用

五大类降压药物都可以选用。作为治疗夜间高血压，原则上主张最好选用长效降压药物，尽量不用短效降压药物，如果是中效降压药物需在下午 4：00～5：00 加服 1 次。在服药时间上，合理的给药时间也有助于恢复患者异常的昼夜节律，可将部分药物在晚上服用，但是需要注意如果夜间出现超杓型血压也会增加夜间脑梗死等心血管事件。

三、单纯收缩期高血压

单纯收缩期高血压（ISH）指 SBP≥140mmHg 和 DBP＜90mmHg 者，是老年高血压的主要类型。必须指出，一些增加心排血量的疾病，如甲状腺功能亢进、重度贫血、主动脉瓣关闭不全、动脉导管未闭、动静脉瘘、主肺动脉缺损等所致的 SBP 升高和 DBP 极度降低的患者，都不包括在内。2010 年《中国高血压防治指南》将年龄＞65 岁，血压持续升高或 3 次以上非同日坐位血压 SBP≥140mmHg 和（或）DBP＜90mmHg，定义为老年高血压。若 SBP≥140mmHg 和 DBP＜90mmHg，定义为老年单纯收缩期高血压。《ACCF/AHA2011 老年高血压专家共识》指出：ISH 随着年龄增长而增加，60 岁以上高血压患者中 ISH 比例约为 65%，70 岁以上比例约为 90%。

（一）发病机制

与年龄相关的动脉僵硬度增加是多数老年人发生 ISH 的主要原因，主要是大动脉弹性的丧失，尤其是主动脉。随着年龄增加，个体动脉管壁僵硬度逐渐增加、弹性减退，心室射血时不能有效缓冲主动脉内压力升高而引起收缩压升高，同时心室舒张时又无足够弹性回缩而导致舒张压降低或不变，最终造成脉压增加。从 30～80 岁，收缩压几乎呈线性增加，而舒张压升高至 50 岁开始下降，这些变化导致与年龄相关的脉压增大。随着年龄的增长，位于颈动脉窦和主动脉弓的压力感受器敏感性降低，对过高的收缩压的缓冲能力降低，这种动脉压力调节机制异常是单纯收缩期高血压重要的发病机制。

（二）单纯收缩期高血压的损害

早期认为单纯收缩期高血压是生理性动脉硬化的结果，不需要过多干预，现在越来越多的实验证实单纯收缩期高血压与心血管疾病发生显著相关。国内随访101 510 名年龄≥60 岁的老年人群，ISH 组发生总心血管事件、急性心肌梗死和脑梗死的 RR 分别是正常血压组的 1.69 倍、2.30 倍和 1.64 倍。而许多大型临床试验研究提示积极降压治疗可以使老年 ISH 患者获益。一项荟萃分析 15 693 名≥60岁的老年人群，随访 3.8 年后，积极治疗使总死亡率降低 13%，脑卒中减少 30%，心血管疾病死亡率降低 18%，冠状动脉事件减少 23%。HYVET 研究结果表明，对于≥80 岁老年高血压患者降压治疗也能明显获益。

（三）单纯收缩期高血压的处理

与一般成年人相同，改善生活方式与降压药物的应用也是 ISH 的两类主要的治疗手段。

（1）积极改善生活方式：包括控制饮食总热量摄入、适量增加运动、维持理想体重、限制食盐摄入量、限制饮酒等是药物治疗的基础和前提。

（2）药物治疗：单纯收缩期高血压首选钙拮抗剂；比预期目标（SBP＜140mmHg）高出 20mmHg 患者或伴有糖尿病、慢性肾脏疾病、冠状动脉疾病者应使用 2 种或以上降压药，因 ISH 患者合并各种心血管危险因素或者是心血管疾病，加用第二种降压药物时优先考虑血管紧张素转换酶抑制剂或血管紧张素Ⅱ受体阻滞剂；当高血压为 3 级或者为顽固性高血压时加用利尿剂。应用固定剂量复方制剂能极大提高患者的服药依从性，并使患者尽可能服用长效药物。

（3）调脂药物的应用：单纯收缩期高血压患者动脉硬化通常较严重。他汀类药物通过抗炎、改善内皮功能、抑制动脉平滑肌细胞增殖等作用在动脉壁直接产生抗动脉粥样硬化作用。

四、老年高血压

《老年高血压诊断与治疗 2008 中国专家共识》中指出老年高血压是指年龄在60 岁或以上，血压持续或非同日 3 次以上收缩压≥140mmHg 和（或）舒张压≥90mmHg。Framingham 心脏研究显示，随着年龄增长，高血压（特别是 ISH）的患病率增加。在年龄＜60 岁的人群中，27%的人患有高血压，其中 20%为 2 级高血压（未治疗时收缩压≥160mmHg 或舒张压≥100mmHg）。在 80 岁左右的人群中，75%患有高血压，其中 60%为 2 级高血压。在年龄≥80 岁的人群中，高血压的患病率＞90%。2002 年全国居民营养与健康状况调查资料显示，我国≥60 岁人群高血压的患病率为 49%，显著高于中青年人群的患病率，平均每 2 位老年人就有 1 人患高血压。

（一）老年高血压的发病机制

老年高血压发病机制和病理生理特点除了与成年人有相同之处外，心血管系统的老龄化与高血压也有密切的关系。单纯收缩期高血压是老年高血压的主要类型，也是老年高血压的一个显著特征，关于单纯收缩期高血压见前述。

1. 大动脉硬化

老年人动脉硬化发病率较高。随着年龄增加，动脉弹性有生理性的减弱，有些疾病如糖尿病、慢性肾衰和弥漫性动脉粥样硬化会加速动脉的老化过程，使动脉较早地出现硬化。

2. 血压调节机制障碍

老年人动脉粥样硬化及老龄化改变，主动脉弓和颈动脉窦的压力感受器的敏感性随之降低，因此，老年人对体循环血压的调节能力明显减弱，出现较大的血压波动。

3. α 受体功能亢进

老年人灭活和清除体内去甲肾上腺素的能力降低，致使血浆去甲肾上腺素浓度增高。同时，血管平滑肌细胞上的 β 受体数目随年龄增长而减少或其敏感性下降，而 α 受体数目不变或相对增多，这样导致 α 受体功能亢进，血管收缩性增加（尤其在外界环境如气温改变时）。

4. 肾脏排钠能力减退

老年人的肾单位随着年龄增长而减少，肾小球滤过率降低，因而肾功能也逐渐减退。肾脏的血流灌注减少的这种增龄性改变，在老年高血压患者中更为显著。此外，老年人肾脏排钠功能减退，钠盐进食量增加即可导致水钠潴留，致使血压增高。因此，老年人盐敏感性高血压的发病率也有随年龄增长而增高的趋势。

5. 血小板释放功能增强

血小板释放功能随年龄的增长而增强，尤其是在动脉粥样硬化斑块部位。血小板中的致血栓和缩血管物质等过多地释放入血。另外，血管狭窄、血流速度减慢等均可使血液黏滞度增大，进一步增加血管阻力。同时老年高血压存在动脉内皮功能改变，影响一氧化氮释放和前列环素的合成，进一步加强血小板聚集和释放。

（二）老年高血压的危害

1. 亚临床靶器官损害及心血管疾病

老年高血压患者中，常见到舒张性心功能不全。大多数舒张性心功能不全患者患有高血压。同时房颤在老年人群的发生率增加，＞80 岁的人群房颤患病率达7.5%，高血压导致的左心室肥厚和左心房增大都是房颤的独立危险因素。老年患者的动脉硬化常表现为多支血管动脉硬化并存，＞50 岁的心血管疾病高危人群中，下肢动脉疾病发生率为 25.4%。老年高血压患者的肾血流、肾小球滤过率和肾小管功能随着年龄增加而降低，中晚期肾功能不全的发生率明显增加且大于年轻人。

2. 常与多种疾病并存

高血压常伴发动脉粥样硬化性疾病，如冠心病、脑血管病、外周血管病、缺血性肾病及血脂异常、糖尿病、老年痴呆等疾病。若血压长期控制不理想，更易发生或加重靶器官损害，显著增加心血管死亡率与全因死亡率。老年高血压患者心血管疾病发生率为40%，显著高于中青年患者（20.4%）。部分老年人的靶器官损害常缺乏明显的临床表现，容易漏诊，应进行综合评估并制订合理的治疗策略。

3. 病死率高

大量流行病学研究结果提示，老年高血压，特别是老年单纯收缩期高血压患者的死亡率明显高于混合型高血压。大多数由严重心血管疾病急症发作所致，如脑血管意外、冠心病心肌梗死、心力衰竭及肾衰竭等。国内一组报道，老年单纯收缩期高血压病死率为 14.9%，混合型高血压病死率为 9.8%。其中死于脑血管疾病发作者，单纯收缩期高血压占 9.6%，混合型高血压占 5.2%；死于心脏病发作者，单纯收缩期高血压占 5.3%，混合型高血压仅占 1.0%。研究发现在控制其他危险因素后，60～69 岁组收缩压每升高 1mmHg，每年死亡率增加 1%。所以逐步降低老年高血压患者的血压对降低病死率至关重要。

（三）老年高血压的处理

老年高血压患者病程较长，靶器官损害普遍较重，治疗难度相对较大。治疗的总目标是保护靶器官，最大限度地降低心血管疾病的发生和死亡的总风险，改善患者生活质量，延长患者寿命。

1. 生活方式干预

如前几种类型高血压所述，生活方式干预是降压治疗的基础，老年高血压患者也不例外，生活方式的干预贯穿高血压治疗的始终。

2. 应用适当降压策略

对于降压目标，要求老年高血压患者血压降至 150/90mmHg 以下，如能耐受可降至 140/90mmHg 以下。80 岁以上老年人降压目标值为＜150/90mmHg。老年人血压强调收缩压达标，避免过度降压；在耐受降压前提下，逐步降压达标，应避免过快降压；对于降压耐受性良好的患者应积极进行降压治疗。降压宜缓慢，避免血压大幅波动；着重清晨血压的控制。

3. 选择合适药物种类

选用生理性降压药物，避免出现过度降压情况；兼顾靶器官的保护，如血管紧张素抑制剂对慢性肾病患者有明确的降尿蛋白和改善肾功能作用；考虑老年生理性代谢缓慢，老年人群特别是老年高血压患者肾脏等代谢能力明显减弱，在高血压药物的应用时要注意防止出现药物蓄积和不良反应；对于应用利尿剂和 α 受体阻滞剂等，需要防止血容量减少和不良反应而引起的直立性低血压，防止摔倒等意外。

4. 同时处理心血管疾病

老年高血压患者在降低血压的同时要考虑心血管疾病的存在，在降压同时兼顾心脑肾等器官的保护。

（王聪水　余振球）

第九章　注意发现继发性高血压的线索

高血压分为原发性高血压和继发性高血压两大类。继发性高血压是指其他疾病引起的高血压，即高血压是这些原发疾病的一个症状或体征。待原发疾病祛除，高血压也随之消失或明显减轻。研究表明全身各系统、各个器官很多疾病都可导致高血压。医院各科都有机会接触继发性高血压患者，医生通过患者的典型症状与体征、阅读各种检查资料特征性的异常结果，了解患者治疗情况，发现某一种继发性高血压的线索。各科医生提高警惕，抓好继发性高血压筛查、诊断工作至关重要。本指南重点介绍医院各科在本科疾病患者中发现继发性高血压的线索，内分泌科或肾脏科医生在本科之内诊治；如果是其他科室发现继发性高血压患者，可转给相应的专科或高血压科诊治。

一、继发性高血压分布于医院各科且危害大

（一）继发性高血压分布广泛

我国继发性高血压占高血压患者的比例为 5%～10%。继发性高血压种类繁多，一般按其发生部位分类比较适合于临床应用，见表 9-1。

表 9-1　继发性高血压的分类

1.肾性	6）肾动脉内膜剥离
（1）肾实质性疾病	（3）肾外伤
1）急性、慢性肾小球肾炎，肾盂肾炎，遗传性、放射性、红斑狼疮性肾炎	1）肾周围血肿
2）多囊肾	2）肾破裂
3）肾盂积水	2.内分泌性
4）分泌肾素性肿瘤	（1）甲状腺
5）糖尿病性肾病	1）甲状腺功能亢进症
6）结缔组织	2）甲状腺功能减退症
（2）肾血管性疾病	（2）甲状旁腺
1）纤维肌性结构不良致肾动脉狭窄	甲状旁腺功能亢进
2）动脉粥样硬化至肾动脉狭窄	（3）肾上腺
3）肾梗死	1）库欣综合征
4）多发性大动脉炎累及肾动脉致肾动脉狭窄	2）原发性醛固酮增多症
5）肾动脉血栓形成	3）先天性肾上腺增生性异常综合征
	4）嗜铬细胞瘤

5）糖皮质激素反应性肾上腺功能亢进	1）铅
（4）垂体	2）铊
肢端肥大症	（2）药物
3. 神经源性	1）交感神经胺类
（1）脑部肿瘤	2）单胺氧化酶抑制剂与麻黄碱或与含酪胺（包括含酪胺高的食物、干酪、红酒）的食品合用
（2）脑炎	
（3）延髓型脊髓灰质炎	3）避孕药
（4）家庭性自主神经功能异常	4）大剂量泼尼松
（5）肾上腺外嗜铬细胞瘤	（3）食物
4. 机械性血流障碍	摄食甘草过量
（1）动静脉瘘（佩吉特病、动脉导管未闭）	6. 妊娠高血压综合征
（2）主动脉瓣关闭不全	7. 其他
（3）主动脉缩窄	（1）真性红细胞增多症
（4）动脉粥样硬化性收缩期高血压	（2）烧伤
5. 外源性	（3）类癌综合征
（1）中毒	

从表 9-1 中可以看出继发性高血压病变部位广泛：上至头颅（如颅脑外伤、颅脑肿瘤等），下至盆腔（如异位嗜铬细胞瘤等），外自皮肤（如严重烧伤等），内至主要脏器（如肾源性等）；继发性高血压可能涉及的科室广泛，可有心内科、泌尿科、内分泌科、风湿科、颅脑外科、胸部外科、腹部外科及妇产科等；此外，还可能涉及医源性（如避孕药、雄性激素等药物）及职业病科（如酒精中毒、铅中毒等）。对医院各科的医生来说，都有可能遇到继发性高血压。

（二）继发性高血压对人体危害大

继发性高血压患者血压波动大，血压水平呈中、重度升高，而降压药物疗效差，导致血压难以控制。生理学研究表明，血压的形成由动力（心脏收缩力和大动脉弹性回缩力）、阻力（外周血管阻力与血液的黏稠度）和循环血容量决定。这些决定因素的增强都会导致血压升高。部分继发性高血压的各个原发疾病会分泌大量的血管活性物质（如儿茶酚胺、血管紧张素Ⅱ等），导致外周阻力增加，造成水钠潴留和交感神经功能增加，因此继发性高血压比原发性高血压更加难以控制。血压难以控制从而进一步加重心脑肾损害和心血管疾病。

除了血压难以控制会对靶器官造成损害以外，与之伴随的低血钾、高醛固酮、皮质醇增多、高儿茶酚胺、高甲状腺激素等直接加重对心、脑、肾等重要脏器的损害和促使心血管疾病发作。

（三）继发性高血压病因治疗效果好

继发性高血压一经被确诊，大多可以通过手术等方法治愈，血压得到控制，心脑肾就能得到保护。通过对继发性高血压各原发疾病的治疗，不仅可通过降压使心脑肾得到保护，还可以通过祛除病因、针对心血管疾病的发病机制进行治疗，从而在根本上保护心脑肾，逆转靶器官损害，达到预防心血管疾病的发生发展的目的。例如嗜铬细胞瘤切除后，过多的儿茶酚胺产生的几率降低，儿茶酚胺对心脏的毒性作用就消除了。

二、医院各科对继发性高血压的筛查

（一）诊断思路改进为筛查继发性高血压提供便利

早期继发性高血压诊断主要依靠典型症状、特异性体征才能考虑到某一种疾病；然后接受一般的实验室检查即继发性高血压的筛查试验初步怀疑这种疾病；最后进行特异的定性、定因到定位确诊检查，最终形成了继发性高血压的诊断思路。由于到医院各科室就诊的患者要进行问诊、查体，还要进行常规的检查，如血、尿常规，血电解质，肾功能检查，B超，X线等检查，为继发性高血压的诊断提供了一些临床线索，如血钾低、腹部肾上腺占位等，这就能提醒医生考虑到继发性高血压疾病，又如有的高血压患者在进行常规四肢血压测量时发现上肢血压升高而下肢血压降低或一侧肢体无脉压，这就很容易联想到相应的继发性高血压疾病。因而诊断继发性高血压思路要发生相应变化。本指南认为，诊断继发性高血压要强调两点：一是采用正确的筛查方法，这在医院各科能够实现和完成；二是确诊程序，这就要求待各专业学科疾病的诊疗工作完成后，将患者转到本院相应科室诊治。

（二）医院各科继发性高血压的筛查线索

所谓筛查线索就是让医院各科的医生既要考虑到患者继发性高血压的可能，又要找到其依据，使患者尽快进入确诊程序，诊断明确，使患者的血压得到病因治疗，使血压得到控制，同时使相应疾病过多的内分泌物质（如血儿茶酚胺、肾素、血管紧张素、醛固酮、甲状腺激素及皮质醇等）恢复到生理水平，从而达到减少靶器官损害及防治心血管疾病的目的。我们对高血压患者疾病类型做鉴别时，应该要有一定的诊断思路。随着体检的普及、广大医生对高血压的重视等，越来越多的继发性高血压并非是通过典型症状或特异性体征检出，而是通过常规的检查或从一般体检中发现的，如体检时发现的低血钾、腹部包块，常规检查发现四肢血压不对称等，而此时患者并未出现典型症状。由此看来，认真了解病史、详细体格检查及系统阅读继往实验室检查也是医院各科筛查继发性高血压的重要方法。

1. 症状

（1）典型症状：指继发性高血压各原发疾病本身的症状，如当高血压患者出现肌无力、周期性四肢麻痹；明显的怕热、多汗、消瘦；阵发性高血压伴头痛、心悸、皮肤苍白及多汗；血尿；睡眠时反复出现呼吸暂停或气憋现象等症状时应想到继发性高血压的可能。各种继发性高血压的常见症状详见表9-2。

（2）症状的变化：患者症状比较典型，诊断出疾病类型比较容易。但有的高血压患者症状并不典型，如有的只有部分症状；有的症状轻而被忽略，有的无症状或症状出现的晚，这对继发性高血压的诊断是不利的，强调症状并不是筛查继发性高血压的唯一方式，而仅仅只是其中之一。因此，医院各科在做到详细询问病史、注重症状的同时，也应对患者进行全面的体格检查，同时重视常规检查，系统综合地分析病史、症状、体征等情况，及时发现不典型的继发性高血压患者。

2. 体征

（1）重要体征：高血压患者最重要、最基本、最常规的体征是坐位血压的测量。首诊高血压患者要注重卧位血压及四肢血压的测量，伴头晕的还要强调立位血压的测量等。对于高血压患者，体格检查时应注意做到以下几点：

1）检查血管搏动情况。

2）检查体型，强调腹围的测量。

3）检查皮肤是否多汗，毛细血管情况。

4）检查面部及下肢水肿的有无。

5）检查第二性征的发育情况，包括阴毛、乳房发育等。

6）检查心率及心脏杂音。

7）检查血管杂音，包括锁骨上、颈部、耳后、眼部、胸部、上腹部、腰背部的血管。

8）检查眼底。

（2）体征也可变化：如原发性醛固酮增多症患者也可无明显肌无力的症状，或者患者整个病程中并不出现明显体征和典型症状。如睡眠呼吸暂停低通气综合征，患者可有发绀的表现，但起床活动后，发绀就会减轻或者消失等。各种继发性高血压的常见体征详见表9-3。

表 9-2　常见继发性高血压典型症状

疾病名称	发病年龄	高血压病史	高血压程度	特异性症状	症状发作诱因	敏感降压药	单纯控制血压后症状状变化
原发性醛固酮增多症	30~50 岁，女性多于男性	多数患者病程较长	血压中重度升高	有高血压、低血钾（但越来越多血钾正常的患者被报道）、高尿钾、低肾素、高醛固酮、口干、夜尿增多、发作性软瘫、周期性瘫痪、心律失常、手足抽搐、肢端麻木等	饱餐后、高钠饮食、服合有利尿剂的降压药物	螺内酯	无变化
嗜铬细胞瘤	20~50 岁	较长	重度升高	仅用 β 受体阻滞剂病情反而加重，对一般降压药物不敏感，对 α 受体阻滞剂敏感。6H 症状：高血压（降压或持续性、血压波动大）、头痛、心悸、多汗、怕热、体重减轻、高血糖等；另外高血压发作时还可见恶心、呕吐、便秘、面色苍白、四肢发凉、直立性低血压、腹痛及紧张、焦虑、甚至是恐惧或濒死感等神经、精神症状	改变体位、按摩或挤压双侧肾区或腹部、活动、情绪变化或排大小便等、手术、麻醉、妊娠、分娩时可诱发发作	α 受体阻滞剂	部分症状消失
肾实质性高血压	青年组女性多见或中老年组男性多见	较长	血压持续升高	发病前有细菌或病毒的感染史，当时有发热、腰酸痛、尿频、尿痛、血尿等病史，或既往有肾小球肾炎病史，或有反复水肿等，对降压药物不敏感，眼底病变重	不清楚	利尿剂、ACEI、ARB	部分消失
肾血管性高血压		较短	舒张压中重度升高	血压正常者出现高血压后即现高血压，或原有高血压的中老年患者血压近期迅速进展恶化，舒张压中重度升高，或应用抗 ACEI 或 ARB 药物后血肌酐异常升高，甚至诱发急性肾衰竭	不清楚	ACEI 或 ARB	部分消失

续表

疾病名称	发病年龄	高血压病史	高血压程度	特异性症状	症状发作诱因	敏感降压药	单纯控制血压后症状变化
库欣综合征	25~45岁女性多见	较短	不同程度的高血压	满月脸、水牛背、锁骨上窝脂肪垫、悬垂腹、皮肤薄、紫纹、瘀斑、肌肉萎缩、女性月经紊乱、闭经、男性阳痿、病理性骨折面色红润、痤疮、毛发增多、色素沉着	不清楚	无特异性降压药	无变化
OSAS	肥胖的中年男性	不定	不同程度	打鼾、日间嗜睡、肥胖	肥胖或呼吸道解剖结构异常所致	无特异性降压药	无变化
甲状腺功能亢进症	青年女性多见	病程短	轻度升高	血压升高（以收缩压升高为主，脉压大）、怕热、多汗、易饥饿、多食、心悸、心音增强、严重者出现房颤、心力衰竭、易激动、双手细微颤抖、眼征、女性月经稀少、男性阳痿	不清楚	β受体阻滞剂	无变化
甲状腺功能减退症	各年龄都有	病程较长	轻度升高	高血压（以舒张压升高为主）、畏寒、乏力、表情淡漠、面色苍白、水肿、体重增加、皮肤粗大、毛发稀疏、声音低沉、记忆力减退、智力低下、嗜睡、黏液性水肿、便秘、贫血	不清楚	无特异性降压药	无变化
主动脉缩窄	多见于青少年或婴儿	青少年长，儿童短	中重度升高	狭窄发生于主动脉弓降部→腹主动脉分叉处以上：上肢血压升高，而下肢血压不高或降低；下肢动脉搏动减弱或消失，有冷感和乏力感；婴儿型位于主动脉峡部，成人型位于动脉导管相接处	不清楚	无特异性降压药	无变化

疾病名称	发病年龄	高血压病史	高血压程度	特异性症状	症状发作诱因	敏感降压药	单纯控制血压后症状变化
大动脉炎	≤40岁，女性多见	病史	中重度升高	全身症状：局部症状或体征出现前数周，少数患者可有全身不适、易疲劳、发热、食欲不振、恶心、出汗、体重下降、肌痛、关节炎和结节红斑等，局部症状和体征出现后，全身症状可逐渐消失或减轻	不清楚	无特异性降压药	无变化

注：1. 高血压病史：发现高血压到就诊的时间；

2. 敏感降压药物：就诊前曾经服用过的降压药物中降压效果最好的。

ACEI. 血管紧张素转换酶抑制剂，ARB. 血管紧张素受体阻滞剂。

表 9-3　常见继发性高血压病的典型体征

疾病名称	典型体征	血压控制后体征能否消失
肾血管性高血压	血压高，舒张压中重度升高，腰部或腹部可闻及血管杂音（高调、粗糙收缩期或双期杂音）	不能
大动脉炎	动脉搏动减弱或消失，颈部、锁骨上下区、肾区等部位可闻及血管杂音，双上肢收缩压差＞10mmHg	不能
肾实质性高血压	高血压、水肿、多囊肾者肾区可扪及肿大肾脏	部分消失
嗜铬细胞瘤	血压极高、波动大、直立性低血压，约 15%的患者可触及腹部肿块、低热或发作时体温升高，心律失常	不能
原发性醛固酮增多症	心律失常	不能
库欣综合征（皮质醇增多症）	满月脸、水牛背、锁骨上窝脂肪垫、悬垂腹，皮肤薄、紫纹、瘀斑、肌肉萎缩、水肿	不能
睡眠呼吸暂停低通气综合征	肥胖、打鼾	不能
甲亢继发血压高	心率增快、心音增强、双手颤抖、甲状腺肿大、眼征	不能
甲减继发血压高	表情淡漠、嗜睡、面色苍白、黏液性水肿、体重增加、皮肤粗糙、毛发稀疏、声音低沉、心音低钝、心率减慢	不能
主动脉缩窄	下肢动脉搏动减弱或消失在胸背部和腰部可听到收缩期血管杂音，并在肩胛间区、胸骨旁、腋部和中上腹可能有侧支循环动脉的搏动、震颤和杂音	不能
大动脉炎	视力减退、相应狭窄部位动脉搏动减弱或消失，颈部、锁骨上下区、肾区等部位可闻及血管杂音，两上肢收缩压差＞10mmHg	不能

3. 实验室检查

通过常规检查一般都能发现低钾、肾上腺肿块、贫血、肾功能受损等问题。实验室数据来自两个方面：一是高血压患者体检或既往看病已做检查资料；二是看各科疾病相应做的检查报告。所以说实验室检查结果也应成为继发性高血压筛查的依据。

医生通过认真仔细阅读高血压患者的各种检查结果，可以为大多数继发性高血压疾病的筛查提供线索。在充分重视患者常规检查的同时，也应避免过度及一些不必要的检查，一方面减少或避免造成医疗资源的浪费，另一方面减轻患者的经济负担和对患者身体造成的损伤。提示继发性高血压常规实验室检查的阳性结果详见表 9-4。

表 9-4　提示有继发性高血压的常用实验室检查

异常检查项目	可能提示的继发性高血压
血常规异常：（白细胞、红细胞、血红蛋白）	白细胞计数升高（高血压进展的预测指标）→嗜铬细胞瘤；
	红细胞计数增多→原发性红细胞增多症、睡眠呼吸暂停低通气综合征、促红细胞生成素的使用；
	血红蛋白降低（贫血）→肾实质性高血压（急慢性肾小球肾炎、慢性肾功能不全等）、甲状腺功能减退症；
	慢性肾小球肾炎：合并有较明显的贫血、血浆白蛋白降低和氮质血症而视网膜病变不明显，蛋白尿出现在高血压之前，蛋白尿持续而血压增高不显著
尿常规异常（尿蛋白、红细胞、白细胞、尿比重、尿 pH）	蛋白尿→肾性高血压、嗜铬细胞瘤、原发性醛固酮增多症（病情严重者还可出现肾功能损害）、皮质醇增多症、肾血管性高血压；
	尿比重偏低→原发性醛固酮增多症、肾素分泌瘤（低比重尿）；
	尿 pH 中性或碱性→原发性醛固酮增多症；
	白细胞→原发性醛固酮增多症（易继发泌尿系感染）；
	急性肾小球肾炎：蛋白尿、红细胞和管型尿，血中尿素氮和肌酐水平略增高；
	慢性肾盂肾炎急性期或慢性活动期：尿中白细胞增多，也可同时有蛋白、红细胞和颗粒管型。后期尿浓缩功能差，为低比重尿
肾功能异常（肌酐）	肌酐升高→肾实质性高血压、原发性醛固酮增多症（病情严重者还可出现肾功能损害）；
	尿酸高→肾实质性高血压致肾功能不全时；
	库欣综合征：促进蛋白质的分解，抑制蛋白质的合成导致负氮平衡→尿素氮升高
电解质异常（钾、钠、氯）	钾[低钾（2.0～3.5mmol/L）或正常低值]、钠（正常或偏高）、氯（正常或偏低）→原发性醛固酮增多症；
	低钾→原发性醛固酮增多症、Liddle 综合征、肾血管性高血压、肾实质性高血压、皮质醇增多症、肾素分泌瘤、急进性（又称恶性）高血压、长期服利尿剂的原发性高血压；
	高钾→肾实质性高血压等[肾功能严重受损（GFR＞20ml/min）或伴中度肾功能不全（GFR20～60ml/min）和集合小管功能受损时]
血糖异常（血糖、餐后 2h 血糖）	升高→嗜铬细胞瘤、甲状腺功能亢进、皮质醇增多症（糖代谢异常）、原发性醛固酮增多症；
血脂	促进脂肪分解，使血中自由脂肪酸浓度升高，嗜铬细胞瘤→血脂异常
甲功五项异常（甲亢、甲减）	TT_4↑、TT_3↑或仅 TT_3↑、FT_3↑、FT_4↑或 FT_4 正常 TSH↓→甲状腺功能亢进症；
	TT_4↓、TT_3↓、FT_3↓、FT_4↓、rT_3↓、TSH↑→甲状腺功能减退症
肾素–血管紧张素–醛固酮	高醛固酮：醛固酮分泌增多且不被高钠负荷产生的高血容量所抑制；低肾素：肾素分泌受抑制且不因立位及低钠所刺激→原发性醛固酮增多症；
	肾素、醛固酮增高→肾血管性、肾实质性、肾素分泌瘤、急进型恶性高血压
心电图	心律失常→嗜铬细胞瘤、原发性醛固酮增多症、甲状腺功能亢进症；
	U 波→原发性醛固酮增多症、肾素瘤
腹部 B 超	胆石症→嗜铬细胞瘤；
	发现肾上腺占位性病变→原发性醛固酮增多症、嗜铬细胞瘤、皮质醇增多症；
	发现肾脏占位病变→肾素瘤
肾动脉超声	肾动脉狭窄→肾血管性高血压、大动脉炎
四肢血压测量	

　　医院各科医生在诊治本专科疾病过程中，认真观察了解患者的症状、体征，并对其进行各种常规和辅助检查，如发现特异性的结果，就不难确定继发性高血压有关原发疾病的线索，确定患者为可疑对象。让这种可疑对象进入筛查并确定对象是医院各科医生都能做到且必须重视的。但在定性诊断及定位诊断方面，各专科医生所承担的任务不一，如果是内分泌科、肾脏科等与高血压关系密切的科室完全可以自己完成；如果是其他专科如普外科、骨科的医生，可将患者转给相应的专科或高血压科。

（余振球）

第三篇

医院各科高血压的诊断与治疗

第十章 神经内科高血压的诊断与治疗

脑血管疾病是指各种原因导致的脑血管性疾病的总称。急性脑血管病包括短暂性脑缺血发作（TIA）和脑卒中。2009 年 6 月，ASA 在 *Stroke* 上发布了 TIA 的定义："脑、脊髓或视网膜局灶性缺血所致的、不伴急性梗死的短暂性神经功能障碍。"脑卒中为脑血管疾病的主要临床类型，包括缺血性脑卒中（又称脑梗死）和出血性脑卒中（脑出血、蛛网膜下腔出血），以突然发病、迅速出现局限性或弥散性脑功能缺损为共同特征，持续时间超过 24h，为一组器质性脑损伤导致的急性脑血管病。基于组织学的定义认为有无梗死是鉴别诊断 TIA 或脑梗死的唯一依据，而不考虑症状持续时间。从本质上来说，TIA 和脑梗死是缺血性脑损伤这一动态过程的不同阶段，二者之间没有本质的区别，都享有共同的病理生理学基础和基本一致的治疗方法。

一、高血压与脑卒中的关系

脑卒中的危险因素包括高血压、吸烟、糖尿病、血脂异常、房颤、肥胖等可干预因素和年龄、性别、遗传因素等不可干预危险因素两大类。其中高血压是脑卒中最重要的可干预危险因素。脑卒中发病率、死亡率的上升与血压升高有着十分密切的关系。这种关系是直接的、持续的、独立的。约 80% 的脑卒中与高血压相关，控制其他危险因素后，收缩压每升高 10mmHg，脑卒中发病相对危险增加 49%，舒张压每增加 5mmHg，脑卒中发病相对危险增加 46%。降压治疗不仅可使脑卒中发生率降低 35%～40%，还能降低脑卒中病死率，血压每下降 4.70mmHg，脑卒中相关病死率即下降 17.6%。因此，在全人群中应进行高血压常规筛查，倡导健康生活方式。

（一）脑卒中流行现状

我国是脑卒中高发区，目前我国脑血管疾病已跃升为各种疾病死因的第一位，同时也是单病种致残率最高的疾病。国内完成的 7 所城市和 21 个省农村神经疾病流行病学调查结果显示，我国脑血管疾病的年发病率、死亡率和时点患病率在城市分别为 219/10 万、116/10 万和 719/10 万；在农村地区分别为 185/10 万、142/10 万和 394/10 万。据此估算，全国每年新发脑卒中约 200 万人；每年死于脑血管疾病约 150 万人；存活的患者数为 600 万～700 万。

与发达国家相比，我国脑血管疾病的发病率和死亡率远远高于心脏疾病，究其原因可能与我国高血压患者的数量增多，且多数患者血压控制不理想有关。当前我国人群高血压患病率仍呈增长态势，每 3～5 个成年人中就有 1 人患有高血压，估计目前全国高血压患者至少 2.7 亿。因此控制高血压是预防脑卒中的关键。

（二）脑卒中的发病机制

1. 脑血液循环及代谢特点

脑的比重仅约占体重的 2%，但血流量却占心排血量的 13%～15%，整个脑的耗氧量约占全身耗氧量的 20%。但脑组织本身几乎没有供应葡萄糖和氧的设备，又缺乏无氧酵解途径，必须依靠脑循环提供恒定的血流来维持生理功能。与其他颅外血管比较，脑血管只有内膜弹力纤维较发达，中膜和外膜均较薄，肌纤维较其他器官同口径血管明显较少，类似颅外其他部位同等大小的静脉。

2. 脑血流的自动调节

正常脑血流量（CBF）约为 50ml/（100g·min），脑血管对脑血流量有自动调节功能，使脑血流量保持相对稳定，即血压升高时，小动脉管腔内压增高，引起小动脉收缩，血流量减少；血压下降时，小动脉管腔扩张，血流量增加，这种自动调节机制称为 Bayliss 效应。正常人这种效应界限为平均动脉压（MAP）在 50～150mmHg，即正常人 MAP 在 50～150mmHg 时，脑血流量保持稳定。当超过自动调节限度时脑血管即失去自动调节能力，这时脑血流量随血压变化而出现大幅度下降或上升，引起脑缺血或脑过度灌注，出现临床症状。

3. 高血压对脑血管结构的影响

长期高血压的患者和老年人脑血流自动调节曲线右移，平均动脉压自动调节的上、下限均升高，即高血压患者适应较高的 MAP 水平，因此对于正常人可以耐受的 MAP 水平，高血压患者就有出现低灌注的危险。上限的升高使脑阻力血管持续收缩，加速颅内动脉硬化的进程。

（1）高血压脑动脉粥样硬化：主要见于动脉分叉部位和脑底动脉环。由于大动脉粥样硬化、管腔变窄，低血压时易引起脑供血不足；管壁增厚、管腔狭窄、粥样斑块表面覆盖的内膜破溃、血小板和纤维蛋白原与红细胞聚集造成血栓形成，血管闭塞而发生脑梗死；附壁血栓脱落后形成栓子，造成远端血管栓塞而形成脑栓塞；在较大或中等大动脉形成动脉瘤，血压升高时易导致动脉瘤破裂出血。另外，高血压在动脉分叉处易形成动脉瘤或呈梭形成为夹层动脉瘤，这是脑出血的主要原因；大动脉分叉处的梭形或袋形动脉瘤多是蛛网膜下腔出血的常见原因。

（2）小血管病变：由于高血压小动脉持久收缩，造成小动脉内皮下纤维玻璃样变性或小动脉内皮下纤维素样变性，导致内膜增厚、纤维性玻璃样变性，成为高血压小动脉硬化。小动脉玻璃样变性特别是合并脂质性小动脉硬化，多为腔隙性脑梗死的重要原因，尤其是多发腔隙性脑梗死。

（3）心源性栓塞：高血压性心脏及大血管病变还会引起脑动脉栓塞。除血压升高外，高血压患者还同时存在血管内皮细胞的损伤和激活、血小板和白细胞激活、凝血因子增多、纤溶活性受损及血液黏滞度增高等异常，直接或间接影响脑血管的结构，也是高血压患者并发缺血性脑卒中的危险因素。房颤是心源性栓塞最常见的原因。而房颤又与高血压患者的心脏结构改变及血液黏滞度增高有关。

3. 高血压对脑血流自动调节的影响

长期血压增高使 Bayliss 效应曲线右移，即平均动脉压自动调节的上、下限均升高，MAP 的下限上调到 75～97mmHg，这是长期高血压产生的一种保护机制。但是下限的上移使高血压患者对动脉压快速下降的代偿能力降低，当平均动脉压尚在正常下限之上时，高血压患者的脑阻力血管已达到最大限度的扩张，平均动脉压再有下降则立即出现脑血流量的明显减少，引起脑缺血症状。上限的上移虽然在血压急剧升高时可以避免脑的过度灌注，但脑阻力血管的持续收缩无疑加速了颅内动脉硬化的进程。老年患者出现脑功能障碍和脑血管狭窄时，脑血管灌注压代偿性升高。若血压降至脑血流自动调节的下限时，脑血流的总量约减少 30%，则会出现灌注不足的症状。这种现象使降压治疗变得复杂化。

二、高血压性脑卒中的常见类型及临床表现

高血压性脑卒中是指由高血压引起的脑部血液循环障碍，临床常表现为突然发病，快速进展的感觉、运动、智力障碍等神经功能缺损，症状可轻可重，可为一过性或永久性。常见的临床类型包括：短暂性脑缺血发作（TIA）、脑梗死、脑出血及蛛网膜下腔出血。

（一）短暂性脑缺血发作（TIA）

1. TIA 定义的演变

TIA 概念源于 20 世纪 50～60 年代，其定义几经变更。2009 年美国脑卒中协会（ASA）在 *Stroke* 上发布了 TIA 的新定义："脑、脊髓或视网膜局灶性缺血所

致的、不伴急性梗死的短暂性神经功能障碍。"这一基于组织学的定义认为有无梗死是鉴别诊断 TIA 或脑梗死的唯一依据，而不考虑症状持续时间。从本质上来说，TIA 和脑梗死是缺血性脑损伤这一动态过程的不同阶段，二者之间没有本质的区别，具有共同的病理生理学基础且治疗基本一致。

传统观点认为 TIA 是良性、可逆性脑缺血综合征，复发风险低于脑梗死。然而，研究表明，TIA 患者早期发生脑卒中的风险很高。研究报道患者 TIA 后 2 天、7 天、30 天和 90 天脑卒中发生的概率分别为：3.5%、5.2%、8.0%、9.2%。而急性脑卒中 90 天内脑卒中复发的风险为 2%～7%。如处理得当，TIA 后 90 天的脑卒中风险可降低至 1%～3%。因此，TIA 是需紧急干预的脑卒中预警事件，同时也是二级预防的最佳时机，对 TIA 患者进行早期诊断及个体化的治疗是非常必要的。

2. TIA 的临床表现

TIA 的临床表现是多种多样的，取决于受累血管的分布。TIA 常反复发作，且每次发作表现相似。

（1）颈内动脉系统的 TIA：多表现为单眼（同侧）或大脑半球症状。视觉症状表现为一过性黑矇、雾视、视野中有黑点，或有时眼前有阴影摇晃光线减少。大脑半球症状多为一侧面部或肢体的无力或麻木，可以出现言语困难（失语）和认知及行为功能的改变。

（2）椎-基底动脉系统的 TIA：通常表现为眩晕、头晕、构音障碍、异常的眼球运动、复视、交叉性运动或感觉障碍、偏盲或双侧视力丧失、跌倒发作、共济失调。注意临床孤立的眩晕、头晕或恶心很少是由 TIA 引起。椎-基底动脉缺血的患者可能有短暂的眩晕发作，但需同时伴有其他神经系统症状或体征，较少出现晕厥、头痛、尿便失禁、嗜睡、记忆缺失或癫痫等症状。

高血压患者在出现血压显著升高或显著降低的明显波动和（或）且不易控制的同时伴发上述一过性临床表现，需引起高度重视，很有可能是发生 TIA 的先兆，可尽快鉴别病因，干预疾病的进展。

（二）脑梗死

脑梗死因不同的病因临床上常见类型为脑血栓形成、脑栓塞、腔隙性梗死，其中脑血栓形成是脑梗死常见的类型，动脉粥样硬化是本病的根本原因。脑动脉硬化常伴高血压病，两者互为因果，糖尿病和高脂血症可加速动脉硬化的进程。其临床表现决定于梗死灶的大小和部位。患者常在安静状态下或睡眠中起病，约 1/3 患者的前驱症状表现为反复出现的 TIA。

1. 前循环梗死

（1）颈动脉血栓形成：颈动脉闭塞的临床表现复杂多样。如果侧支循环代偿良好，可以全无症状。若侧支循环不良，可引起 TIA，也可表现为大脑中动脉及（或）大脑前动脉缺血症状或"分水岭"梗死。临床表现可有同侧 Horner 征，对侧偏瘫、偏身感觉障碍、双眼对侧同向性偏盲，优势半球受累可出现失语。当眼动脉受累时，可有单眼一过性失明，偶尔成为永久性视力丧失。颈部触诊发现颈动脉搏动减弱或消失，听诊可闻及血管杂音。

（2）大脑中动脉血栓形成：大脑中动脉主干闭塞可出现对侧偏盲、偏身感觉障碍和同向性偏盲，可伴有双眼向病灶侧凝视，优势半球受累可出现失语，非优势半球病变可有体像障碍，由于主干闭塞引起大面积的脑梗死，故多有不同程度的意识障碍，脑水肿严重者可导致脑疝形成，甚至死亡。

（3）大脑前动脉血栓形成：大脑前动脉近段阻塞时由于前交通动脉的代偿，可全无症状。远段闭塞时，对侧偏盲，下肢重于上肢，有轻度感觉障碍，主侧半球病变可有 Broca 失语，可伴有尿失禁（旁中央小叶受损）及对侧强握反射等。

2. 后循环梗死

（1）大脑后动脉血栓形成：大脑后动脉闭塞引起的临床症状变异很大，动脉的闭塞位置和 Willis 环的构成在很大程度上决定了脑梗死的范围和严重程度。主干闭塞表现为对侧偏盲、偏瘫及偏身感觉障碍，丘脑综合征，优势半球受累伴有失语。

（2）椎动脉血栓形成：若两侧椎动脉的粗细差别不大，当一侧闭塞时，通过对侧椎动脉的代偿作用，可以无明显的症状。约 10%的患者一侧椎动脉细小，脑干仅由另一侧椎动脉供血，此时供血动脉闭塞引起的病变范围等同于基底动脉或双侧椎动脉阻塞后的梗死区域，症状较为严重。

（3）基底动脉血栓形成：基底动脉主干闭塞表现为眩晕、恶心、呕吐及眼球震颤、复视、构音障碍、吞咽困难及共济失调等，病情进展迅速而出现眼球麻痹，四肢瘫痪、昏迷，并导致死亡。

（三）脑出血

脑出血发病率为每年（60～80）/10 万，在我国约占全部脑卒中的 20%～30%。虽然其发病率低于脑梗死，但其致死率却高于后者，急性期病死率为 30%～40%。高血压是脑出血的最常见病因。高血压患者约 1/3 发生脑出血，而脑出血的病人中高血压者占 95%。颅内动脉具有中层肌细胞和外层结缔组织少及外弹力层缺失的特点，长期高血压致脑细小动脉形成微动脉瘤，在此基础上血压的骤然升高导致血管破裂出血。

高血压性脑出血常见于 50 岁以上患者，男性稍多于女性，寒冷季节发病率较多。多在情绪激动或活动中突然发病，前驱症状一般不明显。发病后病情常于数分钟至数小时内达高峰。由于颅内压升高，常有头痛、呕吐和不同程度的意识障碍，如嗜睡或昏迷等。其局限性定位表现取决于出血部位和出血量。

1. 基底区出血

基底区出血最常见，占脑出血的 50%～60%。系豆纹动脉破裂所致，常有头和眼转向出血病灶侧，呈"凝视病灶"状和三偏征：对侧肢体偏瘫、对侧偏身感觉障碍、偏盲。

2. 脑叶出血

脑叶出血可发生于额、顶、颞、枕、岛叶的任何部位，但以顶叶、颞叶出血者较多。脑叶出血后，主要表现头痛、呕吐、抽搐、失语、视野缺失、偏身感觉及运动障碍等。但由于各个脑叶都有自己的特殊神经功能，所以临床表现及其程度主要取决于出血的部位。顶叶出血主要表现为偏身感觉障碍及体像障碍等。额叶出血：偏瘫，Broca 失语，排便、排尿障碍，并出现摸索和强握反射等。颞叶出血：Wernicke 失语，精神症状。枕叶出血以视野改变为主。

3. 脑室出血

脑室出血占脑出血的 3%～5%，常有头痛、呕吐，严重者出现意识障碍如深昏迷、脑膜刺激征、针尖样瞳孔、眼球分离斜视或浮动、四肢迟缓样瘫痪及去脑强直发作、高热、呼吸不规则、脉搏、血压不稳定等症状。临床上易误诊为蛛网膜下腔出血。

4. 脑干出血

（1）早期出血往往先自一侧脑桥开始，表现为交叉性瘫痪，即出血侧面部瘫痪和对侧上下肢弛缓性瘫痪，头和两眼转向非出血侧，呈"凝视瘫肢"状。

（2）迅速波及两侧，两侧面部和肢体均呈弛缓性瘫痪。

（3）两侧瞳孔极度缩小，这种"针尖样"瞳孔见于 1/3 的脑桥出血患者，为特征性症状。

（4）阻断下丘脑对体温的正常调节而使体温急剧上升，呈持续高热状态。

（5）由于脑干呼吸中枢的影响常出现不规则呼吸，可于早期就出现呼吸困难。

5. 小脑出血

小脑出血约占脑出血的 10%，多数患者早期神志清楚，常诉一侧后枕部剧烈头痛和眩晕，呕吐频繁。病变侧肢体动作共济失调，但瘫痪可不明显。

（四）蛛网膜下腔出血

由于高血压动脉硬化导致脑表面血管破裂或脑实质出血后，血液直接流入蛛网膜下腔称为高血压性蛛网膜下腔出血，常见于老年高血压患者。非高血压性蛛网膜下腔出血任何年龄均可发病。由动脉瘤破裂所致者好发于 30～60 岁，女性多于男性；因血管畸形者多见于青少年，两性无差异。

蛛网膜下腔出血典型临床表现为突然发生剧烈头痛、呕吐、脑膜刺激征以及血性脑脊液。头痛始发部位与动脉瘤破裂部位有关，可发生在任何部位，单侧或双侧。脑膜刺激征多在发病后数小时至 4 天内出现，以颈项强直最明显，Kernig 征、Brudzinski 征均呈阳性。有时脑膜刺激征可能是蛛网膜下腔出血唯一的临床表现，如不出现脑膜刺激征提示出血量较小。但应注意，60 岁以上的老年蛛网膜下腔出血患者表现常不典型，起病缓慢，头痛、脑膜刺激征不显著，而意识障碍和脑实质损害症状较重。精神症状也常较明显，常伴有心脏损害的心电图表现。

三、脑卒中患者的血压调控

（一）一般治疗

高血压防治措施包括戒烟、减少饮酒量、限制食盐摄入量、减少膳食中脂肪含量、适当体育运动、减轻体重和长期坚持降压药物治疗。

稳定的脑卒中患者，其血压目标一般应达到＜140/90mmHg。常用的五类降压药物利尿剂、钙拮抗剂、ACEI、ARB 及 β 受体阻滞剂均能通过降压而发挥预防脑卒中的作用。钙拮抗剂、利尿剂预防脑卒中的效果证据可能略好些，可选择单药或联合用药。

对所有脑卒中后的高血压患者，无论是缺血性或出血性脑卒中、男性或女性、任何年龄的患者，均应给予积极的常规降压治疗。但对老年人尤其是高龄患者、双侧颈动脉或颅内动脉严重狭窄患者、严重直立性低血压患者应谨慎降压治疗。降压药应从小剂量开始，密切观察血压水平与不良反应，根据患者耐受性调整降压药及其剂量。如出现头晕等明显不良反应时，应减少给药剂量或停药。尽可能将血压下调在 20%～30%安全范围（160/100mmHg 左右）。

同时综合干预有关危险因素及处理并存的临床疾患，如抗血小板治疗、调脂治疗、降糖治疗、心律失常处理等。

（二）急性脑卒中的血压处理

1. 急性脑卒中患者的血压变化

急性脑卒中患者 1/3～1/2 有高血压病史，入院时急性缺血性脑卒中和出血性脑卒中患者中，高血压分别约占 75% 和 80%。国内研究显示，入院后约 1.4% 的患者收缩压≥220mmHg，5.6% 的患者舒张压≥120mmHg。但血压增高的程度和持续的时间在不同类型的脑卒中患者中并非一致。脑卒中发病时血压可达（180～220）/（90～120）mmHg，出血性脑卒中比缺血性脑卒中血压增高更明显，缺血性脑卒中在发病后 48h 血压常下降至发病前水平，而出血性脑卒中血压增高持续时间较长并与颅内压的升降有关。脑卒中急性期低血压相对少见，但仍有 18% 的缺血性脑卒中患者在起病 48h 以内 SBP＜140mmHg。

急性脑卒中患者血压常明显增高的可能机制为：脑卒中后颅压升高及急性脑缺血引起的脑灌注压下降的生理反应；原有高血压、脑卒中应激时肾上腺皮质功能亢进、血中儿茶酚胺增多导致的库欣现象及颅内压增高继发血压增高，病变波及丘脑、下丘脑，则血压升高更明显。反之，急性脑卒中后血压降低或正常时常提示严重脑损伤、合并主动脉内膜血肿、急性心梗、心律失常、血容量减少及心搏出量减少等情况。

因此，急性脑卒中患者的血压水平与预后之间可能存在着"U"形关系：血压过高或血压偏低均提示预后较差。多数患者在脑卒中后 24h 内血压自发降低。病情稳定而无颅内高压或其他严重并发症的患者，24h 后血压水平基本可反映其病前水平。

2. 脑卒中急性期降压争议

目前关于脑卒中急性期是否应该立即降压、降压目标值、脑卒中后何时开始恢复原用降压药及降压药物的选择等问题尚缺乏可靠研究证据。

急性期降压所有的争议来自于 Bayliss 效应，血压波动在 60mmHg 和 150mmHg 之间时，脑灌注压相对平衡，靠 Bayliss 曲线进行代偿，这个代偿在长期慢性高血压病人中，曲线右移；在急性期发病的病人中，尤其是缺血性脑卒中病人发病过程中，这个平台相对变成一条直线，也就是说脑血管弹性像钢管一样，血压直接转换成了脑灌注压。所以对于脑的高灌注和对于急性期过渡降压可能会进一步加重脑缺血，所以在急性期自动调节受损一直是一个非常大的问题，因此在急性期的降压也受到了非常大的挑战。

脑缺血急性期如何进行高血压的管理，目前仍是一个亟待解决的问题。一方面血压适度控制可以减轻脑水肿，阻止脑梗死向脑出血转换，有助于防止并发心肌损伤。另一方面，早期血压降低可能减少侧支血流灌注，使梗死范围扩大。因此，需要大量的临床试验，以确定脑卒中早期血压管理的最佳方案。

脑出血急性期的大多数患者常存在血压先升高后下降的变化规律，随着病情的改善，血压可出现不同程度的下降，对于无高血压史患者 1 周内血压基本能降至正常水平，而有高血压史的患者约 1/3 在 1 周后血压仍处于很高水平。因此，在脑出血急性期何时开始启动降压治疗也有争议。

3. 缺血性脑卒中急性期的血压管理

2014 年欧洲脑卒中大会上的两个研究，COSSACS 研究和 ENOS 研究非常相似，都是在 48h 急性期给予降压，而且研究对象都是发生急性脑卒中的高血压病人，一组停用降压药，另一组继续给予降压药。在急性期两个研究都得出阴性的结果。

在急性期 48h 之内是否降压，另外一个试验也给了我们一些答案。AHA2013 科学年会发布中国急性缺血性脑卒中患者降压治疗试验（CATIS 试验），观察了 4071 例 48h 内发病的缺血性脑卒中急性期（入院 24h 后）患者接受强化降压治疗对 14 天内、出院时及 3 个月的死亡和严重残疾的影响，结果提示强化降压组无明显获益，但可能是安全的。

在这之前也有人做过荟萃分析，发现在 48h 内不降压与降压相比，其实并没有带来更多坏处。

对于 6h 内是不是可以降压，现在的答案非常矛盾。ENOS 研究做了一个亚组分析，分析混合了脑出血和缺血患者，显示 6h 内的降压比那些降压启动晚的患者效果更好。CATIS 的一个亚组分析提示患者发病后 12h 内不予降压治疗，而在发病 24h 后开始降压，90 天的结局更好，差异有统计学意义。但这些都是事后分析，不是预设的，所以下这些结论要非常谨慎，不能用这些间接的研究结果来指导我们的临床实践。

所以，降压启动时间仍在争议之中，48h 内要谨慎，24h 后可以启动，但脑卒中患者何时开始降压治疗应遵循个体化原则。我们所讲的"早期达标"并不是指在脑卒中急性期启动降压治疗并使血压达标，而是指在急性期后患者病情稳定，可以启动降压治疗时，在患者可耐受情况下使血压在合理时间内尽快达标。

《2013 欧洲高血压指南》不推荐脑卒中发作 1 周内对血压进行干预，极高的 SBP 值除外。2014 年 JNC8 指出，在数日内不进行降压，但有很多极高危的特殊的情况如主动脉内膜血肿等，这样的病人可能就需要积极降压。

2014 年美国心脏病协会，美国脑卒中协会（AHA/ASA）指南认为：在数日内不进行降压，急性缺血性脑卒中只有在 24h 内血压＞220/120mmHg 才考虑适度降压，目标降低血压 10%～15%；SBP＜220mmHg 或 DBP＜120mmHg，可暂时观察；但存在其他极高危的特殊情况（如主动脉内膜血肿、急性心梗、肺水肿、高血压脑病），可能就需要积极降压。可用如下药物降压：拉贝洛尔（10～20mg/10min 静脉注射）可加倍使用，总量不超过 300mg；尼卡地平（5～15mg/h 静脉滴注）；或硝普钠 ［0.5～10.0µg/（kg·min）］。溶栓过程中和溶栓后 24h 内严格监测血压且避免血压波动过大，开始 2h 每 15min 测 1 次血压，随后 6h 每 30min 测 1 次血压，剩余 16h 每小时测 1 次血压。

《中国急性缺血性脑卒中诊治指南 2014》推荐：血压持续升高，SBP≥200mmHg 或 DBP≥110mmHg，或伴有严重心功能不全、主动脉内膜血肿、高血压脑病的患者，可给予降压治疗；同时指出对于既往有高血压病史且正在服药治疗的患者，如果病情稳定，可于脑卒中 24h 后即开始恢复降压治疗，并严密观察血压变化。

《中国急性缺血性脑卒中诊治指南 2014》推荐：①准备溶栓者，血压应控制在 180/100mmHg 以下，以减少颅内出血的风险。②缺血性脑卒中后 24h 内血压升高的患者应谨慎处理。应先处理紧张、焦虑、疼痛、恶心、呕吐及颅内压增高等情况。血压持续升高，SBP≥200mmHg 或 DBP≥110mmHg，或伴有严重心功能不全、主动脉内膜血肿、高血压脑病的患者，可给予降压治疗，并严密观察血压变化。可选用拉贝洛尔、尼卡地平等静脉药物，避免使用引起血压急剧下降的药物。降压的合理目标是 24h 内血压降低 15%～20%。③脑卒中后若病情稳定，血压持续≥140/90mmHg，无禁忌证，可于起病数天后恢复使用发病前服用的降压药物或开始启动降压治疗。④脑卒中后低血压的患者应积极寻找和处理原因，必要时可采用扩容升压措施。可静脉输注 0.9%氯化钠溶液纠正低血容量，处理可能引起心输出量减少的心脏问题。

《中国高血压防治指南 2010》明确指出，急性缺血性脑卒中患者，溶栓前血压应控制在 185/110mmHg，急性缺血性脑卒中发病 24h 内血压升高的患者应谨慎处理，除非收缩压≥180mmHg 或舒张压≥100mmHg 或伴有严重心功能不全、主动脉瓣关闭不全、高血压脑病者，一般不予降压。降压的合理目标是 24h 内血压降低约 15%。有高血压病史且正在服用降压药物者，如神经功能平稳，可于脑卒中后 24h 开始使用降压药物。

选择抗高血压药物应仔细考虑其对脑血流量、脑自动调节及颅内压的不同影响。如一些血管扩张剂同时扩张脑血管，使脑血流量和颅内压增加而降低脑灌注压。钙拮抗剂（CCB）可以部分进入血–脑屏障，减少脑缺血后钙的超负荷，有利于脑细胞的保护作用，长效 CCB（氨氯地平、硝苯地平控释片及非洛地平）有降压平稳、减少血压波动的特点，同时有抗颈动脉硬化的作用，适用于脑卒中的高血压患者。对脑卒中合并冠心病的患者使用长效 CCB 有减少脑卒中再发的趋势。ACEI、ARB 类药物，可减少肾素、血管紧张素的激活，减少脑血管组织结构病变，有利于预防脑卒中患者再发脑卒中。PROGRESS 试验显示，脑血管病患者脑卒中后无论有无高血压降压治疗都是有益的。LIFE 研究也提示，对高血压存在左心室肥厚伴脑卒中的亚组患者采用 ARB 氯沙坦治疗可明显减少脑卒中的发生。对于血压升高单药不易控制的脑卒中后患者，上述两类药物合并应用也是很好的配伍。另外比较合理的配伍是 ACEI/ARB+利尿剂、CCB+利尿剂。同时应注意监测血压的变化、血压下降的幅度。血压过高、过低或降压过快，都可加重脑组织的缺血损伤。脑卒中发生后 1 周内必须保持足够的脑灌注，直到侧支循环的建立。待发病一周后病情稳定时方可将血压维持在 160/90mmHg 以下。因此，脑卒中后患者血压的控制应遵循个体化原则进行，尽量避免治疗不当带来的不良后果，重视降压药物在脑卒中急性期的合理使用。

4. 出血性脑卒中急性期的血压管理

急性脑出血抗高血压治疗试验（ATACH）和急性脑出血强化降压试验（INTERACT）为脑出血患者早期降压提供重要依据。研究显示将收缩压控制在140mmHg 以下可以降低血肿扩大的发生率而不增加不良事件的发生，但对 3 个月的病死率和致残率没有明显改善。INTERACT-II结果表明，积极降压治疗没有显著降低主要结局死亡率或严重致残率，其后续研究显示，收缩压的变异性似可预测急性脑出血患者的预后，收缩压变异性越大，预后越差。早期通过平稳与持续地控制血压，特别是规避收缩压的峰值，可增强早期积极降压治疗措施的临床获益。早期积极降压治疗仅限于个体化治疗。

急性脑出血的大多数患者常存在血压先升高后下降的变化规律，这一动态变化过程是一种自动调节的保护性病理生理过程，升高的血压无需特殊治疗，随着病情的改善，血压可出现不同程度的下降，对于无高血压史患者 1 周内血压基本能降至正常水平，而有高血压史患者约 2/3 在 1 周后血压可降至发病前血压水平。因此，在脑出血急性期不推荐常规降压治疗，应先降颅内压。

对于经过降颅内压处理后，血压仍居高不下或持续升高者，应进行降压治疗，但血压不宜降得过快过猛，一般不低于用药前血压的 80%为宜，否则可能造成脑低灌注。如果收缩压＞200mmHg 或平均动脉压＞150mmHg，应积极使用静脉降压药物降低血压，血压的监测频率为 1 次/5 分钟。如果收缩压＞180mmHg 或平均动脉压＞130mmHg，并有疑似颅内压升高的证据者，要考虑监测颅内压，可间断或持续使用静脉降压药物，保持脑灌注压不低于 60mmHg；如没有疑似颅内压升高的证据，则考虑用间断或持续的静脉给药轻度降低血压，根据患者临床表现调整降压速度，平均动脉压 110mmHg 或血压 160/90mmHg 作为参考的目标值。如果血压低于 160/90mmHg，不需降压治疗。在降压治疗期间应密切观察血压水平的变化，每隔 5～15min 进行 1 次血压监测。

推荐的一线口服降压药物为卡托普利，其起效快、作用时间短暂。舌下含化硝苯地平钙离子拮抗剂可引起血压突然下降，发生缺血性窃血、血压过分降低，对于缺血性脑卒中患者应谨慎使用。静脉一线降压药物应选择半衰期短的降压药物，如拉贝洛尔、艾司洛尔、乌拉地尔、尼卡地平等。最后，必要时应用硝普钠，但是其主要不良反应有反射性心动过速、增高颅内压和降低脑灌注压。静脉降压需对血压进行连续监测。

（三）脑卒中后的血压管理

脑卒中无论是初发还是再次发作，高血压都是一种与其密切相关的危险因素。患者血压水平高于160/100mmHg 可使脑卒中再发的风险明显增加。首次脑卒中后的患者，不论既往是否有高血压史，均需密切监测血压水平。近来有研究表明虽然脑卒中患者约 80%伴有高血压，但在脑卒中发生后由于脑血流自动调节作用，仅 1/3 的患者继续存在血压水平偏高。脑卒中后急性期过度降压会导致全脑低灌注或脑白质疏松，是脑卒中后痴呆发生的重要基础，因此降压须平缓。所有患者均应在改变生活方式的基础上，合理选用降压药物治疗。除非存在高血压脑病以及壁间动脉瘤等特殊情况，否则血压水平不宜降得过低过快，并以控制舒张压为主。系统研究表明，舒张压保持在 80mmHg 以上时，每降低5mmHg，脑卒中再发风险降低 15%。PROGRESS 结果证实，对于先前有脑卒中史或 TIA 史的患者实施降压治疗可以减少脑卒中再发的风险并可降低发生痴呆与认知功能障碍的危险。建议：降压治疗应于脑卒中急性期过后患者病情稳定时（一般为脑卒中后 4 周）开始。在患者可耐受的情况下，最好能将血压降至＜140/90mmHg。同时改变不良生活方式。

（四）预后

高血压是脑卒中发生及再发生的危险因素，缺血性脑卒中急性期血压水平与预后之间可能存在着"U"形关系：血压过高、过低都影响预后。而对于脑出血，研究结果则相对一致，认为急性期持续严重的血压可造成出血时间延长及再出血，从而加重血肿扩大和早期复发的危险性。

　　2014 年 AHA/ASA 发布的针对脑卒中与 TIA 二级预防指南推荐：缺血性脑卒中或 TIA 患者发病数天后未经治疗血压≥140/90mmHg 时应启动降压治疗。2013 年 AHA 高心血管疾病风险患者血脂控制指南建议：非心源性缺血性脑卒中及 TIA 均应使用他汀。TIA 的可干预危险因素还包括糖尿病、吸烟及酗酒等不良生活方式，临床医师应建议患者调整生活方式，如戒烟、限酒、适当运动、控制体重等。

（刘静华）

第十一章　肾脏内科高血压的诊断与治疗

高血压和肾脏的关系非常密切，一方面，高血压是引起患者肾衰竭的最主要原因之一，另一方面，肾脏疾病也可以引起高血压，高血压在肾脏疾病的早期即可出现，并成为促进慢性肾病持续进展的最主要因素，肾功能的不断恶化又可进一步加重高血压。发展至终末期肾衰竭阶段，约90%的慢性肾衰竭患者都合并有高血压。高血压与肾脏疾病互为因果，如果不加以控制，就会形成恶性循环，有效的血压控制有助于延缓患者肾功能不全的进展。

一、高血压肾损害

（一）定义及流行病学

高血压肾损害指由原发性良性或恶性高血压导致的血流动力学障碍、自身免疫介导、血管活性物质失衡及代谢紊乱等多方面因素引起的肾脏结构和功能受损。

2003年欧洲肾脏病学会及欧洲透析移植学会登记资料，在终末期肾病（ESRD）患者中，高血压肾硬化症（hypertensive nephrosclerosis）占17%，美国2004年年度报告为24%，在欧美，高血压肾硬化症是导致ESRD的第二位疾病，仅次于糖尿病肾病。据1999年我国统计资料，ESRD透析患者中高血压肾硬化症占9.6%，2011年占9.9%，排在ESRD病因的第3位，仅次于原发性肾小球肾炎和糖尿病肾病，且有不断上升的趋势。

（二）病因及发病机制

1. 危险因素

（1）年龄：与高血压和肾损害均有关，是高血压及肾损害的一个独立危险因素。

高血压患病率随年龄增长而增加，就总人群而言，年龄每增加10岁，高血压发病的相对危险性就增加29.3%～42.5%，平均血压也会随着年龄的增长而升高，尤其是收缩压。同时，随着年龄的增长，肾脏的结构和功能发生变化，肾小球滤过率（GFR）和肾脏血流量（RBF）呈线性下降，这种因年龄引起的肾功能下降与肾脏血管收缩和结构改变有关，且会被心血管疾病的危险因素如高血压、糖尿病、吸烟等加剧。

（2）性别：高血压患者中男性较女性肾损害发病早且病情重、进展快，这种性别差异在女性更年期前尤为明显。

（3）种族与遗传：种族因素对高血压肾损害有一定的影响。黑人是发生终末期肾病（ESRD）的特殊危险人种，发病率为白人的 6 倍。有研究认为，血管紧张素转换酶基因（ACEI/D）多态性与原发性高血压肾小动脉硬化明显相关。徐岩等报道，血管紧张素 1 受体基因型对高血压患者肾功能有显著影响，AC 基因型或 C 等位基因可能恶化肾功能，而 PAI-1 基因型对肾功能不产生显著效应。高血压患者常伴代谢综合征或胰岛素抵抗。国内研究表明，胰岛素受体基因第 8 外显子具有多态性。我国原发性高血压患者，尤其是肾损害者该基因第 8 外显子 N2 等位基因频率高，提示 N2 等位基因可能是中国人原发性高血压，特别是原发性高血压肾损害的一个重要易感基因。

（4）不良生活方式

1）高钠低钾：高钠饮食是造成高血压的危险因素。不同地区人群高血压患病率和血压水平与钠盐平均摄入量显著相关，摄盐越多，患病率和血压水平越高，盐敏感的人群更为明显，其机制与血容量增加及水钠潴留有关；此外，高钠饮食还可加重肾损害，这种作用既与血压升高有关，又与高盐直接损伤肾小球足细胞的修复功能和影响氧化应激状态密切相关。

2）吸烟：是公认的心血管病危险因素，可以导致血压升高，并降低降压药物的疗效。Tylicki 等研究发现高血压肾损害患者中，吸烟者较不吸烟者尿蛋白排泄率明显增加，且吸烟越严重，尿蛋白排泄率越高，提示吸烟是加重高血压肾损害的危险因素。吸烟影响肾损害可能与氧化应激、血管内皮细胞损伤及加重动脉粥样硬化有关。

（5）高血压自身特点

1）高血压病程及程度：与肾损害呈正相关，Perera 的研究证实，15 年单纯高血压史的患者中约 42%出现肾损害，推测一般 10～15 年原发性高血压出现肾损害临床症状，但因为患者存在其他危险因素，实际时间可能有差异，肾损害也不完全一致，MRFIT 结果显示，血压正常偏高（135/85mmHg）的患者，发生 ESRD 的风险较正常血压（120/80mmHg）高 2 倍；而 3 级高血压患者，风险则增至 12 倍，所以不仅要对重度高血压患者严格控制血压，对 1～2 级轻、中度高血压，乃至血压正常偏高的人群也应积极干预，才能有效防治肾损害的发生。

2）血压昼夜节律：正常血压存在昼夜节律，即夜间血压较白昼下降＞10%～20%，称为杓型节律。杓型节律的存在取决于组织器官灌注良好。器官缺血尤其是脑缺血可能激活维持器官血流量的心血管调节机制，抑制夜间血压下降，使血压节律变为非杓型。

血压节律是影响高血压肾损害及其预后的因素，如 Mallion 等发现非杓型节律高血压患者，尿蛋白排泄量明显增加。Liu、Amar 等均发现非杓型节律的血压与 ESRD 患者较高的心血管事件有关，血压节律也是高血压血液透析患者长期心血管事件的独立预测因素。

非杓型节律的血压提示心血管系统长时间处于超负荷状态，加重血管内皮功能障碍，内源性凝血系统激活，最终出现血管收缩舒张失衡、血液高凝、血管重构、心肌肥厚等，引起和加重靶器官损害。抗高血压治疗应对夜间血压有效控制。

3）脉压：与高血压肾损害具一定相关性，脉压增大是高血压肾损害的独立危险因素。脉压越大，肾损害越严重，且早期即出现肾损害。代表大动脉顺应性的脉压对肾功能的损害作用独立于收缩压，其机制可能是肾动脉弹性减小，顺应性降低，动脉脉搏波传导速度加大，导致肾脏中、小动脉承受更大的压力波，血管壁发生粥样硬化性狭窄，最终影响肾功能。

（6）肥胖、胰岛素抵抗和高胰岛素血症：近年研究发现，胰岛素抵抗与高血压所致进展性肾衰竭相关，肥胖和胰岛素抵抗与高血压肾硬化的关系可能比血压更密切。高胰岛素血症通过直接或间接作用，使肾脏水、钠重吸收增加，导致高血压和肾小球灌注压升高。高胰岛素血症下调 Ca^{2+}-ATP 酶活性，使细胞内 Ca^{2+} 浓度升高，增加血管平滑肌的收缩力。高胰岛素血症还能刺激 ET-1 的分泌，破坏内皮细胞，减少 NO 释放，产生强烈的收缩血管作用。

（7）血脂异常：实验和临床研究均提示血脂异常和高血压之间可以相互作用，高血压可以加重血脂紊乱所致的损伤；血脂异常则可改变系统和肾小球血管活性物质的产生，从而影响血管功能，加重肾损害。还可以影响巨噬细胞的功能，使其在血管内皮聚集；激活血小板，使之释放血小板源性生长因子，加重肾损害，提示血脂紊乱是高血压肾损害加重的危险因素。

（8）高尿酸血症：高血压既可引起全身大血管的损害，导致肾血流量减少，肾小管受损，影响尿酸排泄；也可造成微血管功能障碍，组织缺血缺氧，使乳酸水平升高，影响尿酸排泄，引起高尿酸血症；同时尿酸形成过程中的底物增加将加重肾损伤。此外，高尿酸血症加重肾脏损害还与尿酸介导的血管平滑肌细胞增殖和炎症反应有关，尿酸盐在肾脏沉积，通过环氧化酶 2（COX-2）途径导致血管平滑肌细胞增殖，损害动脉内膜，加重动脉粥样硬化；同时又可激活 RAAS，加剧肾脏缺血；还可激活血小板、5-羟色胺等血管活性物质，减弱乙酰胆碱介导的血管舒张作用，导致外周血管阻力增加，又可进一步促进高血压的发展，二者形成恶性循环。

（9）高同型半胱氨酸血症（HHcy）：大量研究表明，HHcy 可促进动脉硬化及血栓性疾病，可影响全身血管，导致高血压等疾病发生，被认为是一种新的心血管疾病独立危险因素。一项研究表明，血浆 Hcy 浓度升高将会增加收缩期高血压的发病危险性。而在高血压病伴脑梗死的患者中，HHcy 与颈动脉内中膜的厚度呈正相关。

2. 发病机制

（1）良性高血压肾硬化症：良性高血压持续 5～10 年，病理检查即可能发现肾脏小动脉病变，其后继发肾小球、肾小管及肾间质损害。良性高血压肾硬化症主要侵犯肾小球前小动脉，引起入球小动脉玻璃样变、小叶间动脉及弓状动脉肌内膜增厚。

1）入球小动脉玻璃样变：光镜检查可见血管壁上有均匀嗜酸性玻璃样物质沉积，血管壁增厚，管腔变窄，免疫荧光检查可见玻璃样物质含有免疫球蛋白及补体等血浆成分，因此一般认为此玻璃样物质是高血压时管腔压力增高，血管内皮损伤，血浆成分渗入管壁造成。肾小动脉玻璃样变性是高血压肾损害的一个特征性改变，无肾小动脉硬化的高血压患者仅占 10%左右。

2）小叶间动脉和弓状动脉肌内膜增厚：表现为肌层肥厚（由平滑肌细胞肥大及增生形成），内弹力层断裂、分层，内膜增厚及管腔狭窄。以上肾脏小动脉病变均能导致动脉管腔狭窄，供血减少，肾脏缺血，进而继发肾实质损害。

高血压的肾实质损害主要由肾缺血引起。肾小球缺血时，先出现毛细血管基底膜皱缩，而后出现缺血性球性硬化（毛细血管丛塌陷，管腔闭塞，细胞消失，肾小囊内血浆成分沉积）。与此同时健存肾单位将进行代偿，肾小球出现"三高"（高压、高灌注及高滤过）及肥大，并最终进展成局灶节段性肾小球硬化乃至球性硬化，同时肾小管出现萎缩及基底膜增厚，并伴随出现肾间质灶状炎症物质浸润及纤维化。

循环和肾组织中的许多血管活性物质均参与肾血管自动调节，如收缩血管的血管紧张素、内皮素、儿茶酚胺，舒张血管的前列腺素、激肽、一氧化氮等。这些血管活性物质正常时处于动态平衡。

（2）恶性高血压肾硬化症：急剧升高的重度高血压，可以损伤小动脉内皮，出现内皮变性及纤维素样坏死，血小板沉积及血栓形成，并可损伤肾小球毛细血管。导致肾小球纤维素性坏死及新月体形成，还能刺激有丝分裂因子及移动因子产生，从而促进小动脉中层平滑肌细胞增生、分化，形成肌内膜细胞，移行至内膜，导致严重肌内膜增厚，管腔高度狭窄，肾实质内缺血。

恶性高血压可导致严重的肾脏小动脉病变及肾实质损伤，形成恶性高血压肾硬化症。

1）肾脏小动脉病变。恶性高血压和良性高血压一样，也主要侵犯肾小球前小动脉，恶性高血压的主要病变是：入球小动脉至弓状动脉管壁纤维素样坏死，以及小叶间动脉和弓状动脉严重肌内膜增厚，细胞外基质明显增加，基质与细胞延动脉长轴呈同心圆形排列，使血管切面呈"洋葱片"样外观，高度增厚的管壁侵占管腔，管腔高度狭窄乃至闭塞。

2）肾实质损害。肾小球可能呈现两种病变：缺血性，同良性高血压；节段坏死增生性病变，在良性高血压时见不到，受累肾小球出现节段性纤维素样坏死（由入球小动脉纤维素样坏死延伸而来），球囊粘连，毛细血管腔血栓，系膜细胞增生，肾小囊新月体形成。恶性高血压时这两种肾小球病变均十分迅速，将很快导致肾小球硬化，并继发肾小管萎缩及肾间质纤维化。

（三）诊断及鉴别诊断

由于仅极少数高血压肾硬化症患者能够耐受肾活检，因此与各种肾小球肾炎不同，高血压肾硬化症的诊断主要依靠临床证据，如病史、体检、化验检查等，虽然高血压占美国人群 ESRD 病因的 30%，但由肾活检确诊的病例数极少。然而仅根据临床表现等的诊断是否精确呢？Zucchelli 和 Zuccala 通过肾活检发现临床诊断为高血压肾硬化的白人患者中，仅 48% 属于真正的高血压肾硬化。Fogo 等报道，非裔美国人关于高血压肾损害临床及病理诊断符合率也仅为 85%。而协和医院的研究显示 138 例临床拟诊为高血压肾硬化症的患者中病例符合率仅为 35.5%，而有 36.2% 的病理显示为原发性肾炎。

1. 良性高血压肾硬化症

出现以下条件临床可诊断良性高血压肾硬化症：①出现蛋白尿之前一般已有 10 年以上的持续型高血压。②病情进展缓慢，肾小管功能损害早于肾小球功能损害。③轻至中度蛋白尿，一般≤1g/d，镜检有形成分少。④常伴随视网膜动脉硬化，左心室肥厚等。⑤除外各种原发性及继发性肾脏疾病。

良性高血压肾硬化症要与慢性肾炎继发性高血压进行鉴别诊断，详见表 11-1。

表 11-1 良性高血压肾硬化症与慢性肾炎继发性高血压的鉴别

鉴别要点	良性高血压肾硬化症	慢性肾炎继发性高血压
高血压家族史	常阳性	常阴性
年龄	中老年	常为中青年
尿检	尿蛋白轻，红细胞及管型少	尿蛋白及红细胞、管型明显
水肿	无或轻	常见
肾功能损害	肾小管损伤指标（如尿渗透压、尿 β_2 微球蛋白）在前	肾小球功能损伤在前
眼底改变	高血压眼底病变（小动脉硬化）	肾炎眼底病变（渗出性病变）
肾性贫血	出现晚，程度轻	较明显
病程进展	较慢	较快

2. 恶性高血压肾硬化症

恶性高血压（MHPT）是一组由多种病因引起的临床综合征，病因包括原发性高血压和继发性高血压。一般认为，由原发性高血压导致的 MHPT 占 20%～40%。少数患者由于血压未能得到有效控制，数年后可发生 MHPT；也有部分患者发病较急剧，以 MHPT 为首发表现。继发性高血压指继发于肾实质性疾病、肾血管性疾病、内分泌性疾病，以及药物所引起的高血压，占全部 MHPT 患者的60%～80%，其中肾实质疾病是 MHPT 的最主要原因。值得注意的是，国内研究显示，在肾实质性疾病所致的 MHPT 中，IgA 肾病最为常见，并且即使病理类型较轻的 IgA 肾病也可以出现 MHPT 的严重血管病变。

63%～90%的恶性高血压患者可能出现肾脏损害，即恶性高血压肾硬化症。临床上可能出现血尿、蛋白尿、管型尿及无菌性白细胞尿，尿量渐近减少，可出现少尿及不同程度水肿，肾功能进行性恶化，可于数周至数月进入终末肾衰竭。血浆肾素、血管紧张素、醛固酮水平明显增高，由于醛固酮增多，尿钾排泄增加，可出现低钾血症。

肾实质性疾病继发的 MHPT 和原发性 MHPT 的尿蛋白量有所不同，前者的尿蛋白量通常比较大，可呈肾病综合征范围蛋白尿，而后者的尿蛋白量较少，通常在 1g/d 左右。尚可发生血栓性微血管病和低钾性代谢性碱中毒等肾外表现。

为了避免对恶性高血压肾硬化症的漏诊，当患者出现以下情况之一时可考虑本病的可能性：①患者血压急剧升高，舒张压≥130mmHg 时；②高血压患者短期内出现视物模糊者；③高血压合并肾功能损害者；④表现为急进性肾炎综合征者。具备如下两个条件，临床即可诊断 MHPT：①血压急剧升高，舒张压≥130mmHg；②眼底病变呈现出血、渗出和（或）视神经盘水肿。

MHPT 是血栓性微血管病（TMA）的一种类型，其临床表现与溶血性尿毒症综合征（HUS）和血栓性血小板减少性紫癜（TTP）等常见 TMA 相似，但是，MHPT 与后两者的治疗方案截然不同，因此，诊断 MHPT 应该首先与 HUS 和 TTP 相鉴别。对于已经确诊为 MHPT 的患者，还需要注意原发性和继发性 MHPT 的鉴别。对于突然发生 MHPT 的患者，尤其是青年人，表现为高血压时伴有心悸、多汗或乏力症状，上下肢血压明显不一致，腹部、腰部血管杂音和（或）肾脏影像学检查发现双侧肾脏长径相差＞1.5cm 的患者应考虑继发性 MHPT 的可能性。临床常见的继发性 MPHT 的病因包括各种慢性肾脏病（肾实质性疾病）、原发性醛固酮增多症和肾动脉狭窄，肾血管彩色超声和腹部 CT 检查对排除后两者有重要意义，原发性恶性高血压与肾实质性恶性高血压的鉴别要点见表 11-2。

表 11-2　原发性 MHPT 与肾实质性 MHPT 鉴别要点

鉴别要点	原发性 MHPT	肾实质性 MHPT
高血压家族史	常阳性	常阴性
肾病史	无	有
尿蛋白定量	较少，平均为 1g/d	常较大，甚至>3.5g/d
MHPT 的特征性病变	常见	少见
肾小球病变的特点	局灶、节段性分布，急性缺血	弥漫、球性分布
肾小管间质病变特点	急性病变为主	慢性病变为主

（四）治疗

高血压肾损害的防治措施强调积极去除各种危险因素，对高血压患者及早进行肾损害的预防和监测，充分有效地控制血压，保护靶器官功能。对于合并糖尿病或 CKD 的高血压患者，其血压应控制在 130/80mmHg 以下；对于 24h 蛋白尿定量大于 1g 者，血压应控制在 125/75mmHg 以下。

1. 非药物治疗

（1）均衡饮食，限钠补钾：钠每日摄入量控制在 75～100mmol（相当于 5～6g 食盐），增加钾摄入量每日 90mmol（主要从水果中获得），降低钠/钾比值。应提倡低胆固醇、低饱和脂肪酸、中等蛋白质和高纤维素饮食。

（2）减肥与控制体重：超重是发生高血压的独立因素，减轻体重本身就可以降压，并可减少降压药剂量。经常性的有规律的适量运动可预防和控制高血压。

（3）戒烟限酒：必须完全戒烟，限酒，每日摄入乙醇控制在 30ml（相当于啤酒 720ml、葡萄酒 300ml 或威士忌 60ml）。可以通过减轻氧化应激及内皮细胞的损伤而延缓动脉粥样硬化的发生发展，同时还利于降压药物疗效发挥及血压的控制。

（4）纠正不良心理行为：改善睡眠，纠正负性情绪，减轻精神压力等，均有助于预防高血压的发生。

2. 良性高血压肾硬化症的药物治疗

ACEI 及 ARB 类药物是治疗肾实质高血压首选的药物，需注意机制关系，可能会引起肾功能恶化，故用药初期需监测肾功能和电解质，如血清肌酐水平上升<30%，可以继续用药；如为 30%～50%，需减少剂量并密切观察；如>50%，需要停药观察。国内多数学者认为血清肌酐水平>265μmol/L（3mg/dl）时必须慎用

ACEI，肾功能严重损害时（血清肌酐水平＞354μmol/L 或 4mg/dl）必须慎用 ARB 类药物。双肾动脉狭窄禁用 ACEI 及 ARB。

钙拮抗剂及大部分 β 受体阻滞剂可安全应用于肾功能不全患者。利尿剂可酌情使用，袢利尿剂较为安全。

一项大规模回顾性研究分析调查了 1999～2006 年美国 8829 例成年高血压患者，结果显示，在血压未能达标的患者中，伴或不伴 CKD 者分别占 51.5% 和 48.7%。美国预防、检测、评估和治疗高血压全国委员会第七次报告（JNC7）建议，对于无靶器官损害的高血压患者，应将血压合理控制在 140/90mmHg 以下；对于合并糖尿病或 CKD 的高血压患者，其血压应控制在 130/80mmHg 以下；对于 24h 蛋白尿定量＞1g 者，血压应控制在 125/75mmHg 以下。为了达到上述血压控制目标，根据病情可以联合使用降压药物，联合用药在高血压合并 CKD 患者中非常普遍，CKD 患者使用 3 种以上降压药物者并不少见。

治疗高血压的药物有很多，选择用于慢性肾功能不全患者时应考虑以下几个问题：①降压的同时有肾脏保护作用；②降压的同时无损害肾脏的不良反应；③药物的主要排泄途径不经肾脏。

（1）血管紧张素转换酶抑制剂（ACEI）：目前一致认为，ACEI 在降低全身血压的同时，具有独特的扩张肾小球出、入球小动脉的作用，且扩张出球小动脉的作用大于入球小动脉，因此可降低肾小球的高压力、高灌注和高滤过，有效减少尿蛋白排出，延缓肾小球硬化和肾间质纤维化，防止肾功能进一步受损。这类药物主要适用于轻度肾功能不全的高血压患者。

ACEI 的排泄途径有两条，即经肝脏和肾脏。大多数 ACEI 主要通过肾脏排泄，如依那普利 95% 经肾脏排泄，赖诺普利则只由肾脏排泄，对这类药物应注意根据患者肾功能或肝功能情况调整剂量。部分 ACEI 则可以通过肝、肾双通道共同排泄，如福辛普利和佐芬普利等。对于肾功能不全的患者或老年人，其肾脏排泄药物的能力下降，若选择某些单通道排泄的药物就会造成药物在体内蓄积，引发不良反应，因此肾功能减退者或老年人应该选择双通道排泄药物。

ACEI 可引起干咳、血管神经性水肿或高钾血症等不良反应，因而双侧肾动脉狭窄、孕妇和高钾血症者禁用该类药物。用药初期需每 2 周检测 1 次肾功能和电解质，如血清肌酐水平上升＜30%，可以继续用药；如为 30%～50%，需减少剂量并密切观察；如＞50%需要停药观察。国内多数学者认为血清肌酐水平＞265μmol/L（3mg/dl）时必须慎用 ACEI，必须使用时剂量应偏小，并注意密切监测患者肾功能和电解质。

（2）血管紧张素 II 受体拮抗剂（ARB）：具有和 ACEI 相似的肾脏保护作用，可选择性扩张出、入球小动脉，降低肾小球内压，减少蛋白尿产生，延缓肾小球硬化。与 ACEI 不同，ARB 不易引起持续性干咳，并且部分 ARB，如氯沙坦可以增加尿酸的排泄，使血清尿酸水平降低。随着 ARB 应用的日渐广泛，其可以作为与 ACEI 相互交替的一线降压药物用于肾衰竭患者。用药初期需每两周检测 1 次肾功能和电解质，如血清肌酐水平上升＜30%，可以继续用药；如为 30%～50%，需减少剂量并密切观察；如＞50%则需要停药观察。肾功能严重损害时（血清肌酐水平＞354μmol/L 或 4mg/dl）必须严密检测血清钾和肾功能，双侧肾动脉狭窄者禁用该类药物。

（3）钙拮抗剂（CCB）：对肾脏的作用一直为学者们所关注。早期研究认为，CCB 能选择性扩张入球小动脉，将较高的体循环压力传入肾小球毛细血管祥，造成肾小球囊内压升高，长期使用可加速肾功能不全的进展。随着对 CCB 研究的深入，近年来越来越多的证据证明 CCB 可有效降低体循环血压，改善肾血流量，降低升高的肾小球滤过压，从而延缓慢性肾衰竭进展。CCB 也可直接作用于肾小球基底膜，减少蛋白尿排出，并有直接的抗系膜细胞增生和细胞保护作用，其可干扰多种血管活性因子，包括血管紧张素 II 及内皮素等，减缓肾脏病变的进展。CCB 作为抗高血压药，疗效肯定，起效温和，作用持久。在降低血压的同时能减弱和延缓肾小球硬化的进程，使内生肌酐清除率升高，血清肌酐水平下降，因而常用于肾性高血压治疗。

（4）β 受体阻滞剂：主要通过阻断 β 受体，使高血压患者的心率减慢，心肌收缩力减弱，心排血量和血浆肾素活性降低，从而达到降低血压的目的。该类药物不影响肾血流量和肾小球滤过率，适用于肾素依赖性高血压患者。肾素依赖性高血压是指由于肾动脉狭窄、肾实质疾病和分泌肾素的细胞发生病变，导致肾素大量释放，引起血管紧张素 II 活性增高和醛固酮分泌增加，造成患者全身小动脉管壁收缩和水钠潴留，从而使血容量增加而产生的高血压。目前临床常用的 β 受体阻滞剂主要有美托洛尔等中效制剂及比索洛尔等长效制剂，其中，美托洛尔、阿替洛尔对肾素依赖性高血压有较好的疗效，但需注意的是，阿替洛尔、纳多洛尔等部分 β 受体阻滞剂脂溶性低，且自肾脏排泄，故肾功能不全时应注意调整剂量和延长用药间隔。

（5）α、β 受体阻滞剂：已广泛用于高血压和充血性心力衰竭患者的治疗，研究发现其具有促进肾小球毛细血管内皮细胞释放一氧化氮的作用，从而使肾小球微血管松弛扩张，改善微循环。目前临床使用的 α、β 受体阻滞剂均主要由肝脏代谢并从胆道排泄，进入体内的药物大约只有 2%以原型随尿液排出体外，因此特别适用于老年人或有潜在肾功能损害的患者。α、β 受体阻滞剂应用于肾功能受损的患者具有较高的安全性，不仅不会造成肾功能进一步恶化，而且还在一定程度上具有保护肾功能的作用。

（6）利尿剂：可引起电解质紊乱（低钾、低镁、高钾）、血清胆固醇水平增高及糖耐量减低等各种代谢异常，临床上应合理选用利尿剂，氢氯噻嗪等噻嗪类利尿剂对大多数慢性肾功能不全患者（血清肌酐＞178～354μmol/L）利尿作用差，常不作为首选药物。氨苯蝶啶及螺内酯等保钾利尿剂有引起高血钾的危险，应用于肾功能不全患者应格外小心，特别是合并使用 ACEI 和 ARB 类药物时。通常可选用呋塞米等袢利尿剂，应用时应注意监测肾功能和电解质。

3. 恶性高血压肾硬化症的药物治疗

（1）适度降压、勿过快过猛：对于无心力衰竭、高血压脑病、高血压危象等高血压急症的 MHPT 患者，可在 2～6h 内，通过静脉给予降压药物使血压缓慢降至（160～170）/（100～105）mmHg 或血压下降最大幅度＜治疗前血压的 25%。切忌降压过快过猛，以免诱发心、脑、肾等重要脏器缺血；当 MHPT 合并上述高血压急症者，则应在数分钟至数小时内使血压下降至安全水平，以免发生意外。然后在 3 个月之内使血压达到低于 140/（85～90）mmHg 水平。

（2）联合用药、优先选用 ACEI 和 β 受体阻滞剂：恶性高血压患者常常表现为难治性高血压，多数患者需要两种或两种以上抗高血压药物联合应用，才能够达到比较好的降压治疗效果。此外，肾素-血管紧张素系统（RAS）高度活化是 MHPT 发生机制中的重要环节，ACEI 和 β 受体阻滞剂可有效抑制该系统作用，从而控制血压，促使肾功能恢复，因此，宜优先选用。但在治疗过程中，应该注意监测肾功能与血钾的变化。

（3）慎用利尿剂：MHPT 由于高血压导致的压力性利尿，患者可表现血容量不足，此时不宜使用利尿剂，否则，会加重血容量不足状态，进一步激活 RAS，不利于 MHPT 的恢复。当肾功能受损出现水钠潴留或心力衰竭时，可谨慎联合使用利尿剂。

（4）透析中谨慎脱水：当 MHPT 患者合并尿毒症时，需要接受肾脏替代治疗。目前，缺乏不同肾脏替代治疗方式对 MHPT 患者的肾功能恢复影响的高质量对比研究。有学者认为腹膜透析较为适用，因其对血流动力学影响较小，利于肾功能的恢复。国内外的临床经验是，血液透析也可作为这类患者的肾脏替代治疗方式。但是，需要避免在透析中过多脱水，因为过多脱水一方面可以导致低血压，造成肾脏低灌注、缺血性肾脏损伤，加重肾损害，延缓肾脏功能的恢复；另一方面，可以激活 RAS，造成血压急剧升高，不利于控制血压，影响治疗效果。

经过积极、合理的降压治疗，以及必要的肾脏替代治疗，部分患者的肾功能可在 2～4 个月（少数患者在 1 年）后好转，甚至脱离透析治疗。在治疗过程中应重视以下几个关键环节：适度降压、勿过快过猛；联合用药、优先选用 ACEI 和

β受体阻滞剂；慎用利尿剂和透析中谨慎脱水。

二、肾实质性高血压

（一）病因与流行病学

肾实质疾病继发性高血压占全部高血压患者的5%～10%，在继发性高血压中居首位。许多肾实质疾病都可以引起高血压，其患病率高低与肾实质疾病种类、病理改变及肾功能状态均相关。病理表现呈增殖性或（和）硬化性病变者高血压患病率高，无论哪种肾脏疾病发展到肾功能不全时，高血压发病率均明显增加。美国 2004 年国家健康及营养调查显示慢性肾脏疾病者高血压患病率与肾小球滤过率（GFR）呈负相关，当 GFR＜30ml/（min·1.75m^2）时，75%的患者具有高血压，在慢性肾衰竭透析患者中，高血压比例可达 80%～90%。

（二）发病机制

血压靠血容量和血管阻力两大因素维持。在肾实质性高血压中，单纯的容量性高血压或单纯的阻力性高血压均少见，绝大多数患者是两者并存。

（三）临床特点

肾实质性高血压能够呈现高血压的各种临床表现，在此不赘述。肾实质性高血压与高血压肾损害的鉴别，在前节已有详述，早期鉴别并不困难，但进展到终末期鉴别不易，且治疗也无特殊差异。

（四）治疗

无论肾实质性高血压还是高血压肾损害，降压都是必要的，应明确降压目标，选择适合的降压药物，参看上一节。

（五）预后及转归

不同病理类型的肾实质疾病进展到终末期肾衰竭的病程长短不一，规范的治疗包括血压控制也可以起到一定作用。

（马琳琳）

第十二章　心内科高血压的诊断与治疗

心脏收缩将血液注入主动脉并流向全身各部，外周小动脉弹性收缩使血流产生一定阻力，这样血液在心脏动力和外周血管阻力作用之下对血管壁产生侧压力称为血压。血液对血管壁侧压力异常升高便产生高血压，而心内科很多疾病是因高血压导致的。因此，早期人们把高血压纳入心脏病学范畴。自从1993年余振球提出高血压学科概念后，人们逐渐把高血压从心内科分离出来并成为独立学科。20余年来，高血压学科发展很快，高血压科疾病有自己的诊疗规范，更利于高血压患者血压控制。高血压既是心脏疾病形成的危险因素，也是急性冠状动脉综合征等发病的诱因，在治疗心脏疾病的同时更要控制好高血压，选择改善预后的降压药物。因此，心内科医生必须继续诊断、治疗、预防与研究高血压。本指南对心内科最常见，且难度大的几种心脏疾病的血压控制进行详细介绍。

一、高血压伴冠心病

高血压和冠状动脉粥样硬化性心脏病（简称冠心病）常常同时存在于一个患者，两者相互影响，相互促进。高血压是冠心病的主要危险因素之一，常与其他危险因素如高胆固醇血症、糖尿病、左心室肥厚等并存。这些危险因素在人群中聚集，其叠加作用增加冠状动脉疾病的危险性。特别是高血压、高胆固醇血症、糖代谢紊乱等因素相互作用会加速动脉粥样硬化进展。高血压时异常的血流动力学状态促进特定部位血管壁的损伤，全身其他动脉硬化危险因素与局部微环境改变相结合，共同促进冠状动脉粥样硬化的发生与发展，最终导致冠心病的发生，并出现冠心病的临床表现。

（一）高血压伴冠心病流行病学特点

1. 高血压程度对冠心病的影响

冠心病的发病率和死亡率均随血压水平升高而增加，整个人群的血压水平与冠心病发生的危险呈一连续线性关系。2007年，Hu GM等所发表的一项大型荟萃分析中显示，无论患有糖尿病与否，高血压仍然是冠心病独立的、持续的危险因素。男性冠心病患者中，高血压1级、2级患者的比率分别是血压正常者的1.35倍和1.98倍；女性冠心病患者中，高血压1级、2级患者比率分别是血压正常者的1.61倍和2.61倍。40～69岁的人群，血压从115/75mmHg起，收缩压每增加

20mmHg 或舒张压每增加 10mmHg，亚洲人群致死性心肌梗死风险增加 31%。血压正常者冠心病的病死率为 0.32%，高血压患者则高出 5 倍，且与血压升高的程度呈正相关。

由此可见，高血压在很大程度上增加了冠心病的发生率及死亡率，且高血压越严重，对心血管危害越严重。

2. 收缩压对冠心病的影响

收缩压对冠心病的影响一直受到人们的关注。在全球 61 个人群（约 100 万人，40～89 岁）为基础的前瞻性研究荟萃分析中，平均随访 12 年，诊室收缩压或舒张压与冠心病、脑卒中的风险呈连续、独立、直接的正相关关系。2001 年，Framingham 心脏荟萃研究显示，50 岁之前，收缩压是冠心病发病的最强"预报器"。有些报道显示，糖尿病患者中，收缩压升高是增加心血管疾病风险的独立因素。目前 61 个前瞻性、临床观察研究荟萃分析显示，收缩压每增加 2mmHg，冠心病的风险增加 7%。王薇等进行前瞻性研究发现：①在同一舒张压水平，随着收缩压水平的升高，急性冠心病事件的发病危险增加；在同一收缩压水平，随着舒张压水平的升高，脑卒中事件发病危险增加，而冠心病则不明显。②收缩压使冠心病发病率和相对危险度均大于舒张压。即收缩压与心血管疾病的关联强度大于舒张压。收缩压与冠心病有着明显的相关性，因此，特别是相对年轻的冠心病患者，不能忽视收缩压的预报作用。

3. 舒张压对冠心病的影响

舒张压对于冠心病的风险和死亡率也有一定的意义。2003 年 INVEST 研究 22 576 例平均年龄 66 岁的高血压合并冠心病患者，发现当舒张压＜70mmHg 时，心脏事件升高 2 倍，舒张压＜60mmHg 时升高 4 倍，而舒张压＞90mmHg 时事件发生率又明显增加，呈"J"形曲线关系。2007 年，Protogerou AD 等经过研究后表示，＞70 岁且患有冠心病的老年人中，舒张压＜60mmHg 时，死亡率增加。舒张压过低不足以维持器官组织灌注，且不良病变随着冠状动脉狭窄或过度药物引起的舒张压降低而强化。因此在抗高血压治疗中，不能只着眼于收缩压，更应该注意抗高血压药对舒张压的影响。

4. 脉压对冠心病的影响

在高血压中，脉压是冠心病的独立危险因子之一。2001 年，Stanley S 等再次报道，60 岁以后，脉压的预报作用优于舒张压，在老年人中，高收缩压与脉压大对心血管疾病造成负担更大。2005 年，Assmann 等报道，在老年男性中，即使一部分人最初被认为血压正常，脉压增高仍是冠心病风险的独立危险因子。脉压增高引起冠心病的机制尚不十分清楚，脉压增高对心脏的影响可能是脉压导致血管受牵拉更明显，使血管内皮细胞受损，加速了弹力纤维的退行性改变及断裂，并容易促进动脉瘤的发生及破裂，促进内膜的损伤，诱导动脉粥样硬化及血栓事件。高的收缩压可直接增加收缩期心室负荷，这将促成心室的肥厚、心力衰竭，并将增大心肌氧耗，而低的舒张压则降低冠状动脉供血，尤其当心肌肥厚，心肌耗氧量更大时。脉压越高，冠心病患者缺血的阈值就越低，更容易出现运动性 ST 段压低。由此可见，脉压是在冠状动脉粥样硬化发展中起重要作用的血压参数。因此在积极控制收缩期高血压的同时，脉压的改善也应作为血压调整的一部分，给予充分重视。

　　综上所述，原发性高血压是冠心病的一个独立危险因素，明显增加冠心病的发病率和死亡率。在每个年龄段，收缩压、舒张压和脉压与冠心病风险的关系呈现不同的特点，血压的各项指标在冠心病发病中具有预测作用。所以在处理冠心病患者时，不容忽视高血压的治疗，积极防治高血压是降低心血管疾病发病的重要措施。

（二）高血压与冠状动脉循环

　　长期高血压可导致左心室肥厚（LVH）、心肌间质纤维化和冠状动脉的功能与结构病变。由于各种抗高血压治疗的临床试验均未能使缺血性心脏病事件的发生率下降到期望值的水平，即舒张压平均降低 5～6mmHg，应该使冠心病事件减少25%～30%，实际上平均只减少 14%。因此高血压对心脏尤其是冠状循环的影响及如何提高治疗效果，已成为目前关注和研究的热点问题。

1. 高血压患者冠状动脉血流储备的变化

　　冠状动脉血流储备（coronaryflow reserve，CFR）是指冠状动脉最大扩张时血流量与静息状态时血流量的比值，正常值为 3～5。它表示冠状动脉循环增加血流量的一种潜在能力。临床评价冠状动脉血流储备力（coronary reserve，CR）的大小常以安静状态下冠状动脉血管阻力（最大阻力）与冠状动脉血管最大扩张（应用双嘧达莫）后的阻力（最小阻力）之比来表示。获得冠状动脉最大血流量的方法常采用短暂阻断冠状动脉后的反应性充血，或者冠状动脉内注入双嘧达莫或罂粟碱使冠状动脉充分扩张。研究已经证实通常在高血压早、中期，即使在无冠状动脉粥样硬化狭窄的高血压患者中冠状动脉的静息血流量（CFR）也有不同程度降低。

　　高血压 LVH 是心血管疾病发生的独立危险因素，高血压所致 LVH 常伴有 CR

的降低，其原因可能是心肌肥大和增生的间质胶原纤维对小动脉的挤压作用，特别是舒张期的挤压使小动脉阻力增高，而此时冠状动脉血流供给几乎占总的冠状动脉血流量的 90%；另一方面心肌间质纤维化和血管外周纤维化致心脏的顺应性降低，管壁周围纤维的弹性改变，硬度加大，限制了冠状动脉舒张使阻力加大。此外，随着高血压 LVH 和心肌间质纤维化进程的发展，单位心肌组织中毛细血管的密度相对减少，影响心肌需氧量和冠状循环供氧量之间的平衡，尤其在心内膜下心肌区域。除了毛细血管密度减少外，在高血压时还出现心肌毛细血管的分叉异常和扭曲变形等改变，也导致了 CR 下降。然而，高血压和主动脉瓣狭窄都可因超后负荷引起 LVH，但高血压 CR 降低的同时，冠状动脉灌注压却增高，而主动脉瓣狭窄患者冠状动脉造影和 CR 往往正常，冠状动脉灌注压正常，甚至降低。Streure 报道主动脉缩窄代偿性 LVH 的患者 CR 正常。因此认为正是冠状动脉灌注压的升高导致微动脉结构和功能的改变，引起 CR 降低。CR 降低程度与 LVH 升高程度并不一致，有资料报道，没有 LVH 的高血压患者可出现严重的 CR 降低，而有 LVH 的高血压患者 CR 却是正常的。基于 LVH 程度和 CR 损害程度不平行性，因而推测微动脉结构变化可能在冠状动脉血管阻力和 CR 改变上占有重要地位。

目前认为，高血压时 CFR 降低的机制主要涉及直径<3mm 的冠状阻力小动脉的结构与功能的改变。大量资料表明高血压患者，即便无冠状动脉狭窄，其冠状动脉最大血流量也常减少 30%～50%，最小阻力增大，CR 减少。而心肌活检证明高血压患者这种变化是由于小冠状动脉结构的改变，这可能是造成 CR 受限的主要原因。其主要机制包括以下几个方面：①心肌组织中阻力小动脉再生（angiogenesis）不足，随着高血压 LVH 的发展，单位心肌组织阻力小动脉的总横截面积减少。有些因素可使血管再生增加，例如运动、心率减慢，静息血流量增大；相反在运动较少、心率加快或者因心肌纤维化等因素造成静息血流量减少时，血管再生明显不足。②冠状循环阻力小动脉的结构重塑，如同全身其他部位的阻力小动脉一样，高血压时冠状循环的动脉壁增厚，主要是中层平滑肌细胞重组排列，壁/腔比值增大。这种结构重塑主要是多种血管活性因子，例如血管紧张素Ⅱ、儿茶酚胺、胰岛素等作用的结果。③内皮依赖性血管扩张作用异常。有研究显示，在无冠心病的高血压患者中，冠状动脉内滴注内皮依赖性血管扩张剂乙酰胆碱，冠状血流量不仅未增加，反而显著减少；滴注内皮不依赖性血管扩张剂硝酸酯类药物后冠状血流量仍正常增加。这种对乙酰胆碱的异常反应可能是内皮依赖性舒血管因子（EDVF）释放减少或者是内皮依赖性缩血管物质释放增多所致。上述结果提示，高血压患者的冠状循环如同其他周围血管一样存在血管内皮功能异常，从而影响内皮依赖性的血管扩张能力，导致 CFR 降低，而高血压患者冠状动脉平滑肌细胞本身的松弛功能仍正常。总之，在高血压左心室向心性肥厚功能代偿期，

由于室壁厚度增加，室腔半径无变化甚或减小，室壁张力并不增加，所以代谢因素不是此期 CR 降低的主要原因。但代谢因素对离心性心肌肥厚功能失代偿期的 CR 影响却起着极其重要的作用，这与室壁张力增加，导致心肌耗氧代谢增加有关。

2. 高血压与冠状循环

高血压对冠状循环的影响包括冠状动脉主干及其主要分支的粥样硬化病变、冠状微血管病变、冠状血流储备能力下降，以及心肌组织毛细血管密度减少。此外，高血压时心肌对缺血引起的损害程度增大。

（1）高血压时冠状动脉粥样硬化病变：冠状动脉粥样硬化及狭窄见于冠状动脉主干及其主要分支。高血压作为一种致病危险因素参与动脉粥样硬化病变的发生、发展，其作用不仅仅是血压升高，而是与同时并存的交感神经系统活性增强、副交感神经系统活性减低、胰岛素抵抗、血小板活性亢进等因素共同参与，并且这些病理生理改变参与动脉粥样硬化病变的过程都独立于血压升高。在已患冠心病时，高血压促使发生较多心绞痛、心肌梗死等冠心病临床事件，如果发生心肌梗死则梗死面积较大和并发症发生率较高，其机制与高血压时交感神经系统活性增强有密切关系。增强的交感活性兴奋毛细血管后静脉的 α 肾上腺素能受体，使毛细血管后静脉阻力增大，毛细血管压力升高，血管内容量向血管外组织间隙转移，血浆容量减少约 10%，引起血细胞比容升高，血黏度增大，同时并存血小板功能亢进和促凝倾向，可能导致冠状动脉血栓形成。交感活性增强和副交感活性减低可使快速性室性心律失常的阈值降低，在 LVH 和心肌缺血的基础上有可能发生猝死。

（2）高血压时小冠状动脉结构的改变：冠状动脉血流量（CBF）与灌流压成正比而与冠状动脉阻力成反比。血管阻力是由血液黏滞性、血管壁弹性和血管口径等因素决定的，正常情况下，血液黏滞性和血管壁弹性比较恒定，而血管口径却不断发生变化。根据 Poiseuille 公式：当压力不变时，血流量与血管口径的四次方成正比，若血管口径缩小 1 倍时，CBF 将减少 16 倍。由此可见，血管口径是影响血管阻力的最主要因素，它的微小变化就能对 CBF 产生显著影响。在高血压 LVH 发生和发展过程中，微血管与心肌对压力负荷刺激呈不均衡性生长反应，心肌肥大和重量增加超过阻力微血管的增长，或由于微血管的收缩闭塞和退行性变超过心肌变化，造成单位体积血管密度降低，这是高血压 LVH 的特征。高血压相关的靶器官心脏损害普遍存在微小血管平滑肌增生，中层肥厚，即使平滑肌完全舒张，血管中层肥厚也可使管腔狭窄。LVH 和微血管平滑肌增生除与高血压有关外，也与局部生长因子有关。血管紧张素 II（Ang II）、醛固酮、内皮素（ET）、细胞转化生长因子（TGF-β）、成纤维细胞生长因子（EGF）和血小板源生长因子

（PDGF）等均能刺激血管平滑肌细胞的增殖和肥大。血管周围纤维化也不依赖心肌负荷等因素而发生，主要是循环生长刺激因子、血管通透性增强，以及血管外周堆积生长刺激因子而介导的成纤维细胞胶原合成增加；其次是血管壁压力持续增高，刺激血管外周成纤维细胞使胶原增生。总之，小血管平滑肌细胞的增生所致中层肥厚，血管腔内径变小及血管外周纤维增生，导致血管阻力增大是高血压CR损坏的基本病理基础。

（3）高血压病代谢因素的改变对冠状动脉血流量的影响：心肌耗氧量加大，冠状动脉血流量就增加，从二者平行增长的关系中可以看出代谢因素对于冠状动脉阻力的调节有重要作用，而且在生理情况下冠状动脉血流量主要通过代谢因素调节。代谢需求增加可导致基础状态下的CR部分耗竭，使CR降低，心室壁张力是心肌耗氧量的主要决定因素，向心性心肌肥厚的室壁张力可维持正常的状态，而在高血压失代偿期离心性心肌肥厚、心室腔扩大、心室重量与心室容积比值降低，因而室壁张力增大、心肌耗氧量增加。此时，静息条件下冠状动脉血流量已明显增加，代谢因素已使得微小冠状动脉达到最大限度的扩张，因此运动时冠状动脉再扩张的程度明显下降，导致CR损害。另外，高血压的冠状动脉可能存在着由血管内皮因子介导的内皮依赖性血管舒张功能障碍。越来越多的资料证实，血管内皮不仅具有屏障作用，而且能产生一氧化氮（EDRF, NO）、前列环素（PGI$_2$）等具有抑制平滑肌增生和血管扩张作用的因子，还能产生诸如ET、血栓素A$_2$、前列腺素E$_2$、超氧阴离子和AngII等具有刺激平滑肌增生和血管收缩的血管活性因子。内皮细胞释放的血管活性物质的活性及它们之间的相互作用决定了血管口径的变化。

（三）高血压合并冠心病的临床表现

由于病理解剖和病理生理变化的不同，冠心病有不同的临床表现。1979年WHO曾将之分为5型：①隐匿型冠心病，亦称无症状型冠心病，患者无症状，但心电图负荷或动态检查有ST段压低，T波减低、变平或倒置等心肌缺血的心电图改变；病理学检查心肌可无明显组织形态改变。②心绞痛型冠心病，为一过性心肌供血不足引起，有发作性胸骨后疼痛。病理学检查心肌无明显组织形态改变或有纤维化改变。③心肌梗死型冠心病，症状严重，由冠状动脉闭塞致心肌急性缺血性坏死所致。④心力衰竭和心律失常型冠心病，表现为心脏增大、心力衰竭和心律失常，为长期心肌缺血导致心肌纤维化引起。临床表现与原发性扩张型心肌病类似，近年有人称之为"缺血性心肌病"。⑤猝死型冠心病，因原发性心脏骤停而猝然死亡，多为缺血心肌局部发生电生理紊乱，引起严重的室性心律失常所致。

上述5种类型的冠心病可以2种或以上类型合并出现。冠状动脉无论有无病变，都可发生严重痉挛，引起心绞痛、心肌梗死甚至猝死，但有粥样硬化病变的冠状动脉更易发生痉挛。

近年临床医学专家趋于将冠心病分为急性冠状动脉综合征和慢性冠状动脉病两大类。前者包括不稳定型心绞痛、非 ST 段抬高型心肌梗死和 ST 段抬高型心肌梗死，也将冠心病猝死包括在内；后者包括稳定型心绞痛、冠状动脉正常的心绞痛（如 X 综合征）、无症状性心肌缺血和缺血性心肌病。

正常情况下冠状动脉循环具有较大的储备能力，在剧烈运动时，冠状动脉适当的扩张，血流量可增加到休息时的 6～7 倍。高血压时左心室收缩压上升，心肌张力增加，心肌需氧量随之增加，合并冠状动脉粥样硬化时，冠状动脉血流量比较固定，冠状动脉储备降低，因此，心绞痛可因血压的变化而发作。心绞痛发作时患者因疼痛、紧张、恐惧、刺激，往往会有儿茶酚胺等因子释放，从而加重血压水平的升高，形成恶性循环。反复的心肌缺血发作，对心肌的生化代谢、超微结构和心室功能的变化都具有积累作用，最后引起心脏扩大、心功能不全和室性心律失常。

（四）高血压合并冠心病的诊断

1. 高血压合并冠心病时高血压的诊断

有些合并冠心病的患者在心肌梗死后血压暂时不增高，但结合既往有高血压病史、眼底有明显的高血压血管性病变或其他高血压靶器官损害应考虑合并高血压的诊断。1999 年，WHO/ISH 推荐，只根据高血压患者的血压水平对高血压进行分级，这一标准能客观地反映高血压的严重性。同时根据危险因素和靶器官损害程度与相关临床情况将高血压患者分为低危、中危、高危和极高危组作为判断预后和选择治疗方案的参考。因此高血压一旦合并冠心病即判断为极高危，应立即开始降压药物治疗，改善生活方式只能作为辅助治疗。降压治疗的效果是明确的，收缩压下降 20mmHg 或舒张压下降 10mmHg，冠心病风险降低 15%～30%。

2. 高血压合并冠心病时冠心病的诊断

高血压患者合并冠心病时其冠心病的诊断与单纯冠心病相同。对于高血压患者，心肌梗死的诊断仍以出现典型的心肌梗死心电图动态和特征改变，急性期心肌损伤标志物的明显增高并参考缺血性胸痛等临床表现而定。高血压患者合并心绞痛时，对心绞痛的诊断仍以胸痛的典型特点并伴有发作时的缺血型 ST-T 改变为依据。发作时的缺血型 ST-T 改变对血压增高的患者尤其重要。因为单纯性高血压在心电图上也可出现 ST-T 的左心室肥厚劳损改变，这与慢性冠状动脉供血不全难以区别。

高血压合并微血管性心绞痛（小冠状动脉病变，即狭义 X 综合征）时的诊断条件与无高血压时基本相同，即临床上患者有典型心绞痛病史，发作时心电图出现缺血型 ST-T 改变，运动核素心肌灌注扫描阳性，冠状动脉造影正常。必须指出，相当一部分患者有典型心绞痛却不能检出心肌缺血的客观证据。但当心房调搏诱发心绞痛时，可发现冠状循环血流量的增加较正常人少，这是 X 综合征最主要的特征。

部分无症状性心肌缺血患者中，如心电图运动试验阳性，则结合其他临床情况，如年龄、糖尿病、吸烟、血脂异常等，其血压升高作为一个易患因素，可作出冠心病的诊断。某些情况下需进行冠状动脉造影以进一步证实冠心病是否同时存在。

（五）高血压合并冠心病的降压药物治疗

高血压对靶器官心脏的主要损害是心肌肥大、心肌间质纤维化及大小冠状动脉血管结构和功能的改变，就其预后意义来讲，这是高血压最严重的靶器官损害和心血管疾病。因此，LVH 的消退和逆转、改善冠状动脉循环已成为抗高血压治疗的主要目标。

高血压对冠状循环的影响在临床诊断和防治工作中具有重要意义。它可以解释在冠状动脉无明显粥样硬化性狭窄时高血压患者出现的心绞痛、心肌缺血、心律失常等临床表现。在治疗策略上冠心病与高血压心脏病变也不甚相同，前者侧重于粥样硬化病变清除和冠状循环疏通（介入和非介入方法）；后者侧重于 LVH 和阻力血管重塑的逆转，这样可使治疗更具有针对性。更为重要的是，从高血压对冠状循环的影响可以发现，高血压时一些影响冠状循环的因素，例如神经、激素、胰岛素抵抗、血小板功能、血管内皮功能等都独立于血压升高，并且相互影响。因此，高血压治疗不能单纯以降低并控制血压作为唯一的目标，在降低血压的同时改善上述诸因素，才能达到充分减少心脏病事件发生率的目的。

1. 抗高血压临床试验与冠心病事件

抗高血压治疗临床试验降低冠心病事件发生率的程度不同，瑞典老年高血压试验（STOP-Hypertension）结果显示，降压治疗使总病死率降低但并未能使心肌梗死发病率降低；欧洲工作委员会老年高血压试验（EWPHE）随访最长达 12 年，由于病例数少，治疗组虽未能使总病死率显著降低，但使心脏事件造成的死亡率显著降低（38%）；老年收缩期高血压研究（SHEP）结果表明，降压治疗使非致命性心肌梗死发生率降低 37%，显著低于安慰剂组，而冠心病死亡率仅降低 20%，在治疗组和安慰剂组之间无显著性差别；欧洲老年收缩期高血压临床试验（Syst-Eur）研究结果表明，降压治疗使致死性和非致死性心脏事件降低26%。

抗高血压药物临床试验结果分析表明，虽然抗高血压治疗使脑卒中死亡率下降42%，十分接近预期的40%，但仅使冠心病死亡率下降14%，远远低于预期的25%。其原因可能与：①以往降压目标不明确。这可能与传统的抗高血压治疗对血压的降低不充分有关，因而使治疗对冠心病的预防作用不充分；或降压过度，使冠心病的危险增加。②与某些抗高血压药物的不良反应有关。

高血压最佳治疗试验（HOT）的结果表明，降压治疗后平均舒张压达到82.7mmHg和平均收缩压达到138.5mmHg时，主要心血管事件，包括所有致命或非致命性心肌梗死、所有致命或非致命性脑卒中和所有其他心血管疾病死亡的危险性降低最明显，并且降至此血压水平以下也未见主要心血管事件增加。对于心肌梗死的危险性减少无明显的最低舒张压，收缩压降至142.2mmHg时心肌梗死危险下降最明显。因而在HOT试验积极控制血压的降低范围内，就冠心病而言未存在"J"形曲线。

此外，HOT试验的结果表明，高血压病患者在满意降压的同时每日服用75mg阿司匹林，与安慰剂组相比，心肌梗死的危险减少36%，未增加脑出血的风险。

2. 抗高血压药物对冠心病事件的影响

（1）利尿剂：有肯定的降压作用，但大剂量时对糖代谢、血脂水平和胰岛素抵抗有不良影响，对冠心病一级预防中的作用一直存在疑问。综合国际上用利尿剂作为一线用药的大规模临床试验：美国退伍军人降压药系列协作研究 VA-I、VA-II、VA-III、高血压监测和随访计划（HDFP）、轻型高血压治疗的 Oslo 研究（Oslo）、澳大利亚轻型高血压治疗试验（ATTMH）、多项危险因素干预试验（MRFIT）、英国轻型高血压治疗试验（MRC）等的结果表明，总病死率和脑卒中发生率治疗组均显著低于对照组（$P < 0.001$），而致命性冠心病（CHD）病死率和非致命性 MI 发生率，治疗组和对照组相比无显著性差异。目前临床上推荐使用的利尿剂剂量很小，与其他抗高血压药物联合使用，达到理想血压控制应是安全有效的。

（2）β 受体阻滞剂：有多种心脏保护作用，尤其对缺血性心脏病的治疗具有重要作用，因而作为抗高血压药物在理论上有一定优势。由于 β 受体阻滞剂主要在 MI 后显示其保护作用，原发性高血压心脏猝死事件预防试验（HAPPY）研究结果表明，接受治疗的轻中度高血压患者总病死率、CHD 病死率、总 CHD 事件发生率在 β 受体阻滞剂组和利尿剂组之间无明显差异。在此基础上进行的美托洛尔预防动脉粥样硬化试验（MAPHY）长期随访的结果显示，致命性和非致命性

CHD 事件发生率，美托洛尔组均显著低于利尿剂组，接受美托洛尔治疗的吸烟的高血压病患者，总的动脉粥样硬化死亡率，包括冠心病的死亡率下降，显示了对心脏的保护作用。劳力型心绞痛、不稳定型心绞痛患者合并高血压时，如无使用β受体阻滞剂的禁忌证，应选用β受体阻滞剂，因为β受体阻滞剂既是抗高血压药物，又是抗心绞痛药物。充分合理地使用β受体阻滞剂可降低不稳定型心绞痛患者恶化为急性心肌梗死的危险。

β受体阻滞剂是心肌梗死二级预防的重要药物，它可减少梗死后患者再梗死和猝死的危险，降低总死亡率。这一作用在糖尿病合并心肌梗死的患者比无糖尿病者更显著。因此，发生心肌梗死后，包括糖尿病患者发生心肌梗死后如仍有高血压，在药物选择上应考虑β受体阻滞剂。

（3）钙拮抗剂：作为降压药物，钙拮抗剂降压效果明显，但 1995 年出现了关于第一代钙拮抗剂，尤其是短效硝苯地平作为降压药物使用是否会增加心肌梗死的危险和总死亡率的争论。这一质疑的提出是根据回顾性临床对照研究和荟萃分析，并且所针对的是大剂量硝苯地平速效胶囊，而对于短效硝苯地平片剂并无证据说明其危害性。长效钙拮抗剂氨氯地平用于心功能三至四级的中至重度心力衰竭的患者，未见到严重心血管事件和死亡率的增加；HOT 是以缓释非洛地平作为基础降压药物的临床试验，也未见心肌梗死增多，并在已有冠心病的高血压病患者中使用该药，也未见主要心血管事件的危险增加。因此目前认为，使用硝苯地平片剂作为降压药，如每日剂量<60mg，（我国多数患者使用剂量 30mg/d），尤其与β受体阻滞剂联合使用，仍是安全的。

（4）血管紧张素转换酶抑制剂（ACEI）和血管紧张素Ⅱ受体拮抗剂（ARB）：ACEI 对代谢无不良影响，对高血压患者心肾能提供较好的保护，心脏事件预防评价试验（HOPE）研究结果显示，应用抗高血压药物雷米普利，能减少 25%高危患者的死亡及 20%非致死的 MI，另外还明显减少需要进行冠状动脉搭桥术和球囊扩张术及心力衰竭的患者。ACEI 对冠心病心绞痛没有明显的益处，对 MI 后伴左心功能不良者有益，可改善左室"重塑"，提高生存率，对 AMI、左心功能不全及恶性心律失常者有益。在心肌梗死后左室射血分数明显下降或有充血性心力衰竭的患者不管有无高血压，首先选用 ACEI，但应联合使用β受体阻滞剂。有严重干咳的患者可选用血管紧张素Ⅱ受体拮抗剂。

因此，如何进一步降低高血压病患者发生冠心病的危险与死亡率是高血压病治疗面临的重要问题。目前已有的研究证据提示以下四个方面可能有重要意义。①满意降低血压；②联合使用小剂量阿司匹林；③对其他冠心病危险因素加强干预；④注意选用对心脏提供更多保护的药物。

3. 高血压合并冠心病的降压治疗方案

（1）降压治疗的目标水平：前瞻性协作研究表明，血压在 115/75mmHg 至 180/115mmHg 范围内冠心病的危险呈持续上升的趋势，且每增加 20/10mmHg，冠心病危险增加 1 倍。综合分析现有的大量资料，建议稳定型心绞痛、不稳定型心绞痛、非 ST 段抬高型和 ST 段抬高型心肌梗死的高血压患者，目标血压水平一般可为＜130/80mmHg，但治疗宜个体化。如患者冠状动脉严重病变或年龄＞65 岁，舒张压尽量维持在 60mmHg 以上。对于老年高血压且伴脉压大的患者，降压治疗可导致舒张压过低（＜60mmHg）。因此，临床医生必须警惕，应仔细评估各种反应，尤其与心肌缺血共存的不良症状和体征。降压治疗对于高龄老年高血压患者降低脑卒中的发生率也是有效的，但是否也能降低冠心病事件尚缺乏充分的证据。

（2）伴稳定型心绞痛的高血压

1）非药物治疗和危险因素处理：除控制血压外，还包括戒烟、严格控制血糖、有氧运动、调脂，以及肥胖者减轻体重。有充分证据表明，如无禁忌证，需应用他汀类药物及抗血小板药物如阿司匹林，不能使用阿司匹林者应使用氯吡格雷。

2）β 受体阻滞剂：此类药物是治疗稳定型心绞痛的基石，可改善心绞痛症状。糖尿病并非应用 β 受体阻滞剂的禁忌证，但应注意此药有可能掩盖低血糖的肾上腺素能兴奋的症状。

3）其他药物：如有 β 受体阻滞剂使用的禁忌证，可代之以二氢吡啶类钙拮抗剂，尤其长效的制剂（如氨氯地平、非洛地平、硝苯地平控释或缓释制剂）或长效的非二氢吡啶类制剂（如维拉帕米或地尔硫䓬），这些药物同样对高血压伴心绞痛患者有效。一项研究（TIBET）比较了 β 受体阻滞剂和钙拮抗剂，证实在控制稳定型心绞痛上两者的疗效相等。但多项研究（斯德哥尔摩心绞痛预后研究、总体缺血负担比索洛尔研究等）表明，β 受体阻滞剂更占优势。β 受体阻滞剂和二氢吡啶类钙拮抗剂合用可增加抗心绞痛的疗效。但与维拉帕米、地尔硫䓬合用，则有可能增加严重心动过缓或心脏传导阻滞的危险性。ACEI 或 ARB 可改善此类患者的预后。

（3）伴不稳定型心绞痛和非 ST 段抬高型心肌梗死的高血压：常需采用综合性治疗方案，包括卧床休息、持续心电监护、氧疗、静脉给予硝酸酯类药物、吗啡及 β 受体阻滞剂或其替代药物非二氢吡啶类钙拮抗剂（如维拉帕米、地尔硫䓬）。β 受体阻滞剂或非二氢吡啶类钙拮抗剂均应在无禁忌证，且无低血压或心力衰竭状况下应用。伴前壁心肌梗死、糖尿病、未控制的高血压或左心室收缩功能障碍的患者应加用 ACEI 或 ARB。利尿剂对于长期的血压控制，尤其患者伴容量超负荷，往往也是必需的。

（4）伴 ST 段抬高型心肌梗死的高血压：此类患者的治疗与上述的不稳定型心绞痛或非 ST 段抬高型心肌梗死相似，不过，溶栓治疗、直接经皮冠状动脉介入治疗术，以及控制心律失常等治疗可能更重要，更具紧迫性。

β 受体阻滞剂和 ACEI 适用于所有没有禁忌证的患者。血流动力学稳定（无低血压、心力衰竭或心源性休克）的患者可以立即开始应用 β 受体阻滞剂，建议口服给药。只有在患者伴严重高血压或心肌梗死后心绞痛，且其他药物无效时，方考虑静脉应用短效的 $β_1$ 受体阻滞剂。急性期以后的患者仍应继续使用口服 β 受体阻滞剂作为冠心病的二级预防。

早期应用 ACEI 或 ARB 可明显降低发病率和病死率，尤其适用于前壁心肌梗死、伴持久性高血压、左心室功能障碍或糖尿病患者。

钙拮抗剂一般不宜使用，除非患者有应用 β 受体阻滞剂的禁忌证或伴严重的梗死后心绞痛、室上性心动过速等，且应用其他药物未能有效控制者，或者用于辅助性进一步降低血压的治疗。

（六）高血压合并冠心病的预后

高血压作为最主要致病因素之一，参与并加速冠状动脉粥样硬化的发生与发展。而当高血压、左心室肥厚和冠状动脉狭窄并存时，冠状动脉各级血管的血流储备能力均下降，心肌血氧的供求失衡更严重，心肌缺血和心肌梗死更易发生，恶性心律失常及猝死发生率随之增加。因此，高血压合并冠心病的预后更差。

二、高血压性心力衰竭

心力衰竭是由于任何心脏结构或功能异常导致心室充盈或射血能力受损的一组复杂临床综合征，其主要临床表现为呼吸困难和乏力（活动耐量受限），以及液体潴留（肺淤血和外周水肿）。心力衰竭为各种心脏疾病的严重和终末阶段，发病率高，是当今最重要的心血管病之一。

（一）流行病

高血压是心力衰竭最常见的病因之一。据我国部分地区 42 家医院，对 10 714 例心力衰竭住院病例回顾性调查发现，其病因以冠心病居首，其次便为高血压，而风湿性心脏瓣膜病比例则下降。研究表明，在既往健康的人群中，高血压是心力衰竭的主要归因危险因素。大约 2/3 的心力衰竭患者无论有无左心室扩张和左心室射血分数（LVEF）降低，均有高血压史。各年龄段心力衰竭病死率均高于同期其他心血管疾病。

（二）高血压性心力衰竭的发病机制

心力衰竭的主要发病机制之一为心肌病理性重构，导致心力衰竭进展的两个关键过程，一是心肌死亡（坏死、凋亡、自噬等）的发生，如急性心肌梗死（AMI）、重症心肌炎等。二是长期和持续的高血压促进了病理性心肌细胞肥大和心肌损伤，后者又引起 RAAS 和交感神经系统的过度兴奋，导致一系列神经内分泌因子的激活，从而产生心肌重构，而心肌重构反过来又使 RAAS 和交感神经系统进一步兴奋，加重心肌重构，形成恶性循环，最终发生心力衰竭。切断这两个关键过程是心力衰竭有效预防和治疗的基础。另外心肌病、心脏瓣膜病、心律失常、肾功能损害等均可引发心力衰竭。

（三）高血压性心力衰竭的临床特点

依据左心室射血分数，高血压性心力衰竭可分为射血分数降低性心力衰竭（HFREF）和射血分数保留性心力衰竭（HFPEF）。LVEF 是心力衰竭患者分类的重要指标，也与预后及治疗反应相关。一般来说，HFREF 指传统概念上的收缩性心力衰竭，而 HFPEF 指舒张性心力衰竭。LVEF 保留或正常的情况下收缩功能仍可能是异常的，部分心力衰竭患者收缩功能异常和舒张功能异常可以共存。

HFPEF 其病理生理机制尚不明确，目前认为本病是由于左心室舒张期主动松弛能力受损和心肌顺应性降低，即僵硬度增加（心肌细胞肥大伴间质纤维化），导致左心室在舒张期充盈受损，心搏量减少，左心室舒张末期压增高而发生的心力衰竭。本病可与收缩功能障碍同时出现，也可单独存在。

主要临床表现：①有典型心力衰竭的症状和体征，呼吸困难、肺淤血、肺静脉压升高；②LVEF 正常或轻度下降（≥45%），且左心室不大；③有相关结构性心脏病存在的证据（如左心室肥厚、左心房扩大）和（或）舒张功能不全；④超声心动图检查无心瓣膜病，并可排除心包疾病、肥厚型心肌病、限制型（浸润性）心肌病等。

（四）高血压性心力衰竭的治疗

1. 高血压 HFPEF 的治疗

高血压 HFPEF 的发生、发展与患者血压水平、持续时间、心肌缺血、心律、心率等诸多因素有关。针对 HFPEF 的症状、并存疾病及危险因素，采用综合性治疗。

HFPEF 的临床研究（PEP-CHF、CHARM-Preserved、I-Preserve、J-DHF 等研究）均未能证实对 HFREF 有效的药物，如 ACEI、ARB、β 受体阻滞剂等可改善

HFPEF 患者的预后和降低病死率。VALIDD 试验提示对伴有高血压的心力衰竭患者降压治疗有益。

（1）积极控制血压：目标血压宜低于单纯高血压患者的标准，即收缩压＜130/80mmHg。六大类降压药均可应用，优选 β 受体阻滞剂、ACEI 或 ARB。

（2）治疗肺淤血：扩张静脉药物如硝酸酯类降低心脏前负荷，应用利尿剂消除液体潴留和水肿，缓解肺淤血，改善心功能。但不宜过度利尿，以免前负荷过度降低而致低血压。

（3）控制和治疗其他基础疾病及合并症：如控制慢性房颤的心室率，可使用 β 受体阻滞剂或非二氢吡啶类 CCB。伴左心室肥厚者，为逆转左心室肥厚和改善左心室舒张功能，可用 ACEI、ARB、β 受体阻滞剂等。由于心肌缺血可以损害心室的舒张功能，冠心病患者如有症状或证实存在心肌缺血，应做冠状动脉血运重建术。积极治疗糖尿病和控制血糖。肥胖者要减轻体重。另外，地高辛不能增加心肌的松弛性，不推荐使用。但如同时有 HFREF，以治疗后者为主。

2. 高血压 HFREF 的治疗

高血压 HFREF 表现为收缩功能障碍，临床特点为心室腔扩大、心室收缩末容积增大、射血分数减低。高血压导致的心力衰竭以左心衰竭为主，但晚期也可表现为全心衰竭。左心衰竭症状主要与心排血量减低、肺循环淤血有关。

（1）降压的目标水平：心力衰竭的治疗目标不仅是改善症状、提高生活质量，更重要的是针对心肌重构的机制，防止和延缓心肌重构的发展，从而降低心力衰竭的病死率和住院率。大型临床试验结果表明，降压治疗可降低高血压患者心力衰竭的发生率，也可减少伴心力衰竭患者的心血管事件，降低病死率和改善预后。对于既往曾患心力衰竭或目前仍有心力衰竭症状与体征的高血压患者，应积极控制高血压。降压的目标水平为＜130/80mmHg。对于持续高血压患者，或高血压伴左心室肥厚，或伴左心室功能障碍但无心力衰竭症状和体征的患者，治疗目标亦为＜130/80mmHg。这样有利于预防出现心力衰竭的症状和体征。

（2）常用药物

1）利尿剂：抑制肾小管特定部位钠或氯的重吸收，是唯一能充分控制和有效消除液体潴留的药物，是心力衰竭标准治疗中必不可少的组成部分，但单用利尿剂治疗并不能维持长期的临床稳定。

A. 适应证：如有液体潴留证据的所有心力衰竭患者均应给予利尿剂，且从小剂量开始，逐渐增加剂量直至尿量增加，体重每天减轻 0.5～1.0kg 为宜。一旦症状缓解、病情控制，即以最小有效剂量长期维持，并根据液体潴留的情况随时调整剂量。

B. 制剂的选择：常用的利尿剂有袢利尿剂和噻嗪类利尿剂。首选袢利尿剂如呋塞米或托拉塞米，特别适用于有明显液体潴留或伴有肾功能受损的患者。呋塞米的剂量与效应呈线性关系，剂量不受限制，但临床上也不推荐很大剂量。噻嗪类仅适用于有轻度液体潴留、伴有高血压而肾功能正常的心力衰竭患者。氢氯噻嗪 100mg/d 已达最大效应（剂量–效应曲线已达平台期），再增量也无效。新型利尿剂托伐普坦是血管加压素 V_2 受体拮抗剂，具有仅排水不利钠的的作用，伴顽固性水肿或低钠血症者疗效更显著。

C. 不良反应：电解质丢失较常见，如低钾血症、低镁血症、低钠血症。低钠血症时应注意区别缺钠性低钠血症和稀释性低钠血症，后者按利尿剂抵抗处理。利尿剂的使用可激活内源性神经内分泌系统，特别是 RAAS 和交感神经系统，故应与 ACEI 或 ARB 及 β 受体阻滞剂联用。出现低血压和肾功能恶化时，应区分是利尿剂不良反应，还是心力衰竭恶化或低血容量的表现。

2）ACEI：是被证实能降低心力衰竭患者病死率的第一类药物，也是循证医学证据积累最多的药物，是公认的治疗心力衰竭的首选药物。

A. 适应证：所有 LVEF 下降的心力衰竭患者必须且终身使用，除非有禁忌证或不能耐受。心力衰竭的高发危险人群，也应考虑用 ACEI 预防心力衰竭。

B. 禁忌证：曾发生致命性不良反应如喉头水肿、严重肾衰竭和妊娠妇女。以下情况慎用：双侧肾动脉狭窄，血肌酐＞265.2μmol/L（3mg/dl），血钾＞5.5mmol/L，伴症状性低血压（收缩压＜90mmHg），左心室流出道梗阻（如主动脉瓣狭窄，肥厚型梗阻性心肌病）等。

C. 应用方法：从小剂量开始，逐渐递增，直至达到目标剂量，一般每隔 1～2 周剂量倍增 1 次。滴定剂量及过程须个体化。调整到合适剂量应终身维持使用，避免突然撤药。应监测血压、血钾和肾功能，如果肌酐增高＞30%，应减量，如仍继续升高，应停用（表 12-1）。

表 12-1　慢性 HFREF 常用的 ACEI 及其剂量

药物	起始剂量	目标剂量
卡托普利	6.25mg，3 次/天	50mg，3 次/天
依那普利	2.5mg，2 次/天	10mg，2 次/天
福辛普利	5mg，1 次/天	20～30mg，1 次/天
赖诺普利	5mg，1 次/天	20～30mg，1 次/天
培哚普利	2mg，1 次/天	4～8mg，1 次/天
雷米普利	2.5mg，1 次/天	10mg，1 次/天
贝那普利	2.5mg，1 次/天	10～20mg，1 次/天

D. 不良反应：常见有两类，一是与血管紧张素Ⅱ（AngⅡ）抑制有关的，如低血压、肾功能恶化、高血钾；二是与缓激肽积聚有关的，如咳嗽和血管性水肿。

3）β受体阻滞剂：由于长期持续性交感神经系统的过度激活和刺激，慢性心力衰竭患者的心肌 β_1 受体下调和功能受损，β受体阻滞剂治疗可恢复 β_1 受体的正常功能，使之上调。研究表明，长期应用（>3个月）可改善心功能，提高 LVEF；治疗4～12个月，还能降低心室肌重量和容量、改善心室形状，提示心肌重构延缓或逆转。β受体阻滞剂治疗心力衰竭的独特之处就是能显著降低猝死率41%～44%。

A. 适应证：结构性心脏病，伴 LVEF 下降的无症状心力衰竭患者，无论有无 MI，均可应用。NYHA Ⅳa 级心力衰竭患者在严密监护和专科医师指导下也可应用。

B. 禁忌证：伴二度及以上房室传导阻滞、活动性哮喘和反应性呼吸道疾病患者禁用。

C. 应用方法：推荐用琥珀酸美托洛尔、比索洛尔或卡维地洛，均能改善患者预后。LVEF 下降的心力衰竭患者一经诊断，症状较轻或得到改善后应尽快使用β受体阻滞剂，除非症状反复或进展。

β受体阻滞剂治疗心力衰竭要达到目标剂量或最大可耐受剂量。由于初始用药主要产生的药理作用是抑制心肌收缩力，可能诱发和加重心力衰竭，为避免这种不良影响，起始剂量须小，一般起始剂量为目标剂量的1/8，每隔2～4周剂量递增1次，滴定的剂量及过程须个体化。静息心率是评估心脏β受体有效阻滞的指标之一，通常心率降至55～60次/分的剂量为β受体阻滞剂应用的目标剂量或最大可耐受剂量（表12-2）。

表 12-2　慢性 HFREF 常用的 β 受体阻滞剂及其剂量

药物	初始剂量	目标剂量
琥珀酸美托洛尔	11.875～23.750mg，1 次/天	142.5～190.0mg，1 次/天
比索洛尔	1.25mg，1 次/天	10mg，1 次/天
卡维地洛	3.125～6.250mg，2 次/天	25～50mg，2 次/天
酒石酸美托洛尔	6.25mg，2～3 次/天	50mg，2～3 次/天

D. 不良反应

低血压：一般出现于首剂或加量的24～48h内，通常无症状，可自动消失。首先考虑停用可影响血压的药物如血管扩张剂，减少利尿剂剂量，也可考虑暂时将 ACEI 减量。如低血压伴有低灌注的症状，则应将β受体阻滞剂减量或停用，并重新评定患者的临床情况。

液体潴留和心力衰竭恶化：用药期间如心力衰竭有轻或中度加重，应加大利尿剂用量；如病情恶化，且与β受体阻滞剂应用或加量相关，宜暂时减量或退回至前一个剂量；如病情恶化与 β 受体阻滞剂应用无关，则无需停用，应积极控制使心力衰竭加重的诱因，并加强各种治疗措施。

心动过缓和房室传导阻滞：如心率<55 次/分，或伴有眩晕等症状，或出现二度或三度房室传导阻滞，应减量甚至停药。

4）醛固酮受体拮抗剂：醛固酮对心肌重构，特别是对心肌细胞外基质促进纤维增生的不良影响独立和叠加于 Ang II 的作用。衰竭心脏心室醛固酮生成及活化增加，且与心力衰竭严重程度成正比。因此，加用醛固酮受体拮抗剂，可抑制醛固酮的有害作用，对心力衰竭患者有益。此类药可降低心力衰竭患者心脏性猝死率。

A. 适应证：LVEF≤35%、NYHA II～IV级的患者；已使用 ACEI（或 ARB）和 β 受体阻滞剂治疗，仍持续有症状的患者；AMI 后、LVEF≤40%，有心力衰竭症状或既往有糖尿病史者。

B. 应用方法：从小剂量起始，逐渐加量，尤其螺内酯不推荐用大剂量。螺内酯，初始剂量 10～20mg，1 次/天，目标剂量 20mg，1 次/天。

C. 注意事项：血钾>5.0mmol/L、肾功能受损者［肌酐>221μmol/L（2.5mg/dl），或 eGFR<30ml/（min·1.73m^2]不宜应用。使用后定期监测血钾和肾功能。螺内酯可引起男性乳房增生症，为可逆性，停药后消失。依普利酮不良反应少见。

5）ARB：可阻断 Ang II 与 Ang II 的 1 型受体（AT$_1$R）结合，从而阻断或改善因 AT$_1$R 过度兴奋导致的不良作用，如血管收缩、水钠潴留、组织增生、胶原沉积、促进细胞坏死和凋亡等，这些都在心力衰竭发生发展中起作用。ARB 还可能通过加强 Ang II 与其 2 型受体结合发挥有益效应。

临床试验表明，ACEI 联合醛固酮受体拮抗剂能显著降低心力衰竭患者总病死率，而 ACEI 加 ARB 则不能。

A. 适应证：基本与 ACEI 相同，推荐用于不能耐受 ACEI 的患者。也可用于经利尿剂、ACEI 和 β 受体阻滞剂治疗后临床状况改善仍不满意，又不能耐受醛固酮受体拮抗剂的有症状的心力衰竭患者。

B. 应用方法：类似于 ACEI（表 12-3）。

C. 注意事项：与 ACEI 相似，可能引起低血压、肾功能不全和高血钾等；此类药物与 ACEI 相比，不良反应（如干咳）少，极少数患者也会发生血管性水肿。

6）地高辛：洋地黄类药物通过抑制衰竭心肌细胞膜 Na$^+$/K$^+$-ATP 酶，使细胞内 Na$^+$水平升高，促进 Na$^+$-Ca^{2+} 交换，提高细胞内 Ca^{2+} 水平，发挥正性肌力作用。目前认为其有益作用可能是通过降低神经内分泌系统活性，发挥治疗心力衰竭的作用。

表 12-3　慢性 HFREF 常用的 ARB 及其剂量

药物	起始剂量	目标剂量
坎地沙坦	4mg，1 次/天	32mg，1 次/天
缬沙坦	20～40mg，1 次/天	80～160mg，2 次/天
氯沙坦	25mg，1 次/天	100～150mg，1 次/天
厄贝沙坦	75mg，1 次/天	300mg，1 次/天
替米沙坦	40mg，1 次/天	80mg，1 次/天
奥美沙坦	10mg，1 次/天	20～40mg，1 次/天

A. 适应证：适用于慢性 HFREF 已应用利尿剂、ACEI（或 ARB）、β 受体阻滞剂和醛固酮受体拮抗剂，LVEF≤45%，仍持续有症状的患者，伴有快速心室率的房颤患者尤为适合（Ⅱa 类，B 级）。已应用地高辛者不宜轻易停用。心功能 NYHA Ⅰ 级患者不宜应用地高辛。

B. 应用方法：用维持量 0.125～0.25mg/d，老年或肾功能受损者剂量减半。控制房颤的快速心室率，剂量可增加至 0.375～0.50mg/d。应严格监测地高辛中毒等不良反应及药物浓度。

7）血管扩张剂：在慢性心力衰竭的治疗中无证据支持应用直接作用的血管扩张剂或 α 受体阻滞剂。因高血压所致心力衰竭，伴血压显著升高，需尽快降低血压，可使用静脉血管扩张剂。常合用硝酸酯类以缓解心绞痛或呼吸困难的症状，对治疗心力衰竭则缺乏证据。

8）钙通道阻滞剂（CCB）：慢性 HFREF 患者应避免使用大多数 CCB，尤其是短效的二氢吡啶类及具有负性肌力作用的非二氢吡啶类（如维拉帕米和地尔硫䓬），因为其不能改善患者的症状或提高运动耐量，短期治疗可导致肺水肿和心源性休克，长期应用使心功能恶化，死亡危险增加。但心力衰竭患者如伴有严重的高血压或心绞痛，其他药物不能控制而须应用 CCB，可选择氨氯地平或非洛地平，二者长期使用安全性较好，虽不能提高生存率，但对预后并无不利影响。

（3）药物的联合应用

1）ACEI 和 β 受体阻滞剂的联用：两药合用称之为"黄金搭档"，可产生相加或协同的有益效应，使死亡危险性进一步下降。CIBIS Ⅲ研究提示，先用 β 受体阻滞剂组较之先用 ACEI 组，临床结局并无差异，均降低早期心脏性猝死发生率。因此，两药孰先孰后并不重要，关键是尽早合用，才能发挥最大的益处。

β 受体阻滞剂治疗前，不应使用较大剂量的 ACEI。在一种药物低剂量基础上，加用另一种药，比单纯加量获益更多。两药合用后可交替和逐步增加剂量，分别达到各自的目标剂量或最大耐受剂量。为避免低血压，β 受体阻滞剂与 ACEI 可在

1 天中不同时间段服用。

2）ACEI 与醛固酮受体拮抗剂联用：临床研究证实，两者联合进一步降低慢性心力衰竭患者的病死率（Ⅰ类，A 级），又较为安全，但要严密监测血钾水平，通常与排钾利尿剂合用以避免发生高钾血症。在 ACEI 和 β 受体阻滞剂合用基础上加用醛同酮受体拮抗剂，三药合用可称之为"金三角"，应成为慢性 HFREF 的基本治疗方案。

3）ACEI 与 ARB 联用：现有临床试验的结论不一致，两者能否合用治疗心力衰竭仍有争论。两者联合使用时，不良反应如低血压、高钾血症、血肌酐水平升高，甚至肾功能损害发生率增高（ONTARGET 试验），应慎用。AMI 后并发心力衰竭的患者亦不宜合用。

在最近的临床试验结果中，醛固酮受体拮抗剂的应用获得积极推荐，在 ACEI 和 β 受体阻滞剂合用之后优先考虑加用，故一般情况下 ARB 不再考虑加用，尤其禁忌将 ACEI、ARB 和醛同酮受体拮抗剂三者合用。

4）ARB 与 β 受体阻滞剂或醛同酮受体拮抗剂联用：不能耐受 ACEI 的患者，ARB 可代替应用。此时，ARB 和 β 受体阻滞剂的合用，以及在此基础上再加用醛固酮受体拮抗剂，类似于"黄金搭档"和"金三角"。

总之，对于伴心力衰竭或 LVEF 降低的患者，临床研究表明，阻断 RAAS 的药物如 ACEI 或 ARB、醛固酮受体拮抗剂，以及交感神经系统阻滞剂及 β 受体阻滞剂等均对患者的长期预后有益。

高血压急性心力衰竭常因血压急剧升高而诱发，易出现肺水肿，以及伴组织器官灌注不足的心源性休克，临床特点是血压高，心力衰竭发展迅速，主要是HFPEF。此时必须紧急处理。对于病情重伴肺水肿的患者，应在 1h 内将平均动脉压较治疗前降低≤25%，2～6h 降至 160/100～110mmHg，24～48h 内使血压逐渐降至正常；如病情较轻，可在 24～48h 内逐渐降压。应把握适当的降压速度，快速降压会加重脏器缺血。可静脉给予硝酸甘油或硝普钠。静脉给予呋塞米等袢利尿剂能辅助降压。

（五）高血压性心力衰竭的预后

高血压性心力衰竭患者往往有感染、冠心病、房颤、心律失常等合并症，或由于老龄，脑、肾等脏器功能减退，预后一般不佳。

三、伴心肌疾病高血压

心肌疾病（myocardial diseases）是指除心脏瓣膜病、冠状动脉粥样硬化性心脏病、高血压性心脏病、肺源性心脏病和先天性心血管病以外的以心肌病变为主要表现的一组疾病。1995 年世界卫生组织/国际心脏病学会工作组（WHO/ISFC）以病理生理或病因学/发病学为基础，更新了心肌病的定义和分类。2007 年 1 月中华心血管病杂志发表《心肌病诊断与治疗建议》，仍建议我国临床医生采用 1995 年 WHO/ISFC 心肌病的定义和分类。

心肌病（cardiomyopathies）是指合并有心脏功能障碍的心肌疾病，分为原发性和继发性二类。原发性心肌病包括扩张型心肌病（DCM）、肥厚型心肌病（HCM）、限制型心肌病（RCM）、致心律失常性右室心肌病（ARVC）和未定型心肌病五类。继发性心肌病即特异性心肌病，如高血压性心脏病（有左心室肥大伴扩张型或限制型心肌病心力衰竭的特点）、病毒性心肌炎演变为扩张型心肌病、缺血性心肌病、瓣膜性心肌病、代谢性心肌病（如糖原累积症、营养物质缺乏）、内分泌性心肌病（如甲状腺功能亢进或减退）、全身疾病所致心肌病（如结缔组织病、白血病等）、过敏及中毒反应所致心肌病（如乙醇、儿茶酚胺、照射、蒽环类抗癌药物）、围生期心肌病等。由于心脏超声等影像技术的进步，分子生物学、分子遗传学理论和知识的应用，多中心、大规模临床循证医学证据的获得，近年来基础医学专家和临床医学专家们对心肌病的发病、命名、诊断、治疗及预后发表了许多新的见解。心肌病已成为可知原因、能够诊断和治疗的常见病。

对于继发性心肌病，强调查明病因，有针对性的病因治疗。本章重点介绍扩张型心肌病（DCM）、肥厚型心肌病（HCM）伴有高血压时的诊断和治疗等。

（一）扩张型心肌病

扩张型心肌病（dilated cardiomyopathy，DCM）主要特征是以左室、右室或双心腔扩大和收缩功能障碍等为特征，通常经二维超声心动图诊断。DCM 导致左室收缩功能降低、进行性心力衰竭、室性和室上性心律失常、传导系统异常、血栓栓塞和猝死。DCM 是心肌疾病的常见类型，是心力衰竭的第三位原因。

1. 流行病学资料

近十年来，DCM 的发病呈增长趋势，且预后较差。DCM 常发生心力衰竭和心律失常，猝死率高，国外曾报道 5 年病死率约为 50.0%，国内报道 2 年病死率为 41.2%、5 年病死率为 80.0%。随着 ACEI 及 β 受体阻滞剂在慢性心力衰竭治疗中的广泛应用，国外报道 DCM 的预后已有较大改观，5 年生存率达 76.0%。复旦大学附属中山医院对 1998 年 1 月至 2004 年 6 月收治该院的 280 例 DCM 患者的临床资料进行回顾性调查研究发现，在不进行心脏移植情况下，患者 5 年生存率为 65.3%。美国对晚期 DCM 进行流行病学调查发现 DCM 患病率为 36.5/10 万。20 世纪 80 年代末 90 年代初，南京地区心肌病调查显示 DCM 的年发病率为 1.5/10 万，2001～2002 年北京阜外心血管病医院采用超声心动图的方法调查全国 9 个地区 8080 例患者，发现我国 DCM 患病率约为 19/10 万。由于 DCM 的发病机制至今尚未完全阐明，其治疗仍然维持在改善症状、预防并发症和阻止或延缓病情进展、提高生存率。

2. 病因、发病机制

DCM 大多数是散发疾病。病因迄今不明，可以是特发性、家族遗传性、病毒和（或）免疫性、酒精中毒性，或者是已知心血管疾病的心肌功能损害程度不能以心脏负荷状态或缺血损害程度来解释的特异性心肌病。近十年来的研究证实，大多数 DCM 的发生与持续性病毒感染和自身免疫反应有关，以病毒感染，尤其是柯萨奇 B 病毒引发病毒性心肌炎最终转化为 DCM 关系最为密切，认为病毒持续感染对心肌组织的持续损害、诱导免疫介导心肌损害可能是重要致病原因与发病机理，抗心肌抗体如抗 ANT 抗体、抗 β_1 受体抗体、抗肌球蛋白重链（MHC）抗体和抗胆碱-2（M_2）受体抗体等被公认为是免疫学标志物。仍然有一些 DCM 患者病因和发病机制不明。

3. 病理

DCM 的心腔扩大，以左心室扩大为主，心肌细胞减少、间质增生、心内膜增厚及纤维化，常有附壁血栓形成。心肌纤维化使心肌收缩力减弱，左心室射血分数（LVEF）降低，收缩期末容积增大，舒张期末压增高，静脉系统淤血，晚期出现继发性肺动脉高压。心肌纤维化病变累及传导系统，常合并各种类型心律失常。病毒性心肌炎经过长期的心肌内炎症反应演变为扩张型心肌病，炎症细胞和细胞因子可能改变心肌基质金属蛋白酶和组织基质金属蛋白酶抑制系统，导致心室扩张和心力衰竭。电镜下，线粒体数目增多，线粒体部分或全部消失，肌浆网状结构扩张和糖原增多。

4. 临床表现

本病起病缓慢，可在任何年龄发病，但以 30～50 岁居多，家族遗传性扩张型心肌病发病年龄更早。扩张型心肌病的病程可分为三个阶段：

（1）无症状期：体检可以正常，X 线检查心脏可以轻度增大，心电图有非特异性改变，超声心动图测量左心室舒张末期内径为 5～6.5cm，射血分数为 40%～50%。

（2）有症状期：主要有疲劳、乏力、气促、心悸等症状，舒张早期奔马律，超声心动图测量左心室舒张末期内径为 6.5～7.5cm，射血分数为 20%～40%。

（3）病情晚期：上述症状加重，并出现肝大、水肿、腹水等充血性心力衰竭表现，其病程长短不一，有的可相对稳定，反复心力衰竭达数年至十余年，有的心力衰竭进行性加重短期内死亡。多数患者合并有各种心律失常，部分患者发生血栓栓塞（18%）或猝死（30%）。主要体征为心脏扩大、奔马律、肺循环和体循环淤血征。

5. 临床诊断

DCM 的诊断标准：①临床常用左心室舒张期末内径（LVEDD）>5.0cm（女性）和>5.5cm（男性）。②LVEF<45%和（或）左心室缩短速率（FS）<25%。③更为科学的是 LVEDD>2.7cm/m^2，体表面积（m^2）=0.0061×身高（cm）+0.0128×体重（kg）−0.1529，更为保守的评价 LVEDD 大于年龄和体表面积预测值的 117%，即预测值的 2 倍加 5%。临床上主要以超声心动图作为诊断依据，X线胸片、心脏同位素、心脏计算机断层扫描有助于诊断，磁共振检查对于一些心脏局限性肥厚的患者，具有确诊意义。在进行 DCM 诊断时需要排除引起心肌损害的其他疾病，如高血压、冠心病、心脏瓣膜病、先天性心脏病、酒精性心肌病、心动过速性心肌病、心包疾病、系统性疾病、肺心病和神经肌肉性疾病等。

（1）特发性 DCM 的诊断：符合 DCM 的诊断标准，排除任何引起心肌损害的其他疾病。结合目前国内多数基层医院现有设备和条件，暂保留特发性 DCM 的临床诊断，有条件的单位应尽可能进行病因诊断。

（2）家族遗传性 DCM 的诊断：符合 DCM 的诊断标准，家族性发病是依据在一个家系中包括先证者在内有两个或两个以上 DCM 患者，或在 DCM 患者的一级亲属中有不明原因的 35 岁以下猝死者。仔细询问家族史对于 DCM 的诊断极为重要。

（3）继发性 DCM 的诊断：继发性心肌病特指心肌病变是由其他疾病、免疫或环境因素等引起心脏扩大的病变，心脏受累的程度和频度变化很大。临床常见的继发性 DCM 诊断如下。

1）感染或免疫性 DCM 诊断依据：①符合 DCM 的诊断标准；②心肌炎病史或心肌活检证实存在炎症浸润、检测到病毒 RNA、血清免疫标志物抗心肌抗体的持续表达等。

2）酒精性心肌病诊断标准：①符合 DCM 的诊断标准；②长期过量饮酒（WHO标准：女性>40 g/d，男性>80 g/d，饮酒 5 年以上）；③既往无其他心脏病病史；④早期发现戒酒 6 个月后 DCM 临床状态得到缓解。饮酒是导致心功能损害的独立原因，建议戒酒 6 个月后再作临床状态评价。

3）围生期心肌病诊断标准：①符合扩张型心肌病的诊断标准；②妊娠最后 1

个月或产后 5 个月内发病。

4）心动过速性 DCM 的诊断：①符合 DCM 的诊断标准。②慢性心动过速发作时间超过每天总时间的 12%～15%，包括窦房折返性心动过速、房性心动过速、持续性交界性心动过速、心房扑动、心房颤动和持续性室性心动过速等。③心室率多在 160 次/分以上，少数可能只有 110～120 次/分，与个体差异有关。

部分患者因心力衰竭就诊，超声心动图检查心脏扩大、心室腔内存在粗大突起肌小梁和深陷隐窝，将其诊断为心肌致密化不全（遗传性心肌病），由于这些患者临床表现与 DCM 相似，应当重视 DCM 致密化不全病因的识别。

6. 治疗

（1）主要治疗目的：阻止基础病因介导的心肌损害，有效控制心力衰竭和心律失常，预防猝死和栓塞，提高 DCM 患者的生活质量和生存率。

（2）病因和诱因的治疗：对于不明原因的 DCM 要积极寻找病因，排除任何引起心肌疾病的可能病因并给予积极的治疗，如控制感染、严格限酒或戒酒、改变不良的生活方式、卧床休息等。

（3）心力衰竭的治疗：本病的病程长短不等，心力衰竭的出现频度较高，且易并发心律失常。大部分合并高血压的患者，病情严重时血压正常，甚至偏低。ACEI、β 受体阻滞剂是一线降压药物，同时在治疗心力衰竭方面循证医学证据充分。

ACEI 由于心力衰竭时，主要作用机制为：①抑制肾素–血管紧张素系统（RAS），对 RAS 的抑制可达到扩血管、抑制交感神经兴奋的作用，更重要的是对心脏组织中的 RAS 的抑制，在改善和延缓心室重塑中起关键作用。②抑制缓激肽的降解，可使具有血管扩张作用的前列腺素生成增多，同时也有抗组织增生作用。总之 ACEI 通过扩血管作用改善心力衰竭时血流动力学变化，更重要的是还能改善心力衰竭时神经–体液异常激活，从而保护心肌，推迟心力衰竭的进展，降低远期死亡率。剂量:培哚普利 2～4mg/d,米达普利 2.5～10mg/d,贝那普利 5～10mg/d。对于重症心力衰竭宜从极小剂量开始逐渐加量。

从传统观念来看，β 受体阻滞剂因其负性肌力作用而禁用于心力衰竭。但现代的研究表明，心力衰竭的代偿机制虽然在早期能维持心脏排血功能，但在长期的发展过程中将对心肌产生有害影响，加速患者的死亡。代偿机制中交感神经激活是一个重要的组成部分，而 β 受体阻滞剂可对抗交感神经激活，阻断上述各种有害影响，其改善心力衰竭的作用大大超过其有限的负性肌力作用。应用 β 受体阻滞剂的主要目的并不在于短时间内缓解症状，而是长期应用达到缓解病变进展、减少复发和降低猝死率的目的。同时 β 受体阻滞剂对部分心律失常控制有益。一般待心力衰竭情况稳定，无体液潴留后，从小剂量开始逐渐加量，适量长期维持。

美托洛尔、比索洛尔等选择性阻滞 β_1 受体，无血管扩张作用，卡维地洛作为新型的非选择性并有扩张血管作用的 β 受体阻滞剂，大规模临床试验结果显示可显著降低死亡率。建议待心力衰竭情况稳定已无体液潴留后小剂量开始，逐渐加量，适量长期维持。

利尿剂可以将患者体内多余的水分充分排出，降低心脏前负荷，使体循环、肺循环淤血缓解，进而显著改善患者心力衰竭症状。利尿剂是治疗扩张型心肌病心力衰竭的传统药物，在临床广泛应用，但其远期治疗效果仍需进一步确定。应用呋塞米间断利尿，同时补充钾镁和适当的钠盐饮食。螺内酯 20mg/d 可以延缓心肌纤维化进程。

本病较易发生洋地黄中毒，同时注意抗心律失常药与抗生素对洋地黄用量的影响，故洋地黄制剂应慎用，剂量宜偏小。地高辛基本剂量为 0.125mg/d。非洋地黄类正性肌力药如多巴酚丁胺或米力农可在病情危重期间短期应用，改善患者症状，度过危重期。

（4）心肌保护措施：主要通过干预免疫介导心肌损伤，保护心肌。美托洛尔可以预防扩张型心肌病恶化、改善症状和心功能。

用法：美托洛尔从 6.25mg 每日 2 次开始，逐渐增加到 12.5～100mg 每日 2 次，适用于心率快、室性心律失常，抗 β_1 受体抗体阳性的患者。卡维地洛 6.25mg 每日 1 次开始，逐渐增加 6.25～25mg 每日 2 次也有良好疗效。在心力衰竭治疗基础上加用地尔硫䓬可以改善扩张型心肌病患者的心功能和运动耐量，改善左室舒张期末内径和射血分数，用量 30mg，每日 2～3 次。

（5）栓塞、猝死的防治：DCM 患者扩大的心腔内形成附壁血栓很常见，栓塞是本病的常见合并症，对于有心房颤动或深静脉血栓形成等发生栓塞性疾病风险且没有禁忌证的患者，口服阿司匹林 75～100mg/d，预防附壁血栓形成。对于已经有附壁血栓形成和发生血栓栓塞的患者，必须长期抗凝治疗，口服华法林，调整剂量使国际化标准比值（INR）保持在 2.0～2.5。

预防猝死主要是控制诱发室性心律失常的可逆性因素：①纠正心力衰竭，降低室壁张力；②纠正低钾、低镁血症；③改善神经激素功能紊乱，选用 ACEI 和美托洛尔；④避免药物因素如洋地黄、利尿剂的不良反应；⑤胺碘酮（200mg/d）有效控制心律失常，对预防猝死有一定作用。

（6）改善心肌代谢：家族性 DCM 由于存在与代谢相关酶缺陷，改善心肌代谢紊乱可应用能量代谢药。辅酶 Q_{10} 参与氧化磷酸化及能量的生成过程，并有抗氧自由基及膜稳定作用。曲美他嗪通过抑制游离脂肪酸 β 氧化，促进葡萄糖氧化，利用有限的氧，产生更多 ATP，优化缺血心肌能量代谢作用，有助于心肌功能的改善，可以试用于缺血性心肌病。

（7）中药：黄芪具有抗病毒、调节免疫作用。鉴于肠病毒 RNA 在扩张型心肌病患者心肌持续感染，可试用黄芪治疗扩张型心肌病。

（8）外科治疗：同种原位心脏移植是治疗终末期扩张型心肌病的外科治疗方法，环孢素 A 等免疫抑制剂的应用明显降低了免疫排斥反应所导致的死亡，提高了心脏移植的疗效。

7. 预后和预防

扩张型心肌病患者一旦发生心力衰竭，则预后不良，据报道 5 年随访的病死率为 35%，10 年随访的病死率为 70%。发现该病患者中，3/4 的患者病情进展很快，其中 2/3 的患者 2 年内死亡；另 1/4 的患者正常存活，症状改善，扩大的心脏缩小。随着对扩张型心肌病的病因及发病机制研究的深入，对病毒性心肌炎进行治疗和预防（一级预防），对扩张型心肌病无心衰型患者进行早期干预，应用 ACEI、β_1 受体阻滞剂和地尔硫革等治疗（二级预防），可使患者心功能改善、心脏大小逐渐恢复到正常，延长患者生命，提高生活质量，有可能使扩张型心肌病者康复。

（二）肥厚型心肌病

肥厚型心肌病（hypertrophic cardiomyopathy，HCM）是以心肌非对称性肥厚、心室腔变小为特征，以左心室血液充盈受阻、舒张期顺应性下降为基本病态的心肌病，需排除高血压等疾病和运动员心脏肥厚。临床表现多样，无症状、轻度胸闷、心悸、呼吸困难、恶性室性心律失常、心力衰竭、心房颤动伴栓塞、青少年时期猝死等。病理改变涉及心肌细胞和结缔组织两个方面，心肌结构紊乱、间质纤维化、肥大心肌细胞与无序的核相互卷曲、局限性或弥散性间质纤维化、胶原骨架无序和增厚、心肌内小血管壁增厚等形态异常。

1. 流行病学资料

根据流行病学资料，有家族史者占 50%，男女比例 2：1，平均发病年龄（38±15）岁。本病常为青年猝死的原因。20 世纪 90 年代我国较大样本的流行病调查报道：南京地区（108 万）HCM 年发病率为 1.5/10 万人群。近期，我国最大一次以超声心动图检查为基础的 8080 例调查表明，中国 HCM 的患病率为 80/10 万人群，至少有 100 万 HCM 患者。如将尚未就诊的 HCM 患者、家族性肥厚型心肌病（FHCM）家族成员无症状但心肌肥厚基因突变的患者计算在内，患病率会更高。

2. 病因、发病机制和病理

（1）病因、发病机制：本病常有明显家族史（占 50%），目前被认为是常染色体显性遗传疾病，是由心肌肌小节蛋白基因突变所致。约 50%患者的致病机制尚不明确，认为儿茶酚胺代谢异常、细胞内钙调节异常、高血压、高强度运动等均可作为本病发病的促进因子。

（2）病理和病理生理：主要病理变化为左室心肌肥厚，室腔变窄，常伴有二尖瓣叶增厚。显微镜下可见心肌纤维粗大、交错排列。由于室壁肥厚的范围和程度不同。将本病分为三型：①非对称性室间隔肥厚，占 90%；②对称性左心室肥厚，占 5%；③特殊部位肥厚：心尖肥厚占 3%，室间隔后部及侧部肥厚占 1%，心室中部肥厚占 1%。

由于室间隔明显增厚和心肌细胞内高钙，使心肌对儿茶酚胺反应性增强，引起心室肌高动力性收缩，左室流出道血流加速。因该处产生负压效应，吸引二尖瓣前叶明显前移，靠近室间隔，造成左室流出道进一步狭窄和二尖瓣关闭不全，形成左室流出道收缩期压力阶差。压力阶差可引起反复性室壁张力增高和心肌需氧量增加，导致心肌缺血坏死和纤维化，从而形成恶性循环，引起心力衰竭。

由于主动脉舒张压降低，左室舒张末压增高，冠脉充盈随之降低，使心室壁内血液减少；收缩期负荷增加，使舒张充盈时间推迟；室腔变窄使左室充盈负荷降低；心肌纤维蛋白异常增生使心肌收缩性能降低；心肌间质纤维增多和肌纤维排列紊乱使室壁僵硬度增加，从而降低心室舒张速度，影响心室舒张功能。

3. 临床表现

HCM 在从婴儿到老年的各个年龄段都可发病，且临床表现多样化。半数以上患者无明显症状，不影响生活质量，没有任何的功能丧失且不需要治疗。而另外一部分 HCM 患者可能会出现以下三种进展：①室性心律失常导致的心脏性猝死（SCD），常见于<35 岁的无症状患者。室性心律失常发生率为 50%。HCM 是青少年和运动员猝死的主要原因，占 50%。33%的患者出现频发的一过性晕厥，可以是患者的唯一主诉。②尽管收缩功能正常且为窦性心律，以劳力性呼吸困难为特点（伴或不伴胸痛）的心力衰竭逐渐加重，其中部分患者合并左室重构和广泛心肌瘢痕形成，导致收缩功能障碍，可进展为终末期心力衰竭。③心房颤动，包括：阵发性或持续性心房颤动，均与心力衰竭严重程度相关，也是血栓形成和致死性、非致死性脑卒中的危险因素。

梗阻性肥厚型心肌病患者，心尖区内侧或胸骨左缘中下段可闻及收缩期喷射性杂音。约 50%的患者心尖区可闻及收缩期吹风样杂音。非梗阻性肥厚型心肌病的体征不明显。心脏杂音的特点：增加心肌收缩力因素（如运动、Valsalva 动作）使杂音增强，减弱心肌收缩力因素（如下蹲、Mueller 动作、口服普萘洛尔）使杂音减弱。

4. 临床诊断

诊断 HCM 应包括：临床诊断，基因表型和基因筛选，猝死高危因素评估等方面。

（1）临床诊断 HCM 的主要标准：①超声心动图左心室壁或（和）室间隔厚度超过 15mm。②组织多普勒、磁共振发现心尖、近心尖室间隔部位肥厚，心肌致密或间质排列紊乱。

次要标准：①35 岁以内患者，12 导联心电图 I、aVL、$V_{4\sim6}$ 导联 ST 下移，对称性深倒置 T 波。②二维超声室间隔和左室壁厚 11～14mm。③基因筛查发现已知基因突变，或新的突变位点，与 HCM 连锁。

排除标准：①系统疾病，高血压病，风湿性心脏病二尖瓣病，先天性心脏病（房间隔、室间隔缺损）及代谢性疾病伴发心肌肥厚。②运动员心脏肥厚。

临床确诊 HCM 标准。符合以下任何一项者：1 项主要标准＋排除标准；1 项主要标准＋次要标准③即阳性基因突变；1 项主要标准＋排除标准②；次要标准②和③；次要标准①和③。

主动脉下压力阶差达到或超过 30mmHg 伴左室腔内压力升高，表明流出道阻力增加，对判断 HCM 患者病理生理和预后十分重要。压力阶差＞30mmHg 可作为 HCM 患者猝死、严重心力衰竭、脑卒中的独立预后因素。最近文献指出，安静时流出道阶差＞30mmHg，总死亡危险增加（RR=2.0，95% CI 1.3～3.0），对 HCM 心源性猝死（SCD）阴性（排除）预测准确率达 95%，但阳性预测准确性只有 7%。

（2）诊断 FHCM：除发病就诊的先证者以外，三代直系亲属中有两个或以上成员诊断为 HCM 或存在相同 DNA 位点变异。FHCM 诊断后对其遗传背景筛查和确定，随访无临床表现的基因突变携带者，以及及时确定临床表型十分重要。

12 导联心电图可提供筛选和诊断 HCM 的依据，左心房增大、胸前导联异常 Q 波以及前壁巨大倒置的 T 波最具意义，心电图左心室肥厚无特异性。HCM 心律失常应有动态心电图记录，为治疗和预防猝死提供证据。冠状动脉造影不作为诊断依据，可帮助认识 HCM 心肌内冠状动脉痉挛和微循环障碍。心室造影显示左心室腔呈香蕉状、舌状或纺锤状，可以确诊。由于 50%以上的肥厚型心肌病患者有家族史，对患者的血缘直系亲属进行心电图、超声心动图等检查，有助于肥厚型心肌病的早期发现。

5. 治疗

HCM 发病可出现在任何年龄段，从 1 天到 90 岁都有发病。25%的 HCM 患者生命期限超过 75 岁，多数 HCM 患者出现 SCD、严重心力衰竭、脑卒中、严重心律失常及晕厥，HCM 患者年死亡率为 3%～6%。治疗目标是减轻左室流出道梗阻，缓解症状，尽可能逆转心肌肥厚，改善左心室舒张功能，预防猝死，提高肥厚型心肌病患者的长期生存率。大部分的 HCM 患者无症状，且生存至正常寿命。对于此类患者最重要的就是要定期筛查及进行相关专业知识的教育。在老年患者中，需要警惕高血压性心脏病与 HCM 并存的现象。对于症状性 HCM 患者需系统治疗。

药物治疗：对于伴高血压和（或）有症状的 HCM 患者，治疗目标一是控制血压在 140/90mmHg 以下，二是缓解劳累性呼吸困难、心悸和胸部不适的症状。推荐 β 受体阻滞剂，能改善肥厚型心肌病患者的胸痛和劳力性呼吸困难症状，其机制是抑制心脏交感神经兴奋性，减慢心率，降低左心室收缩力和室壁张力，降低心肌需氧量，从而减轻流出道梗阻。成年 HCM 患者无论是否存在梗阻，都推荐应用 β 受体阻滞剂，且应将剂量滴定至静息心率<60～65 次/分，但有窦性心动过缓或严重传导阻滞的患者应慎用。美托洛尔有逆转心肌肥厚的作用，可望改善肥厚型心肌病预后，剂量：美托洛尔 25～100mg/d。钙拮抗剂选择性地抑制细胞膜 Ca^{2+} 内流，降低细胞内 Ca^{2+} 利用度和细胞膜 Ca^{2+} 结合力，减少心肌细胞内 ATP 的消耗，干扰兴奋-收缩耦联过程，从而降低左心室收缩力和左室流出道梗阻，改善左心室顺应性。长期应用钙拮抗剂治疗肥厚型心肌病具有良好疗效。推荐维拉帕米小剂量开始，滴定到 480mg/d，地尔硫草180～270mg/d。对流出道梗阻的 HCM 患者建议用 I 类抗心律失常药物，不鼓励用维拉帕米。若对以上两类药物都无效的患者，可联合应用丙吡胺来改善心绞痛或呼吸困难症状，无梗阻者，可加用利尿剂。丙吡胺用于有流出道梗阻的患者，剂量可达 300～600mg/d。

对伴有收缩功能障碍、心室腔增大的 HCM 患者，可用 ACEI、ARB，预防治疗只用于高危 SCD 的 HCM 患者。应注意对 HCM 患者感染性心内膜炎的防治。

6. 预后和预防

肥厚型心肌病预后相对良好，年心源性死亡率为 2%～4%，以猝死多见。随着病程进展，肥厚型心肌病伴发左心室扩张和心力衰竭，可能原因包括心肌内小冠状动脉异常，产生心肌缺血和心肌纤维化、酒精损害、病毒持续感染。肥厚型心肌病扩张期的发生率为14%～16%，进入扩张期则以心力衰竭为主要死亡原因，预后差。

（刘静华）

第十三章　内分泌科高血压的诊断与治疗

内分泌科疾病由于相应激素分泌异常，导致心肌收缩力增强、水钠潴留、外周血管阻力增加等病理生理机制而产生的血压异常升高致内分泌性高血压。内分泌性高血压占高血压患者的比例为6%，起病危险、症状严重，危害更大，且病因更隐蔽。它的特点：血压多为顽固性高血压；伴有激素分泌异常；有某些特殊的症状和体征；靶器官损害严重，心血管疾病的发生率高。与高血压密切相关的内分泌腺体包括下丘脑、垂体、甲状腺、甲状旁腺、胰腺、肾上腺、性腺等，其中肾上腺疾病所引起的高血压是最常见的内分泌性高血压。内分泌性高血压的治疗有其特殊性，要调整血管的收缩与舒张功能，从组织结构上保护靶器官，诊断明确无法病因治疗的情况下应用降压药物等。本指南从这几方面叙述内分泌性高血压的治疗问题，至于内分泌原发疾病的诊断不在此赘述。

一、内分泌性高血压

（一）内分泌性高血压的筛查方法

内分泌性高血压患者有其独特的特点，临床需要仔细辨别、发现潜在线索，找出内分泌科疾病患者。内分泌性高血压患者血压多表现为常规药物降压效果不佳、血压波动大等，如嗜铬细胞瘤可表现为血压阵发性或持续性升高，常规降压药物不能起效；库欣综合征有典型或非典型的向心性肥胖、满月脸、多血质等表现；而甲亢患者则表现为消瘦、多食、易怒、出汗等。既往检查发现特异性异常，既往低血钾史和利尿剂诱发的低血钾都要考虑是否存在原发性醛固酮增多症。

（二）内分泌性高血压靶器官损害重

内分泌性高血压因长期的血压升高、激素异常分泌对靶器官的直接和间接作用而使这类高血压患者较原发性高血压患者的靶器官损害严重。内分泌激素异常同样也会造成糖、脂等基本代谢异常，加重靶器官的损害。

原发性醛固酮增多症患者的左心室肥厚率是原发性高血压患者的2倍，心血管疾病的发生率也大大增加。在去除血压水平和低钾的影响后，醛固酮本身也会通过慢性水钠潴留、氧化应激、内皮功能障碍、炎症和心肌细胞肥厚和结构重塑等机制使大小动脉弹性降低、动脉内膜增厚和心肌纤维化，造成对心脏、肾脏、外周血管的损伤。表13-1列出了不同学者对比原发性醛固酮增多症与原发性高血压患者的心血管疾病发生率，可以明显看出原发性醛固酮增多症患者有血压因素之外的增加心血管疾病发生率的内分泌因素。

表 13-1 原发性醛固酮增多症与原发性高血压患者心血管疾病比较

作者	研究数		血压（mmHg）		结论
	病例组	对照组	病例组	对照组	
Takeda 等	224 名外科手术证明的 PA	224 名性别、年龄匹配的 EH	（170±26）/（94±15）	（179±25）/（106±17）	心肌梗死（4.0%比 1.8%） 心力衰竭（4.0%比 3.6%）
Miliez 等	124 名 PA	465 名性别、年龄和血压相似的 EH	（176±23）/（107±14）	（174±20）/（106±14）	心肌梗死（4.0%比 0.6%） 房颤（7.3%比 0.6%）
Catena 等	54 名 PA	323 名年龄、性别、BMI、高血压程度和病史类似的 EH	（167±16）/（103±9）	（166±18）/（103±8）	心血管事件（35%比 11%） 持续性心律不齐(15%比 3%) 脑血管事件（11%比 3%） 冠心病（20%比 8%）
Sebastien 等	459 名 PA	1290 名年龄、性别和血压匹配的 EH	（151±24）/（88±13）	（150±22）/（87±13）	心肌梗死（4.4%比 1.7%） 房颤（3.9%比 1.1%） 冠心病（5.7%比 2.8%） 心力衰竭（4.1%比 1.2%）

注：PA，原发性醛固酮增多症；EH，原发性高血压。

多个个案报道嗜铬细胞瘤（PHEO）导致致死性的心血管疾病如心肌梗死、脑卒中。由于嗜铬细胞瘤的误诊率很高，患者出现症状到手术治疗的时间较短，在病理确诊之前，PHEO 真实的心血管病发病情况和死亡率是不清楚的。儿茶酚胺也是造成一系列慢性心血管疾病和代谢疾病的病因，如持续的高血压、心肌病、心律失常、糖耐量受损和糖尿病等。Roeland 等回顾性研究了 109 名嗜铬细胞瘤患者诊断前 5 年的心血管疾病情况，发现嗜铬细胞瘤患者的心血管疾病发生率远高于一般高血压组（13.8%比 1.1%），这种显著的差异在原发性高血压组血压水平高于嗜铬细胞瘤组时仍然存在，考虑心血管疾病发生与 PHEO 长期儿茶酚胺毒性的作用关系较大。

（三）内分泌性高血压用药原则

（1）内分泌性高血压治疗的首要前提是原发病的治疗，这是针对病因的降压治疗。长期的随访研究显示，在嗜铬细胞瘤切除之后，患者心血管疾病的发病率和死亡率可降至正常人或一般高血压患者水平，术后主要的死因还是肿瘤转移或复发，库欣综合征患者也有同样的研究结果。

（2）在不能祛除病因的情况下，可针对内分泌激素辅助用药，如嗜铬细胞瘤患者应用 α 受体阻滞剂阻滞下游反应的发生；原发性醛固酮增多症患者应用盐皮质激素受体拮抗剂可截断醛固酮的水钠潴留作用和对血管心肌的损害。

（3）对于内分泌科原发疾病去除后仍有高血压者，则针对靶器官保护用药。如原发性醛固酮增多症左心室肥厚较一般高血压患者严重，可优先考虑应用 ACEI 或 ARB 类药物。

（4）最后针对血压情况联合用药。不管原发疾病是否存在，降压治疗仍是迫切需要解决的问题，避开患者的用药禁忌证，联合应用降压药物降低血压水平，保证患者有治疗内分泌原发疾病的机会和降低长期心血管疾病发生率的可能。

二、原发性醛固酮增多症

原发性醛固酮增多症（PA）是以高血压、低血钾、低血浆肾素活性及高血浆醛固酮水平为主要特征的临床综合征，又称 Conn 综合征，是继发性高血压的常见病因之一。

（一）高血压发生机制

PA 的实质是因醛固酮自主分泌过多，使机体内潴钠而致血钠、血容量增多，增加钾的排泄，并使肾素分泌受抑制的高血压，故为高醛固酮、低肾素性高血压，如果病程延长和病情加重，可能导致低血钾症。

过量分泌醛固酮引起血压升高机制：①钠潴留使细胞外液扩张，血容量增多。②血管壁细胞内的钠离子浓度增加，使管壁对去甲肾上腺素等加压物质反应增强，同时醛固酮亦可增强此反应。③动脉血管壁平滑肌细胞内的钠浓度增加，致使细胞内水潴留、细胞壁肿胀、管腔狭窄、外周阻力增加。由于以上机制的综合作用，形成高血压。但当血钠浓度增高和细胞外液扩张到一定程度时，刺激心房内压力感受器分泌心钠肽（ANP），它是一种排钠、利尿、降压的循环激素，ANP 分泌增多可抑制肾近曲小管对钠的重吸收，使远曲小管钠离子浓度增加，尿钠排泄增加，出现钠"脱逸"现象，从而代偿了大量醛固酮的潴钠作用；并且肾上腺髓质也可合成 ANP，通过旁分泌作用抑制醛固酮分泌。因此，PA 高血压较少出现恶性高血压、水肿和心力衰竭。

（二）药物治疗

1. 检查前降压药物应用

对高度怀疑原发性醛固酮增多症的患者应进行血浆肾素-血管紧张素-醛固酮系统（RAAS）水平的检查。多种降压药物都能影响到肾素-血管紧张素水平，造成假阳性或假阴性结果。

β受体阻滞剂能抑制肾素和减少醛固酮浓度而增加 ARR 比值（醛固酮肾素比值），建议检测前停药 2 周以上；利尿剂增加肾素多于醛固酮，很大程度地减小 ARR 值，甚至使患者的 ARR 值正常，建议噻嗪类和袢利尿剂停用至少 3 周；盐皮质激素受体拮抗剂停用 6 周，血管紧张素转换酶抑制剂或血管紧张素 II 受体拮抗剂会增加肾素，降低醛固酮而降低 ARR 比值；利血平等药物应停用 3 周；甘草、避孕药影响体内肾素水平，应停用 2 周。如果无法停用这些有影响的药物，而检查结果为低肾素和高 ARR 比值，应该认为是支持 PA 强有力的证据。

PA 筛查前最好停用对肾素–血管紧张素–醛固酮有影响的药物，使用 α 受体阻滞剂和（或）非二氢吡啶类钙拮抗剂等影响小或几乎没有影响的药物。在服用上述影响 ARR 比值的药物的同时测出来的结果，需要综合考虑药物和其他临床因素。

2. 确诊后单纯药物治疗

PA 的治疗目前有两种，包括手术治疗和药物治疗。有效的治疗在降低血压和纠正低血钾的同时，可显著降低长期心血管事件的发生率。手术治疗适合于肾上腺皮质腺瘤（ACA）或单侧原发性肾上腺增生症（PAH）患者，行单侧肾上腺次全切可以取得较满意的治疗效果。双侧 PAH、特发性醛固酮增多症（IHA）或不宜行手术治疗的患者宜选用药物治疗。

3. 手术后药物治疗

ACA 或单侧 PAH 患者可进行手术治疗，目前认为腹腔镜下肾上腺切除是这类 PA 患者最有效的治疗方法。而术后部分患者血压能完全恢复正常，不需要服用任何降压药物的患者只占 1/3；1/2 的患者是减少了降压药物的种类和剂量；大多数的患者由原来的顽固性高血压变成了可控性高血压。造成肾上腺切除手术失败的原因有：诊断不正确；残余了高功能的肾上腺组织；合并原发性高血压（达 PA 患者的 1/3）。所以肾上腺切除术后有很大一部分的患者需要服用降压药物。如果确认手术后仍存在高醛固酮血症，可按单纯药物治疗进行，服用盐皮质激素受体拮抗剂辅以其他药物治疗；如果确认患者是由于合并原发性高血压或者 PA 靶器官损害造成手术后高血压，则按原发性高血压处理。

采用药物治疗的有：双侧 PAH 患者、IHA 及糖皮质激素可治性醛固酮增多症（GRA）患者，以及不宜行手术治疗的患者。

（1）盐皮质激素受体拮抗剂：目前首选的治疗药物为盐皮质激素受体拮抗剂（MR），包括螺内酯、依普利酮等。螺内酯是最常见的 MR 类药物，在临床上可单一应用或与降压药物联合应用。然而，螺内酯是非选择性 MR，可阻断睾酮的合成及雄激素的外周作用，产生男性乳房发育、性欲下降、女性月经紊乱等不良反应。依普利酮是高选择性 MR，它与雄激素和孕激素受体的亲和力相对较低，所以不良反应的发生率也相对降低。然而，与螺内酯相比，其缺点是价格相对昂贵且作用时间短，需要每天用药 2 次。此外，螺内酯和依普利酮在肾功能受损者慎用，肾功能不全者禁用，以免高血钾。盐皮质激素受体拮抗剂不良反应是剂量依赖性的，建议药物治疗的患者特别是男性给予最低有效剂量合并其他降压药物进行治疗。目前研究认为长期的高醛固酮血症损害心脑肾等靶器官，而低血钾是PA 发展到一定阶段才具有的表现，螺内酯具有独立于降压以外的靶器官保护作用。因此，高醛固酮血症的 PA 患者不管有无低血钾症都应使用螺内酯。

对不能耐受螺内酯治疗的患者可选择阿米洛利。它可阻断肾远曲小管的钠通道，从而促使钠和氢的排泄，降低钾的排泄。服药 6 个月后多能使血钾恢复正常，血压有所缓解，对腺瘤样增生的患者均有效。

（2）血管紧张素转换酶抑制剂（ACEI）

1）减少醛固酮合成：肾上腺球状带细胞对循环中的血管紧张素Ⅱ水平的轻度变化比较敏感，因而服用 ACEI 可抑制血管紧张素Ⅰ转变为血管紧张素Ⅱ，减少醛固酮的合成，而螺内酯不能阻止醛固酮的合成。目前建议螺内酯和血管紧张素转换酶抑制剂联用。

2）逆转左心室肥厚：ACEI 通过抑制心肌组织局部的 RAAS 和交感神经活性达到逆转左心室肥厚的作用。

3）增加血钾水平：ACEI 可通过抑制醛固酮的生成，改善 PA 患者低血钾状态。但是对于有肾功能不全的 PA 患者，联合应用 ACEI 和螺内酯需要警惕高血钾的风险。

（3）钙拮抗剂：对原发性醛固酮增多症治疗的作用机制目前还不是很明确，可能和钙拮抗剂通过阻滞钙内流而影响醛固酮分泌有关。此外，钙拮抗剂亦可通过扩张血管、松弛平滑肌达到降压的作用。

（4）其他类降压药：PA 患者发现和诊断的时间较晚，临床多由于血压顽固不易控制或发现明显低血钾等才给予筛查 PA。由于长期的高血压和高醛固酮血症，此类患者多合并较重靶器官损害。所以 PA 患者的治疗选用小剂量螺内酯联合其他降压药物控制血钾、血压更加实际可行。在低钾纠正的基础上，临床上常用的六类降压药都能应用于 PA 患者，根据个体患者的机体情况进行降压药物的搭配，达到降低血压、保护靶器官、防止心血管事件发生的最终目的。

（5）糖皮质激素：着重用于 GRA，一般建议小剂量、长期服用，必要时加用一般降压药物，已维持正常血压、血钾、肾素和醛固酮，用药期间需定期检查电解质及药物的不良反应。

三、嗜铬细胞瘤

2004 年 WHO 的内分泌肿瘤分类将嗜铬细胞瘤（PHEO）定义：来源于肾上腺髓质的产生儿茶酚胺的嗜铬细胞的肿瘤，即肾上腺内副神经节瘤，而将交感神经和副交感神经节来源者定义为肾上腺外副神经节瘤。目前比较统一的观点是嗜铬细胞瘤特指肾上腺嗜铬细胞瘤，而将传统概念的肾上腺外或异位嗜铬细胞瘤统称为副神经节瘤。由于肾上腺嗜铬细胞瘤、副神经节瘤和肾上腺髓质增生的共同特点是肿瘤或肾上腺髓质的嗜铬细胞分泌过量的儿茶酚胺，而引起相似的临床症状，统称为儿茶酚胺增多症。80%的嗜铬细胞瘤来源于肾上腺，20%为发生于肾上腺外的嗜铬细胞瘤又称副神经节瘤，可发生在有交感神经链的任何部位如化学感受器、颈动脉体或膀胱等脏器。大约 10%的嗜铬细胞瘤为恶性，即在没有嗜铬细胞组织的区域出现嗜铬细胞（转移灶），如骨、淋巴结、肝、肺等，局部浸润和肿瘤细胞的分化程度均不能用于区分嗜铬细胞瘤的良恶性。在明确诊断嗜铬细胞瘤后，应早期行肿瘤手术切除，否则可因高血压危象发作而危及生命。嗜铬细胞瘤可发生于任何年龄，高血压人群中患病率为 0.2%～0.6%；其中儿童高血压患者患病率为 1.7%。将近 1/3 的嗜铬细胞瘤患者有遗传突变，家系遗传的嗜铬细胞瘤患者表现为多病灶性和发病年龄较散发患者年轻。

（一）发病机制

肾上腺髓质嗜铬细胞主要分泌肾上腺素（E）和去甲肾上腺素（NE），以后者为主。极少数可分泌多巴胺（DA）。去甲肾上腺素分泌占主导地位的肿瘤，更多表现为 α 受体介导的血管收缩反应，常表现为持续性高血压，舒张压升高明显。肾上腺素分泌占主导地位的肿瘤，更多地表现为 β 受体介导心脏刺激作用，出现收缩压升高、出汗和震颤。仅分泌肾上腺素的肿瘤可能表现为低血压而非高血压。均衡分泌肾上腺素及去甲肾上腺素的肿瘤，易表现为发作性高血压。长期高浓度的儿茶酚胺可造成儿茶酚胺心肌病，儿茶酚胺对心肌的直接毒性作用使心肌细胞出现灶性坏死、变性、心肌纤维化，而残留的心肌细胞呈代偿性增生、肥大，心室壁增厚，心肌收缩力下降。临床表现为心肌炎，可引起多种心律失常，如期前收缩、阵发性心动过速甚至心室颤动；心肌缺血或心肌梗死；另外儿茶酚胺可直接作用于肺部血管，使其毛细血管网通透性增加，出现非心源性肺水肿。肾上腺素和去甲肾上腺素在体内可促进糖原分解及糖原异生，对抗胰岛素的降血糖作用，故嗜铬细胞瘤患者通常还伴有胰岛素分泌功能降低，出现糖耐量异常及糖尿病，甚至可发生糖尿病酮症酸中毒。另外儿茶酚胺类物质可促进脂肪分解，游离脂肪酸升高，半数患者呈高脂血症。血糖、血脂代谢紊乱易诱发动脉粥样硬化。

（二）药物治疗

1. 检查前降压药物应用

PHEO 的生化检查包括血、尿儿茶酚胺（CA），尿香草扁桃酸（VMA）、尿高香草酸（HVA），血浆游离 3-甲氧基肾上腺素（MN）或尿 3-甲氧基肾上腺素。对于高度怀疑 PHEO 的患者要进一步进行定位检查，并及时处理。定位检查包括：CT 扫描，磁共振显像，^{123}I-间碘苄胍（MIBG）闪烁扫描，^{18}F-脱氧葡萄糖 PET CT。由于 PHEO 是非均一性的激素分泌肿瘤，因此，没有一种单一的检查方法对诊断嗜铬细胞瘤有 100%的灵敏性。因此推荐联合检测以提高准确率。如果血浆游离 MNs 和 24h 尿分馏的 MNs 升高至正常值上限 4 倍以上，诊断 PHEO 的可能性几乎 100%。

增加血、尿 CA 浓度的降压药物有：扩血管药物如硝酸甘油、硝普钠，钙拮抗剂，可乐定；降低血、尿 CA 浓度的降压药物有：α 受体阻滞剂，β 受体阻滞剂，钙拮抗剂、血管紧张素转换酶抑制剂。

多种药物对 CA 及其代谢产物都有干扰，因此，为避免假阳性或假阴性结果，收集标本前及留尿过程中最好停用一切药物，如有可能也应包括所有的降压药物。如患者病情不允许，应至少停用影响较大的药物如 α 受体阻滞剂、β 受体阻滞剂，高度怀疑 PHEO 而生化检查阴性的患者可进一步进行影像学检查增加诊断的准确性。

2. 术前准备用药

PHEO 术前需阻滞肾上腺素受体，降低血压和心率，扩充血容量，减少术中高血压危象、术后低血压和心血管疾病的发生。术前准备的时间以前认为需 2～3 周，2014 年《美国嗜铬细胞瘤和副神经节瘤诊治临床实践指南》建议 7～14 天。术前血压的目标值应控制在坐位血压<130/80mmHg，站位收缩压>90mmHg，坐位心率 60～70 次/分，站位心率 70～80 次/分，目标值应随着年龄和并发心血管疾病而调整。

（1）α 受体阻滞剂：PHEO 术前用药首选 α 受体阻滞剂。非选择性 α 受体阻滞剂和选择性 α$_1$ 受体阻滞剂的优劣性是没有直接研究证明的。虽然部分回顾性研究认为 α$_1$ 受体阻滞剂应用可达到术前更低的舒张压、术中更低的心率、术后更好的血流动力学和更少的不良反应如反应性心动过速、持续的术后低血压，但是其他研究认为是无明显差异的。

1）酚妥拉明：是短效的非选择性 α 受体阻滞剂，对 α_1 和 α_2 两种受体的阻断作用相等，其作用迅速，但半衰期短，故需反复多次静脉注射或持续静脉滴注。常用于高血压危象发作时或在手术中控制血压。

2）酚苄明：非选择性 α 受体阻滞剂，对 α_1 受体的阻断作用较 α_2 受体强近百倍。口服吸收缓慢，半衰期为 12h，控制血压较平稳，故常用于手术前准备。主要不良反应为鼻黏膜充血导致鼻塞、心动过速、直立性低血压等。因此，服药过程中应监测卧、立位血压和心率的变化。

3）α_1 受体阻滞剂：哌唑嗪、特拉唑嗪、多沙唑嗪均为选择性 α_1 受体阻滞剂，常有首剂直立性低血压反应。故应嘱患者卧床休息或睡前服用。

4）乌拉地尔：也是一种 α 受体阻滞剂，但与前述药物不同，它不仅阻断突触后 α_1 受体，而且阻断外周 α_2 受体，此外，它尚有激活中枢 5-羟色胺受体的作用，降低延髓心血管调节中枢的交感反馈作用，对心率无明显影响。

（2）钙拮抗剂：为了降低血压，钙拮抗剂是最常用的配伍药物。由于钙离子参与了 CA 释放的调节，因此钙离子拮抗剂通过阻断钙离子流入而抑制肿瘤细胞的 CA 释放。此外，还可直接扩张外周小动脉及冠状动脉、降低外周血管阻力、降低血压、增加冠状动脉血流量、预防 CA 引起的冠状动脉痉挛和心肌损伤。国外也有将钙拮抗剂作为 PHEO 术前的一线用药。PHEO 术前无高血压症状或应用 α 受体阻滞剂时有明显的直立性低血压患者也可考虑应用钙拮抗剂。

（3）β 受体阻滞剂：术前联合应用 β 受体阻滞剂的主要目的是控制 CA 或 α 受体阻滞剂应用所引起的心动过速。并非所有患者都需要加服 β 受体阻滞剂，只有在应用 α 受体阻滞剂后出现持续性心动过速（＞120 次/分）或室上性快速心律失常时才应用。不允许在未使用 α 受体阻滞剂的情况下单独或先用 β 受体阻滞剂，否则会由于无抑制的刺激 α 受体而导致严重肺水肿、心力衰竭或诱发高血压危象而加重病情。术前 3 天应常规停用 β 受体阻滞剂，以防止麻醉意外。

常用的 β 受体阻滞剂有美托洛尔、艾司洛尔等。其中艾司洛尔是短效的选择性 β_1 受体阻滞剂，作用快而短暂，可用于静脉滴注，迅速减慢心率。拉贝洛尔为兼有 α 受体及 β 受体阻滞剂作用的降压药。对 β_1 及 β_2 无选择作用，其阻断 α 受体和 β 受体的相对强度，口服时为 1：3，静脉注射时为 1：7，该药不能用于初始治疗，可导致反常的高血压甚至是高血压危象。

（4）儿茶酚胺合成抑制剂：α-甲基对位酪氨酸为酪氨酸羟化酶的竞争性抑制剂，阻断 CA 合成，使血、尿中 CA 含量减少。此药应与 α 受体阻滞剂联用，在术前短期应用（术前 2～3 天），降低术前和术中的血压，减少术中血量丢失及补血量。不良反应有嗜睡、焦虑、抑郁、口干，在少数老年人中可有椎体外系症状如帕金森综合征等。减量或停药后，上述症状可很快消失。

（5）术前其他准备：单独使用 α 受体阻滞剂作术前准备只能使患者的血容量恢复 60%，所以需要摄入高盐（＞10g 钠），术前继续给予输注生理盐水（通常是 1～2L）扩容以免术后低血压的发生。应避免摄入以下药物和食物：胰高血糖素、类固醇、组胺、类鸦片止痛剂、拟交感胺（如奶酪、香蕉、葡萄酒、酱油、任何发酵食品、香烟、不新鲜的肉和鱼）、减肥药、利奈唑胺、多巴胺受体拮抗剂（如甲氧氯普胺、氯丙嗪、丙氯拉嗪）等，因为它们都有促进儿茶酚胺释放的作用。

术前准备是否充分的标准如下：①血压稳定在 140/90mmHg 以下，心率＜80～90 次/分。②无阵发性血压升高、心悸和多汗等表现。③体重呈增加趋势，血细胞压积＜45%。④四肢末端发凉感觉消失或有温暖感，甲床由治疗前的苍白转变为红润，上述现象表明微循环灌注良好。

3. 手术中用药

PHEO 患者无论是在手术的麻醉诱导期，还是在术中进行肿瘤剥离、血管结扎和肿瘤切除时，都易造成血压剧烈的波动。尽管术前充分准备，但通过任何剂量和联合的降压药物和其他药物也不能达到完全阻止术中的血压升高和心动过速。所以术中也需处理好高血压、低血压甚至是休克和心律失常等，才能保证手术顺利进行。

（1）连续心电监护：术中如出现高血压发作，特别是在开始分离肿瘤、钳夹肿瘤主要血管，以及即将完全切除肿瘤时要告知麻醉医生，注意监测各项指标。可静脉注射 1～5mg 酚妥拉明，或持续静脉滴注酚妥拉明。如出现心率过快或心律失常，可应用利多卡因，其是治疗室性心率失常的首选，无效时可采用小剂量短效 β_1 受体阻滞剂艾司洛尔。术中应用 β 受体阻滞剂时必须同时给予 α 受体阻滞剂，以免血压升高。

（2）防止低血压：当肿瘤切除后，血中 CA 浓度急剧下降，血管床扩张，血容量骤降，常导致低血压发生。因此当肿瘤将要被完全切除时，除血压过高者以外，应停用 α 受体阻滞剂。断瘤前再输血 400～600ml，并嘱麻醉医生作好升压准备，防止低血压休克。

4. 术后高血压的治疗

90%的 PHEO 为良性病变，手术治疗预后良好。但术后仍有近 20%存在高血压。在这些高血压患者中根据是否依赖儿茶酚胺分为两大类，处理是有区别的。因此，术后 3 周需检查血和尿中 3-甲氧基肾上腺素，判断高血压有无儿茶酚胺依赖性，以排除潜在病灶。

（1）儿茶酚胺依赖性：如肾上腺髓质增生手术切除范围不够；恶性肿瘤有转移灶存在；体内有多发性肿瘤等。首先寻找产生儿茶酚胺的部位，择期二次手术。不能进行手术的患者可长期服用 α 受体阻滞剂为基础的降压药物。

PHEO 患者由于高儿茶酚胺和低血容量，刺激肾素分泌增加，激活肾素–血管紧张素–醛固酮系统（RAAS）进一步升高血压，血管紧张素转换酶抑制剂（ACEI）可通过抑制 RAAS 降低血压。ACEI 和 CCB 联合应用适合 PHEO 的长期治疗。

（2）非儿茶酚胺依赖性：如长期高血压造成肾血管病变，引起肾血管性高血压，或因小动脉弹性下降、脆性增高产生高血压。此类患者按原发性高血压处理。

5. 嗜铬细胞瘤高血压危象的处理

传统上主张静脉注射酚妥拉明治疗嗜铬细胞瘤患者的高血压急症。酚妥拉明的半衰期短，需要每 3～5min 重复给药，直到血压得到有效控制。对于持续血压监测的患者，酚妥拉明也可根据血压调整输液速度进行持续输注。由于其他药物具有更好的药代动力学和较少的不良反应，酚妥拉明目前较少作为高血压急症手术麻醉期间的用药。乌拉地尔及静脉血管扩张剂如硝普钠、尼卡地平和硝酸甘油，能在短时间内更有效地控制术中高血压。这些药物容易按分钟滴定给药，作用时间短，可单独或与其他扩张血管药联用。

一旦高血压危象被控制，应该口服 α 受体阻滞剂直至手术前。如患者高、低血压交替发作，应同时建立另一条静脉通路并及时大量补充血容量以纠正低血压休克。

6. 复发性或恶性嗜铬细胞瘤的血压治疗

恶性 PHEO 的治疗很困难，预后不良，5 年存活率＜50%。恶性 PHEO 的治疗首选还是尽量手术切除，应切除肿瘤组织、周围软组织及局部淋巴组织，并进行邻近组织探查以去除所有可能存在的残余病灶。对于无法切除、切除不全、有广泛转移者需要长期应用药物治疗。可服用 α 受体阻滞剂或 α 甲基酪氨酸，加用其他降压药物，以控制血压。

近年 ^{131}I-MIBG 不仅用于定位诊断，且由于嗜铬组织可大量摄取 MIBG 并使其长期滞留在组织中，故通过其含有放射性碘释放而达到破坏肿瘤细胞的目的。但上述过程发生缓慢，可能达到 26～36 个月。用药后 30% 的患者可获得不同程度的疗效，如肿瘤缩小或消失，CA 减少或恢复正常等。目前认为 ^{131}I-MIBG 治疗是手术切除肿瘤之外最有价值的治疗方法。

四、库欣综合征

库欣综合征（CS）又称为皮质醇增多症，是由于多种病因引起肾上腺皮质长期分泌过量以皮质醇为主的糖皮质激素所产生的一组症候群，涉及多个系统和组织。主要表现为高血压、向心性肥胖、高血糖、多毛、紫纹和痤疮。其中最常见的是垂体促肾上腺皮质激素（ACTH）分泌亢进所引起的临床类型，称为库欣病。80%的库欣综合征患者患高血压，其存在时间越长，即使病因祛除后血压恢复正常的可能性也越小。欧洲数据显示库欣综合征的年发病率为 2/100 万～3/100 万，男女比例约为 1∶3，国内尚缺乏大规模流行病学数据。在某些特殊人群如 2 型糖尿病、骨质疏松和肾上腺意外瘤患者中，亚临床库欣综合征的比例较高。

（一）高血压发病机制

库欣综合征患者 80%以上有高血压，多数为轻至中度，少数为重度。血压升高的主要原因是皮质醇的分泌增多。随着皮质醇分泌的增多，盐皮质激素的分泌相应增多，且过多的皮质醇可活化肾脏的盐皮质激素受体来保持钠水潴留。皮质醇刺激肾素底物的合成和血管紧张素 II 受体的表达从而增加升压反应。过多的皮质醇反过来抑制 $^{11}\beta$-羟基类固醇脱氢酶的作用，使氢化可的松变成无活性的可的松，因此库欣综合征患者血压少有重度升高。

皮质醇本身具有保钠排钾的作用，但比较弱。大量的皮质醇可促进肾小管钠重吸收，增加尿钾排泄。长期持续的高皮质醇血症使体内总钠增加，血容量扩张，通过激活 RAAS，增强心血管系统对血管活性物质，包括 CA、血管加压素（ADH）和 Ang II 的正性肌力和加压作用，抑制血管舒张系统。表现为轻度水肿和高血压，同时伴有低血钾、碱中毒。

（二）药物治疗

库欣综合征患者的死亡率较正常人群高 4 倍，因其最常见的并发症为高血压、糖尿病、骨质疏松及代谢综合征，故增加了心血管疾病的危险性，导致库欣综合征患者大多死于心、脑、血管事件或严重感染。但当高皮质醇血症缓解后，其标化死亡率与年龄匹配的普通人群相当，若治疗后仍存在持续性中度皮质醇增多症的患者，与普通人群相比，标化死亡率增加 3.8～5 倍。库欣综合征治疗的主要目的是减少相关并发症和死亡率，治疗包括正常化皮质醇水平和通过附加治疗纠正并发症。

1. 手术后药物治疗

手术治疗包括肾上腺肿瘤切除或肾上腺大部切除、垂体肿瘤切除，对于手术效果不好或术后复发者，放射治疗可作为一种替代疗法。术后部分患者可出现肾上腺皮质功能减退，血压下降，需要及时补充肾上腺皮质激素替代治疗。

术后血皮质醇水平不能恢复正常的患者需要联合使用皮质醇合成抑制剂和降压药物，降低患者并发症的发生和远期死亡率；对于术后血皮质醇水平恢复正常者，部分患者因长期高血压已有靶器官损害而血压不能恢复正常，但是术后随着血皮质醇水平的下降，原来难以控制的高血压变得容易控制，药物剂量也可减少，这类患者长期的降压药物治疗也是必不可少的。

2. 单纯药物治疗

（1）皮质醇合成抑制剂：皮质醇水平正常是有效控制高血压的前提。单用皮质醇合成抑制剂或皮质醇拮抗剂可使血压得到缓解，对等待手术或不能手术治疗的患者可试用。但是，抑制皮质醇合成的药物可能破坏肾上腺组织，干扰细胞色素 P450 酶的活性，其选择性较差，存在较大的不良反应，如皮肤潮红、水肿、胃肠道反应及肝毒性等，故服药过程需要严密监视。

（2）降压药物治疗

1）ACEI 和 ARB：ACEI 降压作用是通过抑制 ACE 使 Ang II 生成减少，同时减少缓激肽的降解，升高缓激肽水平，使血管扩张、血压降低。ARB 通过直接阻滞血管紧张素 II 受体，有效阻断血管紧张素对血管收缩、水钠潴留及细胞增生等作用。糖皮质激素导致的高血压常伴 RAAS 激活，因此，ACEI 和 ARB 是治疗该类型高血压的首选。

2）利尿剂：使细胞外液容量减低、心排血量降低，并通过利钠作用使血压下降。保钾利尿剂螺内酯是非选择性盐皮质激素受体拮抗剂，对于伴有盐皮质激素增高的库欣综合征高血压，螺内酯是有效的降压药物。袢利尿剂呋塞米由于促进尿钙的排泄，库欣综合征患者应该避免使用。原因是高皮质醇血症影响小肠对钙的吸收，且骨钙动员，大量钙离子进入血液后从尿中排出。血钙虽在正常低限或低于正常，但尿钙排量增加，易并发骨质疏松和肾结石。如必须使用呋塞米，则应同时使用双磷酸盐，并注意补钾。

3）钙拮抗剂：CCB 通过阻滞钙离子 L 型通道，抑制血管平滑肌及心肌钙离子内流，从而使血管平滑肌松弛、心肌收缩力降低，使血压下降。单独使用 CCB 降压效果不佳，但可以与其他药物联合使用。

五、甲状腺相关疾病

甲状腺是人体最大的内分泌器官，其主要功能是制造和分泌甲状腺激素，对机体的代谢有重要作用。甲状腺激素在调节血压中有重要作用，发生甲状腺功能亢进和甲状腺功能减退时都可能合并高血压。甲状腺疾病继发高血压与多种机制有关。

甲状腺功能亢进症简称"甲亢"，是由于甲状腺合成或释放过多的甲状腺激素，造成机体代谢亢进和交感神经兴奋，引起心悸、出汗、进食和便次增多，以及体重减轻的内分泌疾病。甲状腺功能减退症简称"甲减"，是指由于不同原因引起的甲状腺激素缺乏，机体的代谢和身体各系统功能减退，而引起的临床综合征，也是常见的内分泌疾病。

甲状腺疾病患病率性别差别很大。甲状腺疾病在成年女性人群中患病率达9%～15%，在成年男性中则占比例较小。其中女性的甲亢患病率为1%～2%，男性是女性的1/10；亚临床甲减患病率女性为7.5%，男性为2.8%，显性甲减中女性为1.8%，男性为1%。

（一）发病机制

1. 甲亢的心血管系统变化

甲状腺功能亢进症患者通过增加心率，降低全身血管阻力和提高心输出量增加收缩期血压水平。三碘甲状腺原氨酸（T_3）通过改变周围组织的耗氧量、代谢需求和组织产热影响人的基础代谢率。在甲亢患者中，T_3扩张阻力血管，降低全身血管阻力，刺激水钠潴留和血容量扩张。同时心率和心肌收缩力增加，心输出量增加。这些血流动力学改变的总体变化可引起收缩期血压升高，脉压增大，动脉的僵硬度增加。同时过多的甲状腺激素可直接作用于心脏，使心肌代谢率增加，心肌缺氧、肥大等改变，引起心房颤动、肺动脉高压、左心室肥厚和心力衰竭。

2. 甲减的心血管系统变化

甲减的患者有内皮功能受损、全身血管阻力增加、细胞外容量增加，导致舒张期血压升高。T_3具有舒张血管平滑肌的作用，甲减和T_3缺乏者常伴有周围血管收缩和动脉僵硬度增加，且患者肾上腺 β 受体密度下调、α 肾上腺素受体密度增加，而导致平滑肌细胞收缩和血管收缩，心率下降，心排血量降低，使外周阻力增加，舒张压升高；甲减患者是一种低肾素性高血压状态，其特点是有明显的容量变化，产生一种以容量依赖、低肾素活性机制的血压升高；甲减患者中、轻度的慢性炎症导致一氧化氮产生减少，氧化应激增加，导致血管平滑肌收缩和动脉内中膜增厚。

（二）治疗

1. 甲亢继发高血压的治疗

（1）原发疾病的治疗：甲状腺功能亢进的治疗包括药物治疗、^{131}I 治疗和手术治疗。在原发疾病控制后，患者的高代谢状态得到控制，血压也能随之得到改善。

（2）甲亢合并高血压的治疗：诊断明确或高度怀疑甲状腺功能亢进症时，使用美托洛尔等 β 受体阻滞剂可减缓心率、降低收缩压、缓解肌无力和震颤，改善易怒、情绪不稳和运动耐量，血压升高症状可在甲亢控制后得到明显缓解。患者在合理应用甲亢药物后，仍表现为高血压，可能合并有原发性高血压，此时在应用抗甲状腺药物和 β 受体阻滞剂控制心率和高代谢后，可按原发性高血压治疗。

（3）甲亢性心脏病的治疗：甲亢性心脏病是由于过多的甲状腺素直接或间接作用于心肌和周围血管系统，加强儿茶酚胺等作用，导致一系列心血管症状和体征的一种内分泌代谢紊乱性心脏病，它是甲亢最常见的并发症之一。甲亢本身可引起甲亢性心脏病，但有些甲亢患者同时伴有其他类型的心脏病。约 60% 的甲亢性心脏病患者，在甲亢治愈以后，心脏病随之自行缓解。甲亢性心脏病主要以胸闷、心悸、气促、心律失常、心力衰竭为主要表现。有时表现为心绞痛发作，甚至心搏骤停。

一旦确诊甲亢性心脏病，治疗的关键是根治甲状腺功能亢进症，同时治疗各种并发症。心动过速及室上性心律失常者可用 β 受体阻滞剂迅速缓解心悸症状，且可减轻甲亢患者的焦虑、震颤症状。但当甲亢合并心力衰竭时需谨慎使用，主张在强心药达有效剂量后方可使用并严密观察。甲亢性心脏病心绞痛发作时应首选钙拮抗剂，因甲亢性心绞痛可能与冠状动脉痉挛有关，β 受体阻滞剂不宜单独使用，其可使冠状动脉上的 α 受体活性增加，从而加剧冠状动脉痉挛，使心绞痛难以缓解甚至加重。

2. 甲减继发高血压的治疗

（1）原发疾病的治疗：甲状腺功能减退症的治疗主要是激素（左甲状腺素片）替代治疗。

（2）甲减继发高血压的降压治疗：在足量替代甲状腺激素的补充治疗后，血压可明显下降。但是，甲减患者脂解和合成作用降低、内皮功能受损而加速了动脉粥样硬化的过程，且甲减患者总体处于水钠潴留状态。所以甲减患者的高血压和心血管事件发生率增加。甲减合并原发性高血压要综合治疗。

（王聪水　余振球）

第十四章　精神心理科高血压的诊断与治疗

我国高血压及精神疾病的患病率均一直呈上升趋势，作为有着庞大患者群体的两类疾病，共病者不在少数。高血压科医生，在门诊时常能遇到合并各类精神心理疾病的高血压患者；而高血压作为身心疾病，到精神科就诊者亦不鲜见。因此，高血压科和精神心理科的医生要互相了解，综合处理患者身心疾病。

一、焦虑、抑郁

（一）流行病学

多项国内外研究均显示焦虑、抑郁与高血压关系密切。Carrolld 等在研究 4180 名参加过越南战争美国人的后代，发现这些人中广泛性焦虑和抑郁症的患者与高血压有着密切的联系。Patten 等对 12 270 名没有高血压或使用抗高血压药物的志愿者经过了近 10 年的前瞻性研究，在矫正了年龄等因素后，通过风险比例模型计算，其结果显示抑郁障碍能增加患高血压的风险，其风险约为正常人的 1.6 倍，并认为重度抑郁可作为初发性高血压的独立危险因素。国内张帆、胡大一等在北京 9 所医院心内科门诊，入选 2274 例高血压患者，显示焦虑发生率为 38.5%，抑郁发生率为 5.7%。其中男性的焦虑发生率为 31.5%，抑郁发生率为 3.7%，女性的焦虑发生率为 42.7%，抑郁发生率为 7.4%。

（二）发病机制

1. 焦虑、抑郁引发高血压的可能机制

（1）肾素–血管紧张素–醛固酮系统（RAAS）：Saavedra 等通过研究发现长期于外周注入血管紧张素 II 1 型受体（AT$_1$）拮抗剂坎地沙坦酯既可以阻断外周 AT$_1$ 受体，同时也能阻断脑内的 AT$_1$ 受体，从而预防应激导致的激素和交感肾上腺素反应，防止应激性溃疡发生。早期一些动物实验也发现在大鼠脑内注入血管紧张素 II（Ang II）可增加焦虑相关行为。通过相似的办法，Braszko 等也通过动物迷宫实验证实 Ang II 可增加焦虑，且血管紧张素转换酶抑制剂（ACEI）和 Ang II 受体拮抗剂（ARB）均有抗焦虑作用。另外，这些研究都直接或间接说明了焦虑、抑郁与 RAAS 之间的相关性，并最终通过 RAS 通路导致血压的增高。Emanuele 等对抑郁症患者和无精神疾病的健康人的血浆肾素及醛固酮水平进行比较，多变量 logistic 回归分析显示抑郁症患者血浆醛固酮水平升高是无精神疾病健康人的 2.77 倍，以上结果支持醛固酮增多症可能是抑郁症患者共同的特征，提示醛固酮水平的升高可能介导抑郁症引起不良血管事件。Thailer 等将 61 位未经治疗的原发性高血压男性患者根据肾素情况分为高肾素型（13 位患者）、正常肾素型（33 位患者）、低肾素型（15 位患者）。发现高肾素型患者在症状核对表上抑郁、焦虑、敏感、敌意、病态想法较低肾素型患者表现更明显，正常肾素型患者亦较低肾素患者明显。提示肾素活性不同，患者抑郁、焦虑症状程度可能也不同。

（2）交感神经系统激活：Rozanski 等则认为焦虑、抑郁等心理因素可能增加高血压发展的危险性，严重的压力会造成交感神经系统激活，进而导致心输出量增加、血管收缩、内皮系统受损及血小板的激活，从而引起动脉血压升高。长时间的焦虑、抑郁状态会引起交感神经反应基线的提高，更容易导致交感神经的激活。一方面，交感神经张力增加，引起肾血流量减少，肾脏水钠潴留增多，进而导致血压升高；另一方面，交感神经的激活还会通过血流动力学异常改变及脂质代谢异常（如高密度脂蛋白胆固醇下降，低密度脂蛋白胆固醇、极低密度脂蛋白胆固醇及三酰甘油的升高）直接或间接损害内皮细胞，从而造成内皮功能失调，增加动脉粥样硬化的风险。也有学者认为交感神经系统激活后，可能通过激活 β_1 肾上腺素受体，导致内皮功能失调。交感神经兴奋，去甲肾上腺素分泌的增加，最终导致血小板的激活与聚集。

（3）焦虑、抑郁导致高血压形成还与下丘脑功能紊乱有关：焦虑、抑郁可对大脑功能产生不良影响，以致引起下丘脑功能障碍。一方面下丘脑血管收缩，交感神经中枢兴奋，通过网状结构向下传递，可引起总体交感神经兴奋，肾上腺髓质分泌增加，心排血量增加，最终导致血压升高。另一方面下丘脑功能失调，垂体-肾上腺皮质轴活动增加，类固醇激素分泌增加，引起机体水钠潴留，血压升高。

2. 高血压对焦虑、抑郁的影响

临床实践中观察到众多高血压患者会出现多方面的心理反应，部分患者对自身病情认识不足，病后适应调节能力障碍、顺应不良，继之表现出对疾病的紧张和焦虑。且高血压持续时间越长的患者，自我恢复能力也越差，整日顾虑重重，这种心理因素作为应激传入脑内，若主观认为是恐惧的信息，就容易产生焦虑或愤怒等消极情绪，进而产生不同程度的抑郁表现，其突出表现为持久的心境低落，伴有焦虑、认知障碍、躯体不适和睡眠障碍。抑郁症与高血压同时存在可使病情复杂化，并以恶性循环方式促使疾病加剧。总之，高血压与抑郁症互为因果、相互影响。

（三）临床特点与诊断

1. 焦虑、抑郁定义

抑郁障碍是一种常见的心境障碍，可由各种原因引起，以显著而持久的心境低落为主要临床特征，且心境低落与其处境不相称，临床表现可从闷闷不乐到悲痛欲绝，甚至发生木僵；部分患者有明显的焦虑和运动性激越；严重者可出现幻觉、妄想等精神病性症状，多数患者有反复发作倾向，每次发作大多可缓解，部分可有残留症状或转为慢性。

焦虑是综合医院各科门诊常见的问题，在一般人群中，焦虑的终生患病率可高达 25%，多数焦虑患者于医疗机构就诊时以躯体症状为主诉，或因疾病继发焦虑，主诉可涉及多个系统，因此可能于各科室反复就诊。于高血压科门诊就诊的患者，尤其是初发高血压，伴焦虑情绪者比例可达 50%以上，多因对疾病认识不足引起。

焦虑状态是以持续或反复存在的与环境或自身处境不相称的焦虑、担心为主要特征。患者同时表现：①明显的精神性焦虑，过度的担心、紧张及害怕。②自主神经功能紊乱症状如心悸、气短、出汗、口干、尿频尿急、头晕等。③运动性不安，小动作多、震颤、坐卧不宁等。

有研究提示高血压患者惊恐发作比例升高。惊恐障碍，即急性焦虑发作。患者多在无明显诱因或危险处境时，突然出现严重的躯体症状，伴有强烈的濒死感或失控感，甚至有人格解体或现实解体，持续 5～20min 自行缓解，最长不超过 2h。躯体症状包括心悸、胸闷、胸痛、呼吸困难、头晕、头痛、手足麻木、震颤、出汗、面色潮红发白等，患者常因难以忍受症状，频繁至急诊就诊，但客观检查往往无特殊表现。

2. 临床特点

（1）年龄特点：各年龄均可出现，更常见于更年期女性及老年人。更年期女性由于雌激素分泌的锐减，致使内分泌功能失调，自主神经功能紊乱。生理、心理、社会因素的变化使患者极易产生焦虑及抑郁等情感障碍，从而诱发或加重高血压。临床常见初发高血压的更年期女性，即偶测血压多次达 140/90mmHg 以上，但动态血压显示平均血压尚正常，自述劳累、睡眠差、情绪不佳时血压易升高。对这类患者，可暂不给予高血压药物治疗，建议改善生活方式，并加强锻炼，鼓励其发展业余爱好如书法、跳舞等，以转移注意力，并规律随诊，复查动态血压。

老年患者由于机体功能退化，往往存在神经递质紊乱，且生活单一，无其他事情转移注意力，如独居则更加惧怕死亡，往往出现白天一切正常，一到晚上就犯病的情况。

（2）主诉特点：就诊时主诉多为血压"忽高忽低"或"居高不下"。患者常主诉血压于某一特定时间开始升高，多是下午或晚上，收缩压升高甚至可达200mmHg以上，多于门诊反复就诊，开具多种降压药物，但均效果不佳。动态血压监测是必需的检查手段，血压水平常与患者描述不相符。

（3）血压特点：合并焦虑、抑郁的患者血压水平往往高于普通高血压患者，尤以夜间血压升高更明显，昼夜节律曲线多呈非构型，且血压变异率高。

3. 诊断

合并有情绪障碍的高血压患者表现为血压波动大及血压水平高，需排除以下情况方可诊断：

（1）继发性高血压：如原发性醛固酮增多症、嗜铬细胞瘤、肾动脉狭窄及皮质醇增多症、大动脉炎等。高血压科在门诊常见合并有惊恐障碍的患者，发作时血压水平较高，常被误认为是嗜铬细胞瘤，且目前网络发达，患者可自行上网搜索，鉴于其本身就合并有情绪障碍，故往往把病情复杂化、严重化，也坚定地认为自己存在继发性高血压，但各项结果均为阴性，即便如此，患者也拒不相信自己存在心理疾患。

（2）心血管病发作：合并有冠心病及脑血管疾病等的患者可表现为血压升高且不易控制，但患者往往有糖尿病、吸烟、血脂升高等危险因素，且症状常有迹可循，发作时伴有胸痛、头晕等。糖尿病可掩盖冠心病患者的胸痛症状，另需警惕同时合并有心血管疾病的焦虑、抑郁患者，因情绪障碍也可促发心肌梗死等情况。

（四）处理

1. 非药物治疗

对于医院各科医生来说，维持良好的医患关系就是对患者有效的治疗。对于初发高血压患者，情绪障碍的源头主要是对疾病认识不足，常见问题有："我是高血压吗？我是什么原因引起的高血压？我这么年轻就得高血压了，以后怎么办？我就要一辈子吃药了吗？吃药对我的肝肾是不是会有损害？"医生在门诊繁忙的工作中很难逐个对患者进行细致宣教，可以通过集体讲课等形式进行，让患者明白只要控制好血压，不会对日常生活及寿命等造成影响。对于长期在门诊随诊的患者，建立起信任感也是对患者最好的治疗，患者焦虑的原因也许并不是因为疾病，可能是担心医生不了解自己的病情，或是担心自己有时不遵医嘱等让医生对自己产生不良印象，影响自己日后的治疗。

2. 药物治疗

（1）抗焦虑、抑郁药物的选择：临床上治疗焦虑、抑郁症的药物品种较多，其中一些药物可能会对心血管系统产生一定的影响，如对血压、心率的影响等。因各类抗焦虑抑郁药的作用机制不同，其与血压的关系也不尽相同。

选择性 5-羟色胺再摄取抑制剂（SSRI 如氟西汀和舍曲林等）、5-羟色胺、去甲肾上腺素再摄取抑制剂（SNRI 如文拉法辛等）对 5-羟色胺再摄取的抑制有高度选择性，SSRI、SNRI 具有轻微的血流动力学效应，是目前治疗焦虑、抑郁障碍的一线用药。

三环类抗抑郁药（TCA）与高血压的关系较复杂，主要与其抗胆碱作用，抑制去甲肾上腺素的再摄取及其对情绪的调节有关，它可使突触间的去甲肾上腺素浓度升高，致使血压升高。且该类药物还可引起直立性低血压。因而高血压患者伴有抑郁状态时应慎用 TCA 类药物。

黛力新（氟哌噻吨美利曲辛）：耐受性好，起效快，门诊常见老年患者应用，但其两种成分分别是低剂量的抗精神病药和三环类药物，可能有椎体外系反应及心血管不良反应，撤药反应突出，不建议长期应用。

苯二氮䓬类药物：抗焦虑起效迅速（1～2h），可有效缓解焦虑的精神症状和躯体症状，对抑郁无治疗效果，作为二线用药，多于急性期与 SSRI 联合应用。

（2）抗高血压药物的选择：有研究表明，ACEI 和 ARB 类抗高血压药物对改善认知力的下降有不同程度的作用。这些结果显示，血管紧张素受体配体可能有潜在的预防作用，甚至逆转血管性痴呆和 Alzheimer 病，而就抑郁和焦虑而言，在动物模型实验中也有类似的证据，作用于 RAAS 的药物可能有抗抑郁或抗焦虑的作用，但这种证据目前还不充分，尚有待进一步研究。

焦虑产生心理和生理两方面的症状，如担心和感觉害怕，以及心跳加快和高血压等。服用 β 受体阻滞剂能防止这些生理症状并提供给大脑积极反馈，因此会以间接方式减轻心理症状。但 β 受体阻滞剂有明确导致抑郁的可能性，特别是脂溶性高的 β 受体阻滞剂，易通过血脑屏障引起不良反应。如普萘洛尔，作为一种非选择性 β 受体阻滞剂，无内在拟交感活性，少数患者在服药期间会出现神志模糊（尤其多见于老年患者）。美托洛尔为选择性 β_1 受体阻滞剂，无内在拟交感活性，因具有脂溶性且易进入中枢神经系统，故引起中枢神经系统不良反应较常见，其中疲乏和眩晕占 10%，抑郁占 5%，故而在应用时需权衡利弊，如患者伴有明显抑郁表现，不建议应用。

（五）预后及转归

国内外大量临床证据显示，综合心理干预联合应用抗焦虑、抑郁药物及降压药物，可使高血压患者血压得到更好的控制。

笔者在临床工作中也曾收治多例合并惊恐障碍及抑郁症的患者，年轻人且病史较短者预后较好，年龄大且病史较长者预后不良。对于疾病的认识程度决定患者的配合程度，也往往与预后相关，由于对疾病认知不足，患者及家属往往不接受自己存在心理疾患，拒绝治疗或不能完成规范化治疗，从而不断在各大医院各科就诊，对家庭和社会造成极大负担。

二、高血压与认知功能障碍

（一）定义与发病机制

1. 定义

（1）认知：也可以称为认识，是指人认识外界事物的过程，或者是对作用于人的感觉器官的外界事物进行信息加工的过程。它包括感觉、知觉、记忆、思维等心理现象。认知功能是大脑高级皮层的重要内容，是人类各种有意识的精神活动，它在觉醒状态下时刻存在，包括从简单对自己和环境的确定、感知、理解、判断到完成复杂的数学计算等。

（2）认知功能障碍：泛指各种原因导致的不同程度的认知功能减退，涵盖自轻度认知障碍（mild cognitive impairment，MCI）到痴呆的各个阶段。

轻度认知功能障碍是指出现轻度记忆或认知障碍，但不伴有显著日常生活能力下降，且不足以诊断为痴呆的临床现象，是介于正常老化和早期老年痴呆之间的一种临床综合征。

（3）痴呆：是认知功能障碍的严重形式，显著影响患者日常生活活动能力。随着人口老龄化的进程，痴呆发病率明显升高，目前我国已有痴呆患者逾 7×10^6 例，约占全世界痴呆总数的 25%，且每年新增约 0.30×10^6 例。痴呆根据病因学可以分为三大类：

1）神经变性病导致的痴呆，包括阿尔茨海默病（AD）、路易体痴呆（DLB）、额颞叶痴呆（FTD）、帕金森病痴呆（PDD）等；

2）脑血管病引起的痴呆，即血管性痴呆（VaD）；

3）非神经变性病、非脑血管病引起的痴呆。

其中阿尔茨海默病和血管性痴呆是最常见的两种痴呆亚型。

高血压是最常见的老年慢性病之一，是心血管疾病的重要危险因子，不仅是血管性认知损害（VCI）和血管性痴呆的重要原因，还能增加阿尔茨海默病的风险。高血压是认知功能障碍可以治疗的危险因素。有研究报道，认知功能减退与血压值相关，收缩压每增加 10mmHg，认知功能减退的危险性将较对照组增加 7%。收缩压＞160mmHg，认知功能减退明显增高。1976～1978 年 Framingham 对 2032 名 55～89 岁的无脑脑卒中者进行了成套的神经心理学测验，并同时记录血压。在排除其他因素如年龄、性别、降压治疗、受教育程度等后，未发现即时血压与认知成绩之间相关，但在其后 26 年间每两年一次的血压平均值与认知成绩进行分析时，发现未经治疗的高血压患者，血压平均值与认知功能呈负相关，平均舒张压每升高 10mmHg，认知功能标准分值降低 0.133～0.070。国内李拓等的研究表明，认知功能减退患病率及严重程度随高血压患病年限延长而增加，患病 20 年以上的高血压患者各项认知功能均明显减退。

2. 发病机制

高血压可以影响脑血管调节机制的多个方面。

（1）功能：高血压可以改变脑血管自我调节功能，导致静息状态下脑血流量下降，在面临低血压或动脉狭窄情况时，维持脑血流的能力下降。

高血压可以改变内皮依赖性血管调节功能。在数项由肾素–血管紧张素系统（RAS）激活诱导的慢性高血压动物模型中发现，脑血管内皮细胞依赖性血管舒张功能损害。内皮细胞也是血–脑屏障的重要组成部分，高血压诱导的内皮细胞功能紊乱可能导致血–脑屏障损伤和通透性改变，使外周大分子物质通过，参与脑组织炎症反应等。

（2）结构：高血压可导致动脉病变，引起动脉硬化，表现为细动脉、小动脉管壁增厚，管腔狭窄，大动脉发生粥样硬化改变，当这些病理改变涉及脑血管时，会影响脑组织功能，导致认知功能损害。

高血压诱导脑血管结构和功能紊乱，最终导致脑组织结构改变。流行病学调查研究显示，高血压与灰质萎缩、缺血性脑卒中、腔隙性梗死、微梗死、脑白质病变、微出血等相关，这些都是血管性痴呆的重要危险因素。高血压可能影响 β-淀粉样蛋白代谢，并加剧其对脑血管的损伤。

（3）代谢：近年的国内外研究表明，高同型半胱氨酸血症是轻度血管认知障碍的危险因素。高 Hcy 血症通过抑制 S-腺苷同型半胱氨酸分解而导致细胞内腺苷浓度下降和 S-腺苷同型半胱氨酸水平升高，促进动脉粥样硬化的发生；可能通过使蛋白磷酸酶 2A 异三聚体形成减少，导致 Tau 蛋白过度磷酸化，增强 β-淀粉样蛋白的神经毒性，使神经元对损害和凋亡更为敏感；也可促使氧自由基和过氧化氢生成，引起血管内皮的损伤和毒性作用，使患者极易患阿尔茨海默病（AD）；Hcy 还可以直接损伤与认知功能相关的神经细胞，可能通过激发细胞感受器的超敏反应引起钙内流，细胞内强氧化环境导致 Tau 蛋白高度磷酸化，提高谷氨酸盐的兴奋性而损伤神经元。胰岛素抵抗致使血浆胰岛素水平升高，而胰岛素可通过对 Hcy 代谢中一些酶如胱硫醚 β 合成酶活性的影响，而使血浆 Hcy 水平升高。高Hcy 血症可加剧葡萄糖的直接作用及氧化修饰后的葡萄糖产生的氧自由基对血管内皮细胞损伤。所以高 Hcy 血症可与胰岛素抵抗互为因果，产生过量的氧自由基，进一步加重认知功能障碍的发生。而我国成年高血压患者多合并有高 Hcy，王晓楠等对 150 例高血压患者的研究显示老年 H 型高血压患者更易发生认知功能损害，且认知功能损害的程度与血浆 Hcy 水平呈正相关。故在控制血压的同时，积极控制血浆 Hcy 水平，可能推迟认知功能障碍的发生或延缓其发展。

（二）临床特点

高血压患者认知功能障碍有其独特性，主要表现为注意障碍、记忆障碍、定向力障碍、执行功能障碍及交流障碍等，其中以对记忆及注意功能的影响最显著。

高血压患者认知功能障碍影响因素包括：血压水平、血压参数及高血压病程、年龄、受教育程度等。

1. 血压水平

多数研究提示随血压水平升高，认知功能障碍加重，但也有提示 2 级高血压和 3 级无明显差异。

2. 血压参数

在研究高血压与认知功能障碍关系时，收缩压、舒张压是研究者们首先关注的焦点，但血压影响认知功能的因素不仅限于血压水平，其他参数如脉压、血压变异率、血压节律改变等，也可能与认知功能障碍存在相关性。

脉压是大动脉粥样硬化的标记，近年研究发现其与认知功能障碍、阿尔茨海默病和脑白质病变相关。脉压增大，增加了语言功能减退的风险，并与较差的情景记忆和记忆提取速度相关。

脉搏波传导速度（PWV）也是动脉粥样硬化的标志，能够更加精确地反映血管僵硬度。有研究显示，PWV 和认知功能障碍的关系与脉压对认知功能的影响类似。

血压变异率通常随年龄的增长而增加。研究显示，血压变异率与无症状性脑血管病（如脑白质病变）相关，也是脑卒中的强有力预测因子，而后两者是血管性痴呆的主要危险因素，故血压变异率也可能影响认知功能。血压变异率通常有两种计算方法，第一种是面对面血压变异率，即在纵向研究中，每次随访时测量血压，计算随访期间血压波动情况；第二种是 24h 动态血压变异率，反映患者每日血压波动情况。这两种情形均有可能是认知功能障碍的危险因素，其与认知功能障碍的相关性可能较收缩压更强。

正常人血压昼夜节律为杓型血压，即"两峰一谷"，异常血压昼夜节律可以分为 3 种：夜间血压下降≥20%为超杓型，下降 0~10%为非杓型，增高为反杓型。血压昼夜节律改变可能通过对动脉粥样硬化的影响或直接损害神经细胞而导致认知功能障碍的发生和加重，但相关研究较少。

3. 高血压病程

临床以高血压首次被发现作为确诊日期。但是，由于高血压患者早期症状不明显，不容易被发现，在确诊之前可能早已发病，对高血压患者实际病程的评定存在一定困难。目前，流行病学调查发现，高血压患者的病程越长，认知功能减退的风险越大。相关研究显示，高血压患者病程 5 年以上者认知功能较正常对照组均有减退。

4. 年龄

高血压能够引起多个认知域损害。但二者之间的关系受年龄干扰，不同年龄阶段高血压对认知功能的影响可能不同。目前较为普遍的观点是：中年期高血压是老年期认知功能障碍的危险因素，但老年期血压水平与认知功能障碍的关系尚存争议。有研究显示老年期低血压可能是认知功能障碍的危险因素。

在老年人中，较高的血压水平对于维持良好的认知功能是必要的。然而目前对于老年期血压应维持于什么水平，在认知功能障碍研究领域尚无公认标准，部分研究认为，血压低于 120/80mmHg 即为老年期低血压，可能造成认知功能障碍。也有研究显示：老年期血压水平与认知功能障碍的关系并非呈简单线性关系，而呈"U"形曲线关系。Glynn 等对 3657 例年龄 65~102 岁的老年人进行为期 9 年的随访研究，其结果显示，基线血压水平与随访终点的认知功能具有关联性，与对照组（收缩压 130~160mmHg）相比，血压低于 130mmHg 或高于 160mmHg 组患者认知功能均较差。另有研究显示老年期血压下降可能是痴呆的早期表现，即老年期低血压是痴呆的结果，而不是原因。多项研究显示，痴呆患者在临床诊断前数年，血压即开始下降。Skoog 等进行的一项为期 15 年的前瞻性研究显示，随访终点诊断为痴呆的患者，具有较高的基线血压水平，但在随访结束的数年前，血压即开始下降，最后与非痴呆组血压相近或更低。

5. 受教育程度

以往认知功能研究中发现，受教育程度低者比受教育程度高者较易发生认知功能损害，文化程度越高，患病率越低。有研究已显示，文化水平越低，高血压患者认知功能越差，甚至有研究表明，较高的受教育水平是认知功能的一种保护性因素。

（三）处理

1. 降压治疗对认知功能的保护作用

对新发高血压患者的认知功能变化进行研究，发现认知功能障碍通常发生于新发高血压后数年，这个时间差可能是一个非常好的治疗时间窗，但是如前所述，对于高血压的治疗是否对认知功能有所保护，或者更进一步说将血压维持于多少能有保护作用目前没有定论。

2011 年，美国心脏协会（AHA）/美国脑卒中协会（ASA）根据 6 项大型临床随机试验和 5 项 meta 分析结果，对痴呆高危人群的血压管理和认知功能保护提出了以下建议：

（1）有脑卒中病史的人群，降压治疗可以有效预防脑卒中后痴呆（Ⅰ类推荐，B 级证据）。

（2）在中年人和低龄老年人中，降压治疗可以预防痴呆（ⅡA 类推荐，B 级证据）。

（3）在 80 岁以上的人群中，降压治疗对预防痴呆的有效性尚不明确（ⅡB 类推荐，B 级证据）。

（4）在有血管性认知功能损害的人群中，降压治疗是必要的（Ⅰ类推荐，A 级证据）。该指南仅对降压治疗与保护认知功能之间的关系给出了一般性建议，并未对药物选择、治疗时机、血压控制范围等给出进一步建议，对临床医生来说缺乏实践性。

2. 降压药物对认知功能的作用

（1）钙拮抗剂：是一种理想的抗高血压药物，对认知功能有一定的保护作用。有研究比较了各种高血压药物对认知功能的影响，结果发现服用钙拮抗剂者认知表现最好，特别是语义记忆和前额相关认知功能。推测其之所以能改善认知功能，可能是由于钙拮抗剂易透过血-脑脊液屏障，主要与 L 型钙通道结合，减少细胞膜钙离子通道开放数目，限制钙离子进入细胞，选择性扩张脑血管，改善脑血流，降低老化过程中血管周围常见的纤维变性、淀粉样多肽和脂质的沉积，从而保护大脑功能。

（2）ARB：有研究显示使用血管紧张素受体拮抗剂如坎地沙坦、奥美沙坦对认知功能有保护作用，这是由于这类药物作用于肾素–血管紧张素–醛固酮系统，而该系统参与血管的重构以及脑血流的自动调节，因而这类药物能改善脑血流的自动调节功能，显示出其在改善认知功能方面的效果。

（3）ACEI：PROGRESS 研究中，纳入了 6105 名曾患有脑卒中或 TIA 的高血压患者，服用培哚普利（联合或不联合吲达帕胺）并不能降低患痴呆的风险，但是可以使收缩压/舒张压降低 12/5mmHg，相应降低脑卒中复发率 43%，继而降低与脑卒中复发相关的认知功能下降或痴呆。另外，积极降低血压可以阻止或延缓 MRI 脑白质区高信号的发展。在 HOPE 临床试验中得出同样的结论，使用雷米普利可降低脑卒中发生率以及脑卒中相关的认知功能减退。

（4）利尿剂：一项随机对照研究显示，80 岁及 80 岁以上高血压患者服用吲达帕胺（联合或不联合培哚普利）并不能减少认知功能减退以及患血管性痴呆的风险。

（5）β 受体阻滞剂：多数研究提示其对认知功能没有积极的作用，但在改善紧张、焦虑等情绪方面较优。

（四）预后及转归

目前高血压发病年龄前移，甚至许多 10 多岁的少年儿童就已经出现了原发性高血压，治疗观念日新月异。早在半个多世纪前，目标是"让高血压低头"，着眼于血压水平的达标，随着对高血压认识的逐渐加深，已经不仅仅将治疗目标定为保护心脑肾，延长患者寿命，也应该重视患者生存质量。一个年少起病的高血压患者，或许经过规范的降压治疗，几十年来没有患冠心病、心力衰竭、脑卒中、肾衰竭，但可能中年就出现了记忆力减退，老年患上阿尔茨海默病，生活质量依然远低于常人。如何将血压控制好，有待继续研究。

（马琳琳）

第十五章　风湿科高血压的诊断与治疗

  风湿性疾病是指影响骨、关节及其周围软组织,如肌肉、滑囊、肌腱、筋膜、神经的一组疾病。其病因可以是感染性、免疫性、代谢性、内分泌性、遗传性、肿瘤性、地理环境性、退行性等。风湿性疾病发病率高,在我国各种风湿性疾病人数高达 1 亿,且此类疾病反复发作,逐渐进展,导致多器官、系统受损,不仅给患者带来巨大的痛苦,也给社会和家庭带来沉重的负担。随着风湿性疾病诊疗技术的不断提高,人们发现风湿性疾病也成为继发性高血压的常见病因之一。因此,了解风湿性疾病特点,熟悉此类疾病导致高血压的机制,是临床中准确诊断此类继发性高血压并施以正确治疗的关键。

  高血压是风湿性疾病常见的临床症状,甚至可以作为首发症状,并与风湿性疾病的预后有着密切的关系。如狼疮性肾炎患者中有 1/3 发生高血压,且高血压的发生率随着患者年龄、病程延长和肾功能恶化而逐渐增加。更有研究发现狼疮性肾炎患者患高血压的风险与高血压家族史、性别(男性)、狼疮性肾炎病程长短、蛋白尿程度、血肌酐水平等因素有关;同时,高血压是影响狼疮性肾炎预后的重要的、潜在的可变因素。此外,系统性硬化、干燥综合征等也是易并发高血压的风湿性疾病。因此,风湿性疾病和高血压有着紧密的联系。

一、病因及发病机制

  尽管风湿性疾病病因和发病机制复杂多样,有些病因甚至尚不明确,且不同疾病主要靶组织存在差异而导致临床症状不同,但是,此类疾病常具有炎症反应,炎症反应多为自身免疫反应,表现为局部组织出现大量淋巴细胞、巨噬细胞、浆细胞浸润和聚集。此外,血管病变也是风湿性疾病另一类共同的病理表现,其中以血管炎症为主,造成血管壁的增厚、管腔狭窄,使局部组织器官缺血,功能受损,如弥漫性结缔组织病出现的广泛损害和临床表现就与此有关。在众多的受损器官中,肾脏作为免疫靶器官常出现不同类型和程度的受损,继而导致水钠潴留和肾素-血管紧张素-醛固酮系统激活,这也是风湿性疾病导致血压升高的重要原因。

  (一)风湿性疾病继发肾损害导致血压升高

  肾脏不仅血供丰富,每分钟有 1000~1200ml 血液流经肾脏,而且是最容易遭受免疫损伤的内脏器官之一。因此,风湿性疾病常常累及肾脏,引起水肿、高血压、血尿、蛋白尿，甚至肾衰竭。风湿性疾病导致肾脏受损的主要机制有：血管炎、循环免疫复合物沉着和药物肾毒性。肾脏损伤部位可以表现为肾脏血管受损、肾小球损伤和肾小管-间质损伤。不同风湿性疾病肾脏损害位置有所不同，如狼疮性肾炎可广泛累及肾小球、肾小管-间质和肾血管；结节性动脉炎主要累及肾血管导致多发性肾梗死；干燥综合征主要累及远端肾小管，而近端肾小管很少受累；系统性硬化既可累及入球小动脉和叶间动脉导致肾皮质缺血坏死，也可累及肾小球；药物毒性常以肾小管-间质病变为主。上述肾脏损害通过以下途径，导致血压升高。

肾脏血管受损导致的肾实质缺血可刺激球旁细胞分泌肾素，肾素分泌增多一方面通过血管紧张素Ⅱ与AT_1受体结合导致小动脉收缩、外周阻力增加，引起肾素依赖性高血压。另一方面激活肾素-血管紧张素-醛固酮系统（RAAS），使醛固酮分泌增加，加重钠水潴留，同时通过交感神经末梢突触前膜的正反馈使去甲肾上腺素分泌增加，共同导致血压升高。

肾小球滤过减少导致钠水潴留，从而容量负荷增加，血压升高。

肾实质损害后肾内降压物质分泌减少，如肾内激肽酶、前列腺素等生成减少，同时存在钠水潴留、RAAS激活、交感神经兴奋性增加、内源性洋地黄物质增加、血管内皮功能异常-内皮素增高，导致血压升高。此外，促红素应用等均可导致和加重肾衰竭时的高血压。

（二）风湿性疾病引发血管炎症导致血压升高

血管病变也是风湿性疾病共同的病理表现。血管炎症与细胞免疫和体液免疫异常有关。中性粒细胞、巨噬细胞、淋巴细胞、血管内皮细胞，以及它们分泌的细胞因子参与了血管炎的发病过程。受累血管出现炎症细胞浸润，管壁的弹力层或平滑肌层受损出现动脉瘤和血管扩张，血管壁纤维素样增生和内皮增生导致管腔狭窄甚至闭塞。不同风湿性疾病累及血管的大小不同，如大动脉炎和巨细胞动脉炎主要累及大血管；结节性多动脉炎、川崎病主要累及中等血管；抗中性粒细胞胞浆抗体（ANCA）相关性血管炎和变异性血管炎主要导致小血管炎症。值得注意的是在同一种疾病中，特异性的病理改变往往不出现在所有同样大小的血管，且在同一受累血管中呈现为阶段性分布，增加了病理诊断难度。

血管炎症导致血压升高机制存在相同点和不同点。一方面，不同大小的血管炎症导致血管内皮细胞生成、激活和释放一氧化氮、前列环素、内皮依赖性血管收缩因子等血管活性物质发生改变，导致心血管调节功能受损，是导致血压升高的共同机制。另一方面，不同血管炎症也通过不同的机制导致血压升高，如小血管炎症引发血压升高机制主要是肾性高血压和外周压力放射点位置的改变，大血管、中等血管导致机械梗阻性和肾性高血压。

二、风湿性疾病导致高血压的临床特点与诊断

（一）临床特点

1. 发病年龄相对较轻

多数风湿性疾病发病年龄较轻，有明显性别差异，如系统性红斑狼疮多发于育龄期女性，多发性大动脉炎多发于年轻女性。风湿性疾病继发的高血压与原发性高血压发生机制存在根本差异。因此，风湿性疾病继发的高血压往往发病年龄较轻，同时伴有与血压升高无明显关系的多器官或系统的临床表现，却缺乏原发性高血压的各种危险因素。

2. 同时合并多器官系统受累

风湿性疾病常导致多器官、系统受累，因此，临床上表现为多器官系统症状，如关节肌肉疼痛、特征性皮肤改变、脱发、黏膜溃疡、神经系统、血液系统异常，且症状轻重程度随病情进展程度和疾病活动度出现相应的变化，呈现出症状轻重交替变化的特点。实验室检验常伴有血沉、C反应蛋白、自身抗体的明显升高，组织活检甚至可以呈现出明显的炎症反应，而这些往往难以用血压升高解释。

3. 血压昼夜节律异常

血压节律异常表现在昼夜血压节律改变和瞬时血压波动增加两方面，即一方面，患者夜间血压下降减少甚至增高，呈现出非杓型甚至反杓型的血压昼夜节律；另一方面，患者瞬时血压波动增加。这种现象与风湿性疾病导致血压升高常继发于血管梗阻、肾脏损害机制有关。而无论是昼夜血压节律改变还是血压波动性增加，均是高血压损害心脑肾等靶器官的重要因素，且这种影响独立于血压水平。因此，在评价风湿性疾病患者血压状态时，应以动态血压监测结果为指标，综合考虑患者血压水平、昼夜节律、24h血压波动性，避免以偶测血压作为评价患者血压状态的片面标准。

4. 降压药物疗效差

风湿性疾病导致的高血压对降压药物反应不敏感，原因有：①风湿性疾病继发高血压机制与原发性高血压不同，常合并血管或肾脏的器质性病变。②风湿性疾病本身的病情存在波动性改变，全身炎症介质及免疫靶器官受损程度存在相应

的变化，继而影响降压药物的疗效。③免疫抑制剂对血压和降压药物存在影响。因此，早期、积极治疗原发疾病，控制炎症对防止血管、肾脏损害及其他器官损害的进展非常重要，根据疾病活动状态及时调整降压药物的种类和用量，选择适当的免疫抑制剂是控制此类患者血压平稳达标的主要方法。

5. 心血管靶器官损害明显

风湿性疾病继发高血压的心血管损害源于异常的血压水平、节律和自身免疫紊乱导致的血管、平滑肌等多器官系统的双重作用，两者不仅各自对心血管产生损害，而且均可导致炎症介质的大量释放、氧化应激状态的激活。因此，患者往往早期出现明显心血管损害。

6. 肾脏损害程度与血压水平不平行

肾脏是风湿性疾病和高血压共同的受累器官，且由于患者血压昼夜节律和波动性增加，在这些机制的共同作用下，此类患者的肾脏损害常常大于原发性高血压导致的肾脏损害。因此，此类患者肾脏受损程度与血压水平往往呈现出不平行的状态，早期出现明显的肾脏受损。临床上表现为患者较早出现水肿、贫血、尿量减少；实验室检查可见中、重度蛋白尿，血尿或管型尿；尿蛋白为非选择性蛋白尿。

（二）诊断

病史搜集：风湿性疾病病史、发病年龄、家族史是诊断此类疾病的重要线索，多器官、系统受损的症状和体征，特别是蝶形红斑、对称性关节炎症、光敏、黏膜溃疡等特异性体征对诊断有重要价值。因此，应对疑似患者进行全面、系统的症状采集和体格检查，不仅为风湿性疾病诊断提供依据，而且有助于全面了解各器官功能状态和靶器官受损情况。

辅助检查：除三大常规检查外，肝肾功能，血沉，C反应蛋白，免疫球蛋白，补体C3、C4等化验常为风湿性疾病诊断提供线索，并明确炎症活动状态；关节、血管影像学检查可为风湿性疾病诊断、血管受损情况提供重要资料；特异性抗体检验和组织活检为确诊提供依据。对于明确风湿性疾病诊断的高血压患者，除偶测血压外，24h动态血压监测能够为全面评价患者血压状态提供客观、准确的数据，可指导有效治疗。

三、治　疗

（一）一般治疗

健康的生活方式是延缓风湿性疾病血压升高的重要方法。日常生活中，应避免过度劳累、情绪波动、感染，严格限制钠盐摄入，积极控制体重，保持愉快的心情。

（二）积极治疗风湿性疾病

风湿性疾病常表现为慢性病程反复发作，明确诊断后应尽早开始规律治疗，最大限度减少器官损害。目前主要的治疗方法有：药物治疗、辅助性治疗和手术治疗。药物治疗以非甾体抗炎药、糖皮质激素、改善病情的抗风湿药、生物制剂为主。由于不同药物均有不良反应，因此治疗过程中需定期监测相关指标。辅助治疗包括静脉输注免疫球蛋白、血浆置换、血浆免疫吸附等，可作为部分风湿性疾病药物治疗的辅助治疗。手术治疗往往需要在积极的药物治疗基础上进行，且疗效与病程相关。

（三）降压治疗

1. 药物治疗

积极抗风湿药物治疗是抑制血管炎症、延缓病情进展的关键。此外，由于风湿性继发性高血压特殊的发病机制，此类患者推荐以下降压药物：

（1）RAAS 阻滞剂作为此类患者的首选用药：RAAS 阻滞剂的作用机制主要为，①抑制循环和组织中的肾素-血管紧张素系统（RAS）。②减少醛固酮分泌，从而促进钠排泄或至少减轻血压降低时的反应性钠潴留。③增加 11β-羟类固醇脱氢酶-2 的活性，从而防止非选择性盐皮质激素受体与氢化可的松结合而增加钠排泄。④抑制血管扩张后的交感神经激活。⑤抑制内源性内皮素的分泌，增加缓激肽和 Ang-（1-7），改善内皮功能失调。⑥增加一氧化氮和有血管活性的前列腺素的释放。这与风湿性疾病导致高血压的机制相吻合，因此，作为风湿性疾病继发高血压的首选用药。不足的是，此类药物的应用受肾脏受损程度的限制，应用中需密切监测肾脏功能和血钾水平。

（2）非二氢吡啶类钙拮抗剂：此类药物主要是阻滞细胞外钙离子内流，减弱血管平滑肌细胞兴奋收缩耦联，降低阻力血管的收缩反应性。此外，其还可部分拮抗血管内皮素、血管紧张素 II、α$_1$ 肾上腺素受体的缩血管效应，减少肾小管钠的重吸收，抑制血小板聚集，减轻氧化应激反应。不仅如此，临床上 CCB 存在不同药物剂型，既适合长效控制血压水平，也可以根据血压波动情况临时加用，有利于风湿性疾病不同状态血压的调控，达到平稳控制血压的目的。

（3）α受体阻滞剂也是常用的降压药物：α受体阻滞剂可竞争性地与α受体结合，进而抑制受体发挥功能，而产生拮抗神经递质或α受体激动药的效应，最终起到降压及其他作用。

（4）利尿剂：一方面通过其利尿和排钠作用，减少血容量，使心排血量降低而降压，另一方面通过使血管平滑肌钠离子含量降低，减少小动脉平滑肌对加压物质的反应，从而使血管扩张而降压。临床上通常是根据利尿剂的作用强弱和作用部位、作用机制分类。根据作用强度可分为强效利尿剂、中效利尿剂和弱效利尿剂三类；而根据作用部位和作用机制大致可分为：袢利尿剂、噻嗪类利尿剂、保钾利尿剂。然而，风湿性疾病患者由于肾脏受损，RAAS 激活，处于全身的钠水潴留和肾脏相对缺血的状态。因此，此类患者需在评估和密切观察患者肾脏血供情况后适当选用。

2. 手术治疗

手术治疗常用于多发性大动脉炎、肾动脉狭窄患者。在配合积极抗风湿药物治疗基础上早期手术可获得较好的效果，但少数晚期病例手术缓解狭窄后血压并不下降，可能与肾素或周围血管阻力增加有关。

总之，风湿性高血压是临床上常见的继发性高血压之一，常可导致多器官功能受损，有较高的死亡率和致残率。及时有效的治疗不仅能够使血压得到平稳的控制，也是全身多器官系统得到保护的关键。

（邢晓然）

第十六章　呼吸内科高血压的诊断与治疗

呼吸系统是人体与外界进行气体交换的重要场所，同时具有防御、免疫和内分泌功能。然而，由于吸烟、空气污染、感染、自身免疫等因素，呼吸系统疾病患病率极高，是临床上最常见的疾病之一。因此，临床医生必须了解呼吸系统疾病与血压的关系，掌握降压药物对呼吸系统疾病的影响，以便整体上改善患者症状，提高患者生存质量。

一、肺动脉高压

（一）定义与分类

肺动脉高压（pulmonary hypertension，PH）是指多种已知或未知原因引起的肺动脉压异常升高的一种病理状态。血流动力学诊断指标为：在海平面、静息状态下，右心导管测量平均肺动脉压≥25mmHg。正常人平均肺动脉压（mPAP）为（14±3）mmHg，最高不超过20mmHg。mPAP为21～24mmHg为临界PH。

以往将肺动脉高压分为"原发性"和"继发性"两类，随着认识的逐步深入，肺动脉高压的分类也在不断完善。目前公认的是2008年WHO第四次肺动脉高压会议的分类，即Dana Point（表16-1），该分类考虑了病因、发病机制、病理与病理生理学特点，对指导患者治疗方案有重要的实际意义。这一分类将肺动脉高压分为五大类：动脉性肺动脉高压（PAH），左心疾病所致肺动脉高压，肺部疾病和（或）缺氧所致肺动脉高压，慢性血栓栓塞性肺动脉高压（CTEPH），机制不明或多因素所致肺动脉高压。

表 16-1　2008 年 Dana Point 会议肺循环高压临床诊断分类

1. 动脉性肺动脉高压（pulmonary arterial hypertension，PAH）

　1.1 特发性

　1.2 遗传性

　　1.2.1 骨形成蛋白受体Ⅱ基因（*BMPR2*）突变

　　1.2.2 活化素受体样激酶Ⅰ（ALK-1），转化生长因子-β 受体Ⅲ（endoglin）（伴或不伴遗传性出血性毛细血管增多症）基因突变

　　1.2.3 未知基因突变

　1.3 药物和毒物所致肺动脉高压

　1.4 疾病相关性肺动脉高压

　　1.4.1 结缔组织病

续表

  1.4.2 HIV 感染

  1.4.3 门脉高压

  1.4.4 先天性心脏病

  1.4.5 血吸虫病

  1.4.6 慢性溶血性贫血

 1.5 新生儿持续性肺动脉高压

2. 左心疾病所致肺动脉高压

 2.1 收缩功能障碍

 2.2 舒张功能障碍

 2.3 心脏瓣膜疾病

3. 肺部疾病和（或）缺氧所致的 PH

 3.1 慢性阻塞性肺疾病

 3.2 间质性肺疾病

 3.3 其他同时存在限制性和阻塞性通气功能障碍的肺疾病

 3.4 睡眠呼吸障碍

 3.5 肺泡低通气综合征

 3.6 慢性高原病

 3.7 肺泡–毛细血管发育不良

4. 慢性血栓栓塞性肺高压（CTEPH）

5. 机制不明或多种因素所致 PH

 5.1 血液系统疾病：骨髓增生性疾病，脾切除

 5.2 全身性疾病：结节病，肺朗格汉斯组织细胞增多症，淋巴管肌瘤病，多发性神经纤维瘤，血管炎

 5.3 代谢性疾病：糖原累积病，戈谢病，甲状腺疾病

 5.4 其他：肿瘤性阻塞，纤维性纵隔炎，长期透析的慢性肾衰竭

（二）肺动脉高压机制

  PAH 的病理生理学特点至今尚未完全阐明。从病理生理学角度上看，肺动脉高压与肺血管阻力、肺血流量和左心房压力有关。目前认为，肺血管阻力增加是肺动脉高压形成的主要机制。肺血管阻力增加的原因主要包括：血管收缩、肺动脉增殖和闭塞、炎症和血栓形成。血管收缩与肺动脉平滑肌细胞的钾通道功能或表达异常及内皮功能紊乱有关。内皮功能紊乱可导致一氧化氮和前列环素等舒血管因子合成减少，血栓素 A_2 和内皮素-1 等缩血管和促增殖因子过度表达。另外在 PAH 患者血浆中发现血管活性肠肽等舒血管因子和抗增殖因子水平下降。舒血管因子和缩血管因子稳态失衡可导致小肺动脉收缩和血小板通过 5-羟色胺途径参与 PAH 的病理生物学过程。此外，长期高肺内血流量也可导致肺动脉高压，如左向

右分流的先天性心脏病患者，但其主要机制是高肺血流量导致血管内皮细胞受损引发肺血管重塑，且存在遗传易感性差异，而非单纯的肺容量负荷过重。临床上另一类常见的肺动脉高压与左心房压力增加有关，常见于左心室收缩或舒张功能不全、左心瓣膜病患者，这些疾病通过增加左心房充盈压导致肺动脉高压。这种肺动脉高压始于毛细血管后，初期跨肺动脉压正常，属于血管反应性改变，随着病情进展，出现跨肺动脉压差和肺血管阻力进行性升高，这是肺血管重塑的结果，对扩血管药物反应性差。

（三）肺动脉高压临床表现

1. 症状

PAH 本身没有特异性临床表现。轻度肺动脉高压可无症状，随病情发展可有表现。根据我国特发性和家族性 PAH 注册登记研究结果，患者就诊时最常见的症状有活动后气短和乏力（98.6%）、胸痛（29.2%）、晕厥（26.4%）、咯血（20.8%）、心悸（9.7%），其他症状有下肢水肿、胸闷、干咳、心绞痛、腹胀及声音嘶哑等。气短往往标志 PAH 患者出现右心功能不全。而当发生晕厥或黑矇时，则往往标志患者心输出量已经明显下降。需要强调，PAH 患者首发症状至确诊的时间与预后有明确的相关性，因此病历采集时应准确记录首发症状的时间。

2. 体征

（1）一般体征：右心扩大可导致心前区隆起，肺动脉压力升高可出现 P_2 亢进；肺动脉瓣开放突然受阻出现收缩早期喷射性杂音；三尖瓣关闭不全引起三尖瓣区的收缩期反流杂音；晚期右心功能不全时出现颈静脉充盈或怒张；下肢水肿；发绀；右室充盈压升高可出现颈静脉巨大"a"波；右心室肥厚可导致剑突下出现抬举性搏动；出现 S_3 表示右心室舒张充盈压增高及右心功能不全，约38%的患者可闻及右室 S_4 奔马律。

（2）PAH 相关疾病的特殊体征：特殊体征常可为肺动脉高压的诊断和病因提供重要线索。①左向右分流的先天性心脏病出现发绀和杵状指（趾），往往提示艾森曼格综合征；差异性发绀和杵状趾（无杵状指）是动脉导管未闭合并 PAH 的特征性表现。②反复自发性鼻出血、体表皮肤毛细血管扩张往往提示遗传性出血性毛细血管扩张症。③皮疹、面部红斑、黏膜溃疡、关节肿胀畸形、外周血管杂音等是结缔组织病的征象。④肩胛部收缩期血管杂音往往提示肺动脉狭窄或慢性血栓栓塞性 PH。⑤两肺下野闻及血管杂音提示肺动静脉瘘。

3. 危险因素

患者既往病史、个人史、家族史资料的采集能够为肺动脉高压原因提供重要线索，是获得患者危险因素的重要途径。因此，应全面采集患者病史情况。如既往史中应重点询问有无先天性心脏病、结缔组织病、HIV 感染史、肝病、贫血和鼻出血等；个人史需要注意患者有无危险因素接触史，如印刷厂和加油站工人接触油类物品、减肥药服用史及吸毒史等；有婚育史的女性要注意询问有无习惯性流产史，男性要注意其母亲、姐妹等直系亲属有无习惯性流产等病史；家族中有无其他 PAH 患者。

4. 实验室检查

肺动脉高压的实验室检查项目众多，主要包括：一般检查，诊断肺动脉高压的检查，肺动脉高压病因检查，肺动脉高压程度评价检查。

（1）一般检查：包括临床三大常规检查、生化检查、心电图、胸部 X 线片检查等，这些检查不仅有助于全面了解患者状态，而且常常能够为发现肺动脉高压提供线索。心电图有提示 PAH 的诊断价值。约 87% 的患者心电图可提示右心室肥厚，79% 的患者出现电轴右偏肺型 P 波。心电图在 PAH 诊断中的价值有限，其敏感性仅为 55%，特异性为 70%。

胸部 X 线片检查：约 90% 的 PAH 患者首次就诊时可表现为胸片异常。常见征象有：肺动脉段凸出及右下肺动脉扩张，伴外周肺血管稀疏——"截断现象"；右心房和右心室扩大。胸部 X 线检查还助于发现原发性肺部疾病、胸膜疾病、心包钙化或者心内分流性畸形。胸部 X 线检查对于中、重度的 PAH 患者有更高的诊断价值，胸部 X 线正常并不能排除 PAH。

（2）诊断肺动脉高压的检查

1）超声心动图：不仅能够估测肺动脉压力，还能通过对右房压、左右室大小、三尖瓣收缩期位移（TAPSE）、Tei 指数，以及有无心包积液等评估病情严重程度和预后，并发现心内畸形、大血管畸形等，明确部分肺动脉高压病因，排除左心病变所致的被动性肺动脉压力升高。因此，超声心动图是公认的最理想的诊断 PAH 的无创性检查方法，每例疑似 PH 的患者均应进行该项检查。

2）心导管检查：包括左心及右心导管检查。右心导管检查不仅是确诊 PAH 的金标准，也是指导制定科学治疗方案必不可少的手段。

3）肺动脉造影：并非 PAH 常规检查项目，主要用于临床怀疑有 CTEPH 而无创检查不能提供充分证据、筛查出适合外科手术的患者，以及进行术前评价、肺血管炎及肺血管受累程度、肺动静脉瘘、先天性肺动脉发育异常等疾病的诊断。

（3）肺动脉高压病因检查

1）肺功能和动脉血气分析：有助于发现潜在的肺实质或气道疾病。PAH患者肺功能往往表现出呼吸中期流速下降（MEF50 可下降至 50%～61%预计值），弥散功能轻中度下降（一般为 40%～80%预计值），而肺总量和残气量往往正常。

2）胸部 CT、高分辨率 CT（HRCT）及肺动脉造影（CTPA）：主要目的是了解有无肺间质病变及其程度、肺及胸腔有无占位病变、肺动脉内有无占位病变、血管壁有无增厚、主肺动脉及左右肺动脉有无淋巴结挤压等。CTPA 可使大多数 CTEPH 确诊，还可以筛查出有肺动脉内膜剥脱术适应证的患者。

3）肺通气灌注扫描：是 PH 诊断流程中的重要检查项目之一，目前推荐对于不明原因的 PH 患者，建议行通气/血流灌注或肺灌注扫描，以排查慢性血栓栓塞引起的 PH。

4）睡眠监测：约有 15%的阻塞性睡眠呼吸障碍患者合并 PH，故对于有可疑阻塞性睡眠障碍的疑诊 PH 患者应进行睡眠监测。

5）血液学检查及自身免疫抗体检测：对所有疑诊 PH 的患者均应常规进行血常规、血生化、甲状腺功能、自身免疫抗体检测、HIV 抗体及肝炎相关检查等，以便进行准确的诊断分类。

6）心脏 MRI：可以直接评价右心室大小、形状和功能等，还可以测量每搏量、CO、肺动脉扩张能力及右心室厚度等参数。

7）急性血管反应试验：部分 PAH，尤其是原发性肺动脉高压（IPAH）发病机制可能与肺血管痉挛有关，肺血管扩张试验是筛选这些患者的有效手段。研究证实采用钙拮抗剂（CCB）治疗可显著改善试验结果阳性患者的预后。目前我国推荐急性血管反应试验的药物为静脉泵入腺苷或雾化吸入伊洛前列素，结果必须同时满足下述 3 项标准，才可诊断为急性血管反应试验结果阳性：平均肺动脉压下降≥10mmHg，且平均肺动脉压≤40mmHg，同时心输出量增加或不变。

（4）肺动脉高压严重程度评估：PAH 的评估，即 PAH 的严重性评估，包括功能评估（如 WHO 功能分级、6min 步行试验、心肺运动试验：）、血清学指标、影像学评估、血流动力学评估，乃至患者生活质量的评估。

1）WHO 功能分级：分为Ⅰ～Ⅳ级，其与 PAH 的预后直接相关，Ⅰ/Ⅱ级患者的生存期显著高于Ⅲ级或Ⅳ级患者。确诊 PAH 时的功能分级可作为独立预后指标，而治疗前后的功能分级变化是疗效评判的重要指标。

2）6min 步行距离：是指患者在可耐受状态下 6min 内步行的最长距离，其与 BORG 呼吸困难指数（BDI）联合用于评估 PAH 预后。6min 步行距离缩短（合并 BDI 升高）提示 PAH 病情进展，预后不佳。

3）心肺运动试验：这是一项整体定量评估心肺功能的重要检查。PAH 患者活动耐力明显受损，心肺运动试验测的峰值氧耗量（VO_{2max}）下降，提示 PAH 患者心功能差，预后不佳。

（四）诊断流程

对疑诊 PH 患者应首先考虑常见疾病如第二大类的左心疾病和第三大类的肺部疾病，然后考虑第四大类的 CTEPH，最后再考虑第一大类的 PAH 和第五大类中的少见疾病（见表 16-1）。对疑诊 PAH 的患者应考虑到相关疾病和（或）危险因素导致可能，仔细查找有无家族史、先天性心脏病、结缔组织病、HIV 感染、门脉高压、溶血性贫血、与 PAH 有关的药物服用史和毒物接触史等。对于确诊肺动脉高压的患者，需在治疗前后定期评价 PAH 严重程度。临床医生应提高 PAH 诊断意识并贯彻在临床实践中。

（五）肺动脉高压治疗

PAH 是一种慢性致死性疾病，目前仍是一种无法治愈的慢性疾病。首先应根据患者临床分类的不同选择相应治疗方案，以内科治疗为主。PAH 的治疗不单纯是处方靶向治疗药物，而是包括严重程度评价、一般及支持治疗、急性肺血管反应性评价、PAH 特异性治疗、联合治疗、疗效评估及介入外科治疗的复杂过程。

1. 一般治疗

一般治疗包括运动和康复训练、避孕、绝经期激素替代治疗、旅行、心理治疗、预防感染及择期手术指导等多个方面，鼓励患者及家庭成员参与 PAH 患者俱乐部等组织，增强战胜疾病的信心。

2. 支持治疗

（1）抗凝治疗：特发性 PAH 易合并远端小肺动脉原位血栓形成，心力衰竭和活动减少也易导致静脉血栓形成，因此建议对无抗凝禁忌的 IPAH 患者给予华法林抗凝治疗，抗凝强度建议 INR 维持在 2.0～3.0。

（2）利尿剂：右心功能不全可导致体液潴留、出现颈静脉充盈、肝及胃肠道淤血、胸腹水和下肢水肿，建议对存在明显容量超负荷的 PAH 患者给予利尿剂。治疗期间应密切监测血钾和肾功能，防止低钾血症和肾前性肾衰的发生。

（3）氧疗：尽管吸氧并不能改善艾森曼格综合征患者的病程，仍建议对 PaO_2 ＜60mmHg 的患者给予吸氧治疗，且＞15h/d。对其他类型 PAH 如动脉血氧饱和度低于90%则建议进行常规氧疗。

（4）地高辛：CO<4L/min或心指数<2.5L/（min·m²）是应用地高辛的首选指征；另外，右心室扩张、基础心率>100次/分、心室率偏快的心房颤动等也均是应用地高辛指征。如果PAH患者心功能较差，严重低氧血症，使用地高辛过程中频发室性心律失常需考虑电解质紊乱及地高辛中毒可能，应格外注意。

（5）多巴胺和多巴酚丁胺：是治疗重度右心功能衰竭（血流动力学不稳定的心功能Ⅲ级或心功能Ⅳ级患者）首选的正性肌力药物，患者血压偏低首选多巴胺，血压较高首选多巴酚丁胺。两种药物的推荐起始剂量为2μg/（kg·min），可逐渐加量至8μg/（kg·min）。根据患者具体情况可选择一种或联合使用。

3. 肺血管扩张剂

随着对PAH发病机制研究的迅速进展，针对不同发病环节的特异性肺血管扩张剂陆续研发成功。目前已上市的肺血管扩张剂有：CCB、前列环素及其结构类似物、内皮素受体拮抗剂、5型磷酸二酯酶抑制剂和Rho激酶抑制剂等。

（1）CCB：只有急性肺血管扩张试验结果阳性的患者才能从CCB治疗中获益。CCB有导致体循环血压下降、矛盾性肺动脉压力升高、心力衰竭加重、诱发肺水肿等危险，故尚未进行急性肺血管扩张试验的患者不能盲目应用CCB。对正在服用且疗效不佳的患者应逐渐减量至停用。对急性肺血管扩张试验结果阳性的患者应根据心率情况选择CCB，基础心率较慢的患者选择二氢吡啶类，如硝苯地平或氨氯地平；基础心率较快的患者则选择地尔硫草。为避免并发症的发生，推荐使用短效药物，并从小剂量开始应用，在体循环血压没有明显变化的情况下，逐渐递增剂量，争取数周内增加到最大耐受剂量，然后维持应用。应用1年还应再次行急性肺血管扩张试验重新评价患者是否持续敏感，只有心功能稳定在Ⅰ~Ⅱ级且肺动脉压力降至正常或接近正常的长期敏感者才能继续应用。

（2）前列环素类药物：此类药物不仅能扩张血管、降低肺动脉压，长期应用还可逆转肺血管结构，推荐危重右心衰竭患者可以考虑静脉注射伊洛前列素和吸入伊洛前列素联合治疗。常用的前列环素如依前列醇半衰期较短，需持续静脉滴注；半衰期长且能皮下注射的有曲前列尼尔，口服的有贝前列素，吸入的有依洛前列素。

（3）内皮素受体拮抗剂：此类药物可改善肺动脉高压患者临床症状和血流动力学指标，提高运动耐量，改善生活质量和存活率，常用的非选择性内皮素受体拮抗剂有波生坦，选择性内皮素受体拮抗剂有安立生坦。

（4）5型磷酸二酯酶抑制剂：可特异性抑制磷酸二酯酶，使cGMP降解减少，从而增加细胞内cGMP。cGMP激活cGMP激酶，钾通道开放，引起血管舒张。

目前国内外应用的有西地那非、他达那非和伐地那非。

（5）Rho 激酶抑制剂：Rho 激酶通路激活是 PAH 患者发病机制中的一个重要环节，诸多研究已证实 PAH 动物模型的 Rho 激酶通路被激活，而使用 Rho 激酶抑制剂则能降低肺动脉压力并逆转肺血管和右心室重构。目前已有小样本临床研究发现静脉注射法舒地尔（fasudil，商品名：川威）可降低 PAH 患者的肺血管阻力，增加 CO，并且安全性好。国内开展临床研究的初步结果也证实法舒地尔静脉注射对 PAH 患者的急性血流动力学影响与吸入伊洛前列素相似。有关 Rho 激酶抑制剂长期输注治疗 PAH 和右心衰竭的临床试验正在进行中。

（6）NO 吸入治疗：NO 吸入是一种选择性作用于肺血管而不作用于体循环的治疗方法。但由于其作用时间短，以及外源性 NO 毒性的问题，不便长期应用，缺乏长期应用的临床资料。国内外均不建议将其作为长期治疗药物。

（7）其他：国外研究提示他汀类药物可能改善小肺动脉重构，对肝功能无明显损害的患者可以考虑使用。

尽管目前还缺乏循证医学证据证实同时使用超过一种肺血管扩张剂如内皮素受体拮抗剂、磷酸二酯酶抑制剂、前列环素类似物及其他药物等的长期疗效和安全性，但多项短期随机双盲临床试验表明联合不同药物治疗 PAH 是安全有效的。目前联合治疗已成为 PAH 治疗最重要的方案，如何组织联合治疗是最近 PAH 治疗研究的热点，联合治疗将成为控制 PAH 的必经之路。值得注意的是不适当的应用体循环降压药（包括 CCB，硝酸酯类，血管紧张素转换酶抑制剂，血管紧张素受体拮抗剂或 β 受体阻滞剂），可能会导致患者血压下降而诱发症状加重、晕厥甚至猝死。此外在已使用包括内皮素受体拮抗剂、5 型磷酸二酯酶抑制剂和前列环素类药物的患者，如联合使用体循环降压药可能会发生血压明显下降。因此特别强调只有在右心导管检查过程中进行急性肺血管扩张试验确定为阳性的 PAH 患者才能使用部分 CCB 治疗，而对无高血压的非急性肺血管扩张试验阳性 PAH 患者，禁忌使用上述体循环降压药；除非合并高血压、冠心病或左心衰竭，否则不建议 PH 患者采用血管紧张素转换酶抑制剂、血管紧张素 II 受体拮抗剂和 β 受体阻滞剂；对合并有高血压需使用上述体循环降压药的患者需谨慎联合使用 PAH 靶向治疗药物。

4. 抗心律失常的治疗

PAH 以室上性心律失常较为常见，每年发生率约为 2.8%，房扑和房颤发生率几乎相等。无论房扑还是房颤均可导致 PAH 患者的右心功能衰竭进一步恶化。对房性心律失常尤其是房扑应考虑转复为窦性心律，建议选择无负性肌力作用的抗心律失常药物（如胺碘酮）。射频消融也可选择。

5. 房间隔造瘘术

经充分上述内科治疗之后，患者症状仍无明显好转，即可推荐患者进行房间隔造瘘术，可降低右室前负荷，增加左室充盈压和CO，从而改善血流动力学和临床症状。

6. 肺移植

单肺移植、双肺移植和心肺移植均可用于治疗终末期 PAH，但单肺移植有导致严重低氧血症的危险。主要指征：经充分内科治疗无效的终末期 PAH 患者。国外终末期 PAH 患者行肺移植或心肺联合移植有较多报道，目前 3 年和 5 年的生存率分别为 55% 和 45%，与其他疾病行肺移植的长期生存率类似。

二、合并呼吸系统疾病患者降压药物的选择

常用的五大类降压药物通过不同机制降低血压，因此，小剂量、多种类联合用药是增加降压疗效，减少副作用的重要方法。然而，合并支气管炎、哮喘、慢性阻塞性肺病等呼吸系统疾病患者，应用部分种类降压药物可加重气道炎症或阻塞，因此，合并上述呼吸系统疾病的患者在选择降压药物方面与其他患者有所不同。本节主要介绍不同种类降压药物对呼吸系统的影响。

（一）血管紧张素转换酶抑制

此类药物通过抑制 ACE 使机体生成的血管紧张素 II 减少，血管紧张素 II 的减少，可以使血管扩张，从而达到降压的目的。ACEI 类药物更适于有左心功能不全、糖尿病、胰岛素抵抗、心力衰竭、心肌梗死的患者。但是，由于抑制 ACE 的药物也是破坏缓激肽所需要的酶，导致缓激肽蓄积，缓激肽可以导致前列腺素增加，使咳嗽加剧。同时缓激肽还可通过促进神经递质 P 物质的释放，加大机体分泌黏液，使气管、支气管黏膜水肿，从而加剧咳嗽，影响呼吸系统正常功能。

（二）β受体阻滞剂

呼吸道上的 β 受体是以 β_2 受体为主，β_2 受体兴奋可引起机体气管、支气管的扩张，增加血流量，抑制组织胺的分泌。因此，当应用 β_2 受体阻滞剂降压药时，会使机体气管、支气管收缩，促进组织胺的分泌。患有气管炎、支气管炎、咳嗽、哮喘等呼吸系统疾病的患者，症状会加重。另外，再加上受体对 β_2 受体激动剂如体内的肾上腺素的敏感性降低，受体数目也减少，导致受体兴奋作用差，这样就会

加重气管炎、支气管炎、咳嗽、哮喘等呼吸系统疾病的患者症状。这些作用对正常人影响不大，但可加重合并呼吸道疾病患者气道炎症和阻塞，尤其是非选择性 β 受体抑制剂不应用于下呼吸道炎症、气道阻塞患者。需要注意的是，选择 β_1 受体阻断的降压药理论上是比较安全的，但是，临床上在应用 β_1 选择性阻滞剂时，一般剂量较大，剂量较大时，对 β_2 受体也起到一定的阻断作用。此外，尽量选择具有内在拟交感活性的药物，以减弱由于受体阻断诱发或加重哮喘的作用。

（三）α受体阻滞剂

阻断 α_1 受体可使肺血流量增加，扩张气管、支气管，增加气道分泌，可以引起咳嗽，从而影响呼吸系统的正常功能。但由于 α_1 受体被阻断时，β 受体的兴奋作用占优势，故实际上，α_1 受体阻滞药对呼吸系统的影响相对较小，可用于高血压合并哮喘及慢性支气管炎患者。

（四）钙拮抗剂

钙拮抗剂是合并哮喘或慢性阻塞性肺疾病的首选降压药物。因为这类药除能松弛血管平滑肌外，对支气管平滑肌也有一定松弛作用，对哮喘患者有利。常用的钙拮抗剂分两类，一类叫二氢吡啶类钙拮抗剂，可使心率增快，对心率较快的患者需小心使用。属于这类的药有：硝苯地平、非洛地平、尼群地平、氨氯地平、尼卡地平、尼莫地平等。另一类叫非二氢吡啶类钙拮抗剂，可松弛支气管平滑肌，还可降低心率，最宜用于哮喘或慢性阻塞性肺疾病的人。常用的此类药的有：地尔硫草、维拉帕米等。

（五）利尿剂

各类利尿剂具有共同的药理学特点，即增加尿液的排出率和钠的排泄量，继而减少血容量和钠负荷，从而起到降低血压的作用。尤其适用于单纯收缩期高血压、老年高血压、盐敏感性高血压患者。然而，对于合并咳嗽咳痰和支气管狭窄的病人，利尿药物的不恰当使用一方面会导致痰多黏稠难以咳出而阻塞气道，另一方面会诱发电解质紊乱和机体酸碱平衡失调。因此，合并呼吸系统疾病患者应用此类药物时，常小剂量、间断使用，并注意加强气道管理和电解质监测。

（邢晓然）

第十七章 老年病科高血压的诊断与治疗

据 2002 年原卫生部组织的全国居民 27 万人营养与健康状况调查资料显示，我国 60 岁及以上人群高血压的患病率为 49%。即约每两位 60 岁以上人中就有 1 人患高血压。老年高血压常与多种疾病并存，如冠心病、心力衰竭、脑血管疾病、肾功能不全等，导致病情复杂，不易控制。

一、临床特点与诊断

（一）临床特点

1. 收缩压增高，脉压增大

老年单纯收缩期高血压占高血压的 60%，随着年龄增长其发生率增加，同时脑卒中的发生率急剧升高。老年人脉压与总死亡率和心血管事件呈明显正相关。

2. 血压波动大

血压"晨峰"现象增多，高血压合并直立性低血压和餐后低血压者增多。餐后低血压在居家护理的老年人中患病率为 24%～36%，在我国住院老年患者中为 74.7%。其发病机制主要为餐后内脏血流量增加，回心血量和心排血量减少；压力感受器敏感性减低，交感神经代偿功能不全；餐后具有扩张血管作用的血管活性肽分泌增多。

3. 常见血压昼夜节律异常

血压昼夜节律异常的发生率高，表现为夜间血压下降幅度＜10%（非杓型）或超过 20%（超杓型），导致心、脑、肾等靶器官损害的危险增加。

4. 白大衣高血压增多

白大衣高血压的发生率约为 13%，发病原因和机制可能为患者在医疗环境中精神紧张，交感神经活性增强；基础疾病如血脂、血糖等代谢紊乱等。

5. 假性高血压增多

假性高血压指袖带法所测血压值高于动脉内所测血压值的现象（收缩

压升高≥10mmHg 或舒张压升高≥15mmHg），可见于正常血压或高血压老年人。

（二）诊断

年龄≥65 岁，血压持续升高或 3 次以上非同日坐位收缩压≥140mmHg 和（或）舒张压≥90mmHg，可定义为老年高血压。若收缩压≥140mmHg，舒张压＜90mmHg，则定义为老年单纯收缩期高血压。

二、治　疗

老年高血压试验汇总分析表明，降压治疗可使脑卒中减少40%，心血管事件减少30%；无论是收缩期或舒张期高血压，抑或是老年单纯收缩期高血压降压治疗均可降低心血管疾病的发生率及死亡率；平均降低收缩压 10mmHg 和舒张压 4mmHg，脑卒中的发生风险降低 30%，心血管事件和死亡率降低 13%，70 岁以上的老年男性、脉压增大或存在心血管合并症者获益更多。高龄老年高血压降压治疗可降低总死亡率和脑卒中等（HYVET 试验）。我国完成的 Syst-China、STONE 等临床试验结果均表明，钙拮抗剂治疗老年人高血压可明显降低脑卒中发生风险。

老年高血压患者的血压应降至 150/90mmHg 以下，如能耐受可降至 140/90mmHg 以下。对于 80 岁以上的高龄老年人的降压目标值为＜150/90mmHg。但是，目前尚不清楚老年高血压降至 140/90mmHg 以下是否有更大获益。老年高血压降压治疗应强调收缩压达标，同时应避免血压过度降低；在能耐受降压治疗的前提下，逐步降压达标，应避免过快降压；对于降压耐受性良好的患者应积极进行降压治疗。

老年高血压的理想降压药物应符合以下条件：①平稳、有效；②安全，不良反应少；③服药简便，依从性好。常用的五大类降压药物均可以选用。对于合并前列腺肥大或使用其他降压药而血压控制不理想的患者，α 受体阻滞剂亦可以应用，同时注意防止直立性低血压等不良反应。对于合并双侧颈动脉狭窄≥70%并有脑缺血症状的患者，降压治疗应慎重，不应过快、过度降低血压。

三、老年高血压特殊情况

（一）餐后低血压

1. 定义

老年高血压合并餐后低血压是指老年患者进食所引起低血压及相关症状（晕厥、衰弱、冠状动脉事件和脑卒中）的现象，主要发生于早餐后，中餐和晚餐后亦可发生。餐后低血压和直立性低血压虽然不是同一种病变，但两者存在部分共同的病理基础，在同一患者可合并存在（即餐后直立性低血压）。

2. 诊断标准

符合 3 条标准之一者可诊断为餐后低血压：①餐后 2h 内收缩压比餐前下降＞20mmHg。②餐前收缩压≥100mmHg，而餐后＜90mmHg。③餐后血压下降未达到上述标准，但出现餐后心脑缺血症状（心绞痛、乏力、晕厥、意识障碍）者。

3. 诊断步骤

（1）确定是否合并餐后低血压的方法包括：测定餐前血压和餐后 2h 内血压（每15min 测定 1 次）；24h 动态血压监测（注意调整餐后血压测量时间间隔）。

（2）明确病因与诱因：基础病因包括糖尿病、帕金森病、高血压、肾衰竭、多器官功能衰竭等；诱因包括血容量不足、新增利尿剂或血管扩张剂、降压药物过量致餐前血压偏低等。

（3）与进餐有关的危险因素：包括高碳水化合物餐、一次进餐量过多和温度过热、长期卧床患者坐位进餐时间过久等。

4. 治疗

首先是基础疾病的治疗，并尽快纠正可能的诱因。目前尚无特异性治疗，但是非药物治疗比药物治疗更重要和简便可行。无症状者可以用非药物治疗，有症状者常常需要加药物治疗。

（1）非药物治疗包括：①餐前饮水 350～480ml；②减少碳水化合物摄入；③少量多餐；④餐后取坐、卧位；⑤进食时避免饮酒，血液透析患者避免透析时进食；⑥避免餐前服用降压药，宜在两餐之间服用。

（2）药物治疗：包括减少内脏血流量、抑制葡萄糖吸收和增加外周血管阻力的药物，如咖啡因、阿卡波糖、古尔胶，是最常用的能够改善餐后低血压的药物，但临床研究尚缺乏循证医学资料。

老年高血压伴餐后低血压诊治流程见图 17-1。

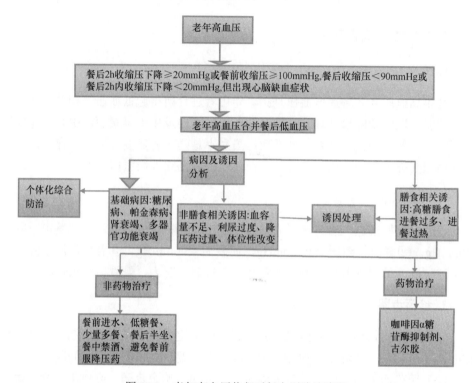

图 17-1　老年高血压伴餐后低血压诊治流程

（二）直立性低血压

直立性低血压指在改变体位为直立位的 3min 内，收缩压和（或）舒张压明显下降，伴有或不伴有低灌注症状的现象。卧位高血压指立位血压正常，而卧位血压达到高血压标准的现象。

1. 诊断直立性低血压

从卧位转为立位后 3min 内出现收缩压下降≥20mmHg 和（或）舒张压下降≥10mmHg，可伴有或不伴有低灌注症状。采用美国自主神经科学学会和美国神经病学会 1996 年诊断标准。

低灌注临床症状：在体位改变如由卧位、蹲位或久坐位突然立起时出现头晕、黑矇、乏力、恶心、视物模糊、苍白、冷汗等，持续时间多为 5～10min，也有的长达 20min，严重者可以发生晕厥、癫痫样发作、跌伤骨折、短暂性脑缺血及心绞痛发作。部分患者无明显主诉，但同样可以发生跌倒和晕厥。有些直立性低血压患者表现为迟发性低血压，对于主诉症状明显的患者，若 3min 内血压下降不明显可适当延长测压时间。对有晕厥史的患者，有条件时可做直立倾斜试验，即倾斜 60°角 3min 内出现上述血压改变即可诊断。

在老年直立性低血压患者中，卧位时收缩压≥140mmHg 和（或）舒张压≥90mmHg，为卧位高血压。此类患者如伴有立位时低血压，称为卧位高血压-立位低血压综合征。常见于老年人和糖尿病患者，但有关研究资料较少。

在诊断老年直立性低血压过程中，首先应考虑有无可消除的诱发因素，如脱水或出血致使血容量不足的情况，然后考虑有无药物作用，其中利尿剂、α 受体阻滞剂、血管扩张剂、硝酸酯类药物、三环类抗抑郁药物和 β 受体阻滞剂报道较多。最后是患者基础疾病的诊断，需要进行心脑血管疾病和神经系统疾病的相关检查以明确病因诊断。

2. 病因

直立性血压变异的原因包括：①衰老导致心血管系统退行性改变，压力感受器敏感性减退、血管顺应性因动脉硬化而降低、心率反应减弱。②药物因素，常用的抗高血压药物、某些抗精神疾病药物、三环类抗抑郁药物、抗肿瘤药物等。③疾病因素，致使血容量不足的系统性疾病、自主神经功能障碍性疾病以及周围神经病变。

3. 治疗

老年直立性血压变异患者首先应当采取非药物治疗，教育患者及家人了解并正确掌握非药物治疗的方法。方法包括：逐渐变换体位、避免增加胸内压的动作如过度用力、咳嗽等，避免卧位过久，做物理对抗动作如腿交叉、弯腰及紧绷肌肉等，必要时停用或减量降压药物，可穿弹力袜和用腹带，对于卧位高血压可以抬高床头 10°～20°，白天坐斜靠椅。

卧位高血压-立位低血压综合征患者的药物治疗应当限制在夜间,应用短效药物较好。因为所有的降压药,甚至血管扩张剂贴膜都有可能加重直立性低血压,所以这类患者起床和开始白昼正常活动后血压不高时需要停用药物。

（三）单纯收缩期高血压

单纯收缩期高血压是老年人收缩压升高超过正常范围而舒张压正常的高血压类型。

1. 诊断标准与方法

血压持续升高或＞3 次非同日坐位收缩压≥140mmHg，舒张压＜90mmHg，或袖带式电子血压计自测，收缩压≥135mmHg，舒张压＜85mmHg，诊断为 ISH。

2. 治疗

收缩压高而舒张压不高甚至较低的单纯收缩期老年高血压患者的治疗有一定难度。如何处理目前没有明确的证据。建议：当舒张压＜60mmHg，而收缩压＜150mmHg，宜观察，可不用药物治疗；如收缩压为 150～179mmHg，可谨慎给予小剂量降压药治疗；如收缩压≥180mmHg，则给予小剂量降压药治疗。降压药可用小剂量利尿剂、钙拮抗剂、ACEI 或 ARB 等，治疗中应密切观察病情变化。

（四）老年清晨高血压

老年清晨高血压指老年患者清晨醒后 1h 内的家庭自测血压或起床后 2h 的动态血压记录≥135/85mmHg，或 6：00～10：00 的诊室血压≥140/90mmHg。

1. 诊断标准与方法

清晨高血压的检测和诊断比较容易，测量方法包括家庭自测血压、诊室血压和动态血压，具体的测量方法已有相关指南进行规范。清晨高血压与血压晨峰的概念不同，后者指人体由睡眠状态转为清醒并开始活动时，血压从相对较低水平迅速上升至较高水平，甚至达到 1 天内最高水平的现象。血压晨峰可以发生在健康人群或高血压患者，常需采用动态血压监测记录仪，而且必须记录起床时间或觉醒时间，临床大规模推广应用有一定难度。

2. 处理

患者一旦确定有异常的血压晨峰或清晨高血压的现象，有效的治疗方法有以下两种：①使用作用较强且持续时间较长又平稳的降压药物：清晨给药，1 次/天，不仅能控制整个 24h 血压的平均水平，而且能有效阻遏服药后 18～24h（最后 6h）血压上升的幅度，这是目前较佳的治疗途径。②睡前给药：适用于反构型和非构型的清晨高血压患者，既保证了清晨降压药物的最大血药浓度又不影响夜间睡眠血压。缺点是可能会削弱 24h 控制血压的能力。此给药方法应注意观察夜间血压，超构型的清晨高血压患者应避免使用。

（马琳琳）

第十八章　儿科高血压的诊断与治疗

以往研究表明，在儿童时期，特别是在小年龄组儿童中原发性高血压的患病率很低，以继发性高血压较为多见。而近期研究则显示，儿童高血压，特别是儿童原发性高血压的患病率呈上升趋势，且与性别、种族、腰围及食盐摄入量等多种因素相关，2004 年北京市 6～18 岁儿童高血压患病率为 8.1%，2007 年济南市 6～13 岁儿童高血压患病率为 3.0%，2008 年大连市 6～17 岁儿童高血压患病率为 9.3%，2013 年徐海泉等调查我国六所城市 9793 名 6～13 岁小学生，高血压患病率为 10.8%。因此，要加强对儿童高血压的防治。

一、临　床　特　点

儿童原发性高血压，表现为轻中度血压升高，通常没有自我感知，没有明显的临床症状，除非定期体检，否则不易被发现。与肥胖密切相关，50%以上的儿童高血压伴有肥胖。一项 20 年的队列研究显示，43%的儿童高血压 20 年后发展成为成人高血压，而儿童血压正常人群中发展为成人高血压的比例只有 9.5%。左心室肥厚是儿童原发性高血压最突出的靶器官损害，占儿童高血压的 10%～40%。动脉粥样硬化是高血压患儿中另一常见靶器官损害，由于颈动脉内膜厚度往往被认为是动脉粥样硬化的早期改变，建议临床工作中常规完善，另外，肾脏损害、代谢紊乱、认知功能障碍也是常见并发症，故对高血压患者应进行细致、完善的评估。

儿童在生长、发育过程中，血压随年龄、身高改变而呈连续性分布，故不应以一个单纯的血压指标作为儿童高血压的定义。目前国际上统一采用 P_{90}（同年龄、同性别、同身高儿童的第 90 百分位）、P_{95}、P_{99} 作为诊断"正常高值血压"、"高血压"和"严重高血压"的标准。对个体而言，只有经过 3 次及以上不同时间测量的血压水平 $\geqslant P_{95}$ 方可诊断为高血压；随后要进行高血压程度的分级：高血压 1 级，P_{95}～P_{99}＋5mmHg；②高血压 2 级，$\geqslant P_{99}$＋5mmHg。儿童中白大衣高血压现象较为常见，可通过动态血压监测鉴别高血压的病因、血压水平的真实性、靶器官损害及程度、其他心血管疾病。在评估基础上制定合理的治疗计划。由于儿童高血压的诊断是根据同年龄、身高、性别儿童血压的百分位数，并未涉及预后因素，儿童期患高血压并不意味着成人时期也患高血压。

与成人血压测量不同，儿童与青少年常规测量坐位右上臂肱动脉血压。选择合适的袖带对于儿童血压的准确测量非常重要，理想袖带的气囊宽度应至少等于右上臂围的 40%，气囊长度至少包绕上臂围的 80%，气囊宽度与长度的比值至少为 1∶2。儿童与青少年舒张压读数取柯氏音第Ⅳ时相（K4）还是第Ⅴ时相（K5），国内外尚不统一。成人取 K5 为舒张压，考虑到我国儿科教学和临床一直采用 K4 为舒张压，以及相当比例的儿童与青少年柯氏音不消失的现实状况，建议实际测量中同时记录 K4 和 K5。表 18-1 和表 18-2 为 2010 年依据我国 11 余万儿童青少年血压调查数据制定出的中国儿童青少年血压参照标准。

表 18-1　中国男性儿童血压评价标准

年龄（岁）	收缩压（mmHg）			舒张压 K4（mmHg）			舒张压 K5（mmHg）		
	P_{90}	P_{95}	P_{99}	P_{90}	P_{95}	P_{99}	P_{90}	P_{95}	P_{99}
3	102	105	112	66	69	73	66	69	73
4	103	107	114	67	70	74	67	70	74
5	106	110	117	69	72	77	68	71	77
6	108	112	120	71	74	80	69	73	78
7	111	115	123	73	77	83	71	74	80
8	113	117	125	75	78	85	72	76	82
9	114	119	127	76	79	86	74	77	83
10	115	120	129	76	80	87	74	78	84
11	117	122	131	77	81	88	75	78	84
12	119	124	133	78	81	88	75	78	84
13	120	125	135	78	82	89	75	79	84
14	122	127	138	79	83	90	76	79	84
15	124	129	140	80	84	90	76	79	85
16	125	130	141	81	85	91	76	79	85
17	127	132	142	82	85	91	77	80	86

表 18-2　中国女性儿童血压评价标准

年龄（岁）	收缩压（mmHg）			舒张压 K4（mmHg）			舒张压 K5（mmHg）		
	P_{90}	P_{95}	P_{99}	P_{90}	P_{95}	P_{99}	P_{90}	P_{95}	P_{99}
3	101	104	110	66	68	72	66	68	72
4	102	105	112	67	69	73	67	69	73
5	104	107	114	68	71	76	68	71	76
6	106	110	117	70	73	78	69	72	78
7	108	112	120	72	75	81	70	73	79
8	111	115	123	74	77	83	71	74	81

续表

年龄 （岁）	收缩压（mmHg）			舒张压 K4（mmHg）			舒张压 K5（mmHg）		
	P90	P95	P99	P90	P95	P99	P90	P95	P99
9	112	117	125	75	78	85	72	76	82
10	114	118	127	76	80	86	73	77	83
11	116	121	130	77	80	87	74	77	83
12	117	122	132	78	81	88	75	78	84
13	118	123	132	78	81	88	75	78	84
14	118	123	132	78	82	88	75	78	84
15	118	123	132	78	82	88	75	78	84

注：K4，第Ⅳ时相；K5，第Ⅴ时相。正常高值血压：P90≤收缩压和（或）舒张压＜P95，或 12 岁及以上儿童，收缩压和（或）舒张压≥120/80mmHg；高血压：P95≤收缩压和（或）舒张压＜P99；严重高血压：收缩压和（或）舒张压≥P99。

儿童中血压明显升高者多为继发性高血压，肾性高血压是继发性高血压的首位病因，占继发性高血压的 80%左右。随年龄增长，原发性高血压的比例逐渐升高，进入青春期的青少年高血压多为原发性。

二、治　疗

原发性高血压或未合并靶器官损害的高血压儿童与青少年应将血压降至 P95以下；合并肾脏疾病、糖尿病或出现高血压靶器官损害时，应将血压降至 P90 以下，以减少对靶器官的损害，降低远期心血管疾病发病率。绝大多数高血压儿童与青少年通过非药物治疗即可达到血压控制目标。

（一）非药物治疗

2010 年《中国高血压防治指南》提出，对于儿童高血压的非药物治疗主要包括：①控制体重，延缓 BMI 上升。②增加有氧锻炼，减少静态活动时间。③调整饮食结构（包括限盐），建立健康饮食习惯。《美国儿童青少年血压控制工作组第 4 次报告》建议高血压患儿应限制看电视、玩游戏等坐或活动时间（＜2h/d），每周应参加体育活动 4~5 次，每次 30~60min。另外，有研究显示，高质量睡眠也是生活方式调整的重要环节，Sogol 等应用睡眠监测仪对 238 名青少年进行评估后发现睡眠质量差及睡眠时间短的青少年患高血压前期的危险分别增加 3.5 倍和 2.5 倍。

（二）药物治疗

高血压儿童与青少年如果合并下述 1 种及以上情况，则需要开始药物治疗：

出现高血压临床症状、继发性高血压、出现高血压靶器官的损害、糖尿病、非药物治疗 6 月后无效者。

儿童与青少年高血压药物治疗的原则是从单一用药、小剂量开始。ACEI 或ARB 和钙拮抗剂在标准剂量下较少发生不良反应，通常作为首选的儿科抗高血压药物；利尿剂通常作为二线抗高血压药物或与其他类型药物联合使用，解决水钠潴留及用于肾脏疾病引起的继发性高血压；其他种类药物如 α 受体阻滞剂和 β 受体阻滞剂，因为不良反应的限制，多用于严重高血压或联合用药。

（马琳琳）

第十九章　妇产科高血压的诊断与治疗

妊娠期高血压疾病（hypertensive disorders in pregnancy）是妇产科常见病症之一，以高血压、蛋白尿、水肿为临床特征。其基本病理生理变化是全身小血管痉挛，全身各系统各脏器灌流减少，对母儿造成危害甚至死亡。我国妊娠期高血压占妊娠妇女的比例为 9.4%～10.4%，国外为 7%～12%。妊娠期高血压疾病主要分为五类：妊娠期高血压（gestational hypertension）、子痫前期（preeclampsia）、子痫（eclampsia）、慢性高血压合并子痫前期（preeclampsia superimposed upon chronic hypertension）及妊娠合并慢性高血压（chronic hypertension complicated pregnancy）。本章只对妊娠合并慢性高血压的处理问题做详细介绍。

一、概　　论

（一）定义及流行病学

妊娠合并慢性高血压是指妊娠前或妊娠 20 周前就出现高血压。在妊娠前即诊断为高血压，并予以降压治疗者，慢性高血压的诊断相对简单。然而，对于妊娠前和妊娠早期均未进行检查，在妊娠 3 个月后发现高血压的患者，妊娠合并慢性高血压与妊娠期高血压，或与先兆子痫很难鉴别。为了明确高血压的诊断，最佳的测量血压时间是在妊娠 12 周前，但因为在此期间血压有下降的反应，并且在妊娠 16～18 周下降到最低点，有可能掩盖以前未确诊的慢性高血压，患者可能仅在妊娠后期血压升高才明显。这种情况下，若高血压持续存在直至产后 12 周，应重新定义为妊娠合并慢性高血压。

美国 1988～1991 年健康及营养调查显示美国育龄妇女在 18～29 岁高血压患病率为 0.6%～2.0%，在 30～39 岁为 4.6%～22.3%，其中患病率较低的为白种人，患病率较高的为黑种人。目前生育年龄的推迟必然会导致妊娠合并慢性高血压患病率的提高。估计美国在新千年妊娠合并慢性高血压患病率至少会达到 3%，即每年有 120 000 位妊娠妇女患有慢性高血压。而近年的调查也证实了目前美国妊娠合并慢性高血压者患病率为 3%～5%，并仍在不断增加。妊娠合并慢性高血压患者中，绝大部分（90%）为原发性高血压，约有 10% 为继发性高血压，其中包括肾脏疾病（肾小球肾炎、间质性肾炎、多囊肾、肾动脉狭窄等）、风湿免疫性疾病（红斑狼疮、硬皮病等）、内分泌疾病（糖尿病继发血管疾病、嗜铬细胞瘤、原发性醛固酮增多症、甲状腺疾病、皮质醇增多症等）及主动脉缩窄等。高血压的定

义是收缩压≥140mmHg 和（或）舒张压≥90mmHg。妊娠期高血压通常分为轻度
[收缩压 140～159mmHg 和（或）舒张压 90～109mmHg]和重度[收缩压≥160mmHg
和（或）舒张压≥110mmHg]。

（二）解剖学及病理生理变化

1. 妊娠对高血压的影响

妊娠对高血压一般无明显影响，因为原发性高血压合并妊娠的妇女，大部分
年龄较轻，高血压病程不长，心、脑、肾病变并不十分明显。孕期由于受孕激素
水平的影响，平滑肌松弛，外周血管阻力下降，血容量于妊娠 6～8 周开始增加，
至妊娠 32～34 周达高峰，增加 30%～45%，平均增加 1500ml，维持此水平直至
分娩。尽管循环血量明显增加，但由于血浆肾素活性降低，心房利钠肽增加，血
管收缩性下降，阻力降低，因此，血压一般会较妊娠前有所下降，为 5～10mmHg,
故有部分高血压患者孕中期血压下降至正常，但一般会在妊娠最后几周升高至孕
前水平。虽然孕中期血压下降对母亲有益，但因血压降低减少子宫胎盘的灌注，
故对胎儿不利。

2. 高血压对妊娠的影响

尽管大多数慢性高血压患者平安度过了孕程,但是她们的妊娠合并症风险(先
兆子痫、早产、胎儿生长受限、胎儿宫内死亡、胎盘早剥，以及剖宫产分娩等）
仍明显高于血压正常者。

这些不良妊娠的发生率与慢性高血压持续的时间，高血压的严重程度密切相
关。高血压病程越长、程度越重，则其对患者靶器官（如心脏、肾脏、脑）的损
害越明显。在孕前和产前应该对患者的靶器官损害情况进行评估，且在整个孕程
中均应对患者进行密切观察。

Chappell 等进行了一项针对妊娠合并慢性高血压患者的系统回顾及荟萃分
析。数据来源包括 Embase、Medline 和 Web of Science 数据库，共纳入 55 项研究、
795 221 名孕妇。研究结果显示慢性高血压孕妇发生子痫前期、剖宫产术、早产（孕
期<37 周）、胎儿体重<2.5kg、新生儿收住监护单元和围生期死亡发生率均较高，
分别为 25.9%、41.4%、28.1%、16.9%、20.5%和 4.0%。该研究综合分析了来源于
美国的相关数据，显示与一般怀孕人群相比，慢性高血压孕产妇不良预后发生率更
高：慢性高血压合并子痫前期较子痫前期发生率高近 8 倍，早产、胎儿体重<2.5kg、
新生儿收住监护单元和围生期死亡发生率分别增加 2.7、2.7、3.2 和 4.2 倍。

原发性高血压合并妊娠对胎儿的影响与通过子宫胎盘的血流量有关。胎儿宫

内发育迟缓与母亲高血压、血容量减少、子宫胎盘血管的变化有关。高血压越重、胎盘越小，胎儿宫内发育迟缓程度也越重。如果合并妊高征后果更严重，胎儿宫内发育迟缓发病率和死亡率比无合并症者高 5 倍。原发性高血压合并妊娠胎儿宫内发育迟缓发生率约为 9%，其原因是胎盘功能改变所致，胎盘通常比预计的小。由于供应绒毛蜕膜间隙的母体小动脉痉挛、硬化，使进入绒毛间隙血流减少，胎盘维持正常功能的能力下降。胎儿生长受到影响，造成流产、早产或胎死宫内。胎儿的预后与母亲血压的高低有关。妊娠前血压越高，妊娠中期血压上升，妊娠末期血压越高，出现尿蛋白，并发妊高征或眼底血管变化已达 2 级以上，胎儿预后不佳，活婴机会小。血压低于 21.3/13.3kPa（160/100mmHg）很少发生流产，如血压高于 21.3/13.3kPa（160/100mmHg）胎儿死亡率明显增加。

二、妊娠合并慢性高血压的处理

（一）孕前评估

在理想的情况下，患有慢性高血压的妇女应该在孕前进行评估，以确定可能涉及的靶器官，以及明确有无继发性高血压。具体检查项目包括心电图、超声心动图、眼科评价、肾动脉超声、颈动脉超声、腹部超声、肾上腺 CT、四肢血压测定、肾功能等。适当检查项目的选择是根据慢性高血压的严重程度。肾功能不全是终末期器官受损最早的表现形式之一，蛋白尿是诊断先兆子痫的关键标准。所有患有慢性高血压的妇女推荐基础肾功能评估。实验室评估肾功能包括血清肌酐、血尿素氮、24h 尿蛋白排泄量或尿蛋白/肌酐比值和肌酐清除率。

1. 靶器官损害

长期患有高血压的妇女更可能患有心脏疾病、肾脏疾病及眼底病变，因此，在孕前或孕早期应增加额外的检查来评估心脏、眼睛。另外，患有显著左心室肥厚和继发性心脏功能异常的患者因为随着妊娠进展，血容量的需求增加，更容易发生心脏失代偿和心脏衰竭。肾功能不全增加了不良妊娠结局的风险。一项研究报道患有慢性高血压的孕妇在妊娠 13～26 周进行初步评估时发现显著蛋白尿（24h 尿蛋白定量 300mg 或更高），后者是早产、低体重儿和合并独立子痫前期的高风险指标。

2. 排查继发性高血压

大多数患有慢性高血压的妇女都患原发性高血压，但是高达 10%的患者是继发性高血压。部分妊娠合并慢性高血压的妇女在怀孕前已经评估了继发性高血压可能性，并给予了相应处理。在孕初期发现的高血压，如为顽固性、恶性高血压，往往需要考虑继发性高血压可能，但限于妊娠，部分检查（如肾上腺 CT 等）不能完善，有待于产后明确诊断。值得一提的是，高血压科在高血压诊治过程中发现一部分继发性高血压患者，因为当地孕检制度不完善或其他原因，往往是在孕晚期甚至产时才发现高血压，并被按照妊娠高血压综合征处理，被告知产后血压即会正常，遂产后未再测量血压，数年后因其他原因再次发现高血压，并于高血压科分别确诊为原发性醛固酮增多症、主动脉缩窄及嗜铬细胞瘤。这些患者妊娠时是否合并相应继发性高血压已不可追溯。

（二）治疗

从内科角度出发，原发性高血压的诊断一经确立，即应考虑治疗。原发性高血压属慢性病，因此需要长期耐心而积极的治疗，主要目的是降低动脉血压至正常或尽可能接近正常，以控制并减少与高血压有关的脑、心、肾和周围血管等靶器官损害。降压治疗已表明可减少孕产妇患严重高血压危象的风险，但是没有表明可以改善整体围生儿的结局。一篇包括 2409 名患者的 meta 分析报道使用降压药物孕妇发展至严重高血压的风险降低 50%，但没有减少患有先兆子痫、围生儿死亡、早产和小于胎龄儿的风险。

1. 治疗原则

非药物措施：非药物治疗包括：限盐、富钾饮食、适当活动、情绪放松，是妊娠合并高血压安全和有效的治疗方法，应作为药物治疗的基础。妊娠期间的降压用药不宜过于积极，治疗的主要目的是保证母子安全和妊娠的顺利进行。治疗的策略、给药时间的长短及药物的选择取决于血压升高的程度，以及对血压升高所带来危害的评估。

妊娠期不宜把血压降得过低，以免影响胎盘血液供应，对胎儿生长不利，一般维持舒张压在 100mmHg 或略低。妊娠合并轻、中度原发性高血压很少使用降压药，因为这既不能改善胎儿预后，也不会降低不良事件的发生率。Memphis 曾对 263 名轻、中度高血压孕妇分为给药组和不给药组，结果发现在合并妊高征、胎盘早剥、早产、胎儿宫内发育迟缓、围生儿死亡、分娩孕周、出生体重和胎盘重量等方面无明显差异；但认为血压达 160/110mmHg 或以上，应给予降压药物治疗。《1999WHO/ISH 高血压治疗指南》指出：当血压高于 160/110mmHg 时必须治疗，以防止发生脑卒中或子痫。2010 年《中国高血压治疗指南》建议在接受非药物治疗措施以后，血压≥150/100mmHg 时应开始药物治疗，治疗目标是将血压控

制在 130～140/80～90mmHg。美国的专家建议妊娠期血压高于 150～160/100～
110mmHg 时应该降压治疗，并且孕期血压保持在 150/100mmHg 以下。加拿大和
英国的临床指南建议通过降压治疗将血压维持在 140～159/90～109mmHg 以下。
孕妇有终末器官损伤的证据，如左心室肥厚或肾功能不全，应推荐降压治疗，将
血压维持在正常水平，从而减少终末器官进一步损伤的风险。

　　根据 2012 年《中国最新妊娠期高血压治疗指南》推荐最起始选用降压药物多
为口服药，常用有：拉贝洛尔、硝苯地平。如口服药物血压控制不理想，可使用
静脉用药，常用有：拉贝洛尔、尼卡地平、酚妥拉明。没有文献支持哪一种降压
药降压治疗效果更佳，药物选择完全取决于临床医生自身的经验。孕期一般不使
用利尿剂降压，以防血液浓缩、有效循环血量减少和高凝倾向。不推荐使用阿替
洛尔和哌唑嗪。硫酸镁不可作为降压药使用。禁止使用血管紧张素转换酶抑制剂
（ACEI）和血管紧张素 II 受体拮抗剂（ARB）（表 19-1）。

表 19-1　常用妊娠合并高血压的治疗药物

药物名称	降压机制	常用剂量	安全级别	注意事项
甲基多巴	降低脑干交感神经张力	200～500mg，2～4 次/天	B	抑郁、过度镇静、直立性低血压
拉贝洛尔	α、β 受体阻滞剂	50～200mg，1 次/12h，最大 600mg/d	C	胎儿心动过缓；孕妇皮肤瘙痒
美托洛尔	β_1 受体阻滞剂	25～100mg，1 次/12h	C	胎儿心动过缓；胎盘阻力增高
硝苯地平	抑制动脉平滑肌细胞钙内流	5～20mg，1 次/8h 或缓释制剂 10～20mg，1 次/12h	C	低血压

2. 常用降压药物

　　（1）甲基多巴：为 FDA 分类的 B 级药物，广泛用于治疗妊娠高血压各期，
是唯一长期随访至儿童期并证明安全的药物，被英国高血压学会推荐为妊娠期高
血压的第一线治疗药物。有充分的证据证明甲基多巴在孕早期用药的安全性，包
括对子代 7 年随访研究。用法：0.5～3.0g/d，分 2～4 次服用，每次 250mg，口服，
每日 3 次，以后根据病情酌情增减，最高不超过 2g/d。降压效果比较温和。在妊
娠妇女中开展的前瞻性研究发现，比较安慰剂及其他降压药物，甲基多巴可以预
防重度高血压进展，且对子宫胎盘和胎儿血流动力学及胎儿健康均无不良反应。

　　国内目前关于使用甲基多巴药物的文献报道较少，也没有与其他降压药物使
用的比较研究。甲基多巴的不良反应由中枢 α_2 激动或外周交感张力下降导致，主
要表现为失眠、疲劳或抑郁、口干。

（2）拉贝洛尔：一种 α 和 β 受体阻滞剂，目前已被广泛用于妊娠期高血压，FDA 分类为 C 级。被欧洲高血压学会、欧洲心脏病学会及美国国家高血压预防联合委员会推荐为治疗妊娠期高血压病的一线药物。慢性高血压的孕妇口服的安全性和有效性与甲基多巴相当。因为其有抑制平滑肌收缩、抑制心脏的作用，故禁用于合并充血性心力衰竭、哮喘、心动过缓、房室传导阻滞的患者。拉贝洛尔少见的不良反应为引起低血压、心动过缓及低血糖，有文献研究显示母亲应用拉贝洛尔后新生儿低血压的发生率增加，与产前应用剂量和方法无关。而且动脉导管未闭新生儿插管更常见。低血糖也与拉贝洛尔的应用有相关性。提示产前应用拉贝洛尔的新生儿应该加强血糖和血压的监测，且警惕动脉导管未闭的新生儿可能有更高的插管概率。而有一项系统评价认为拉贝洛尔（与口服甲基多巴、硝苯地平等药物相比）并不引起新生儿心率变化。Vigil-DeGracia 等将 200 例妊娠高血压患者随机分为肼屈嗪治疗组和拉贝洛尔治疗组进行观察，结果两组降压效果相似，肼屈嗪组仅 2 例出现低血压，心悸和心动过速更为多见，而拉贝洛尔组低血压和心动过缓显著多于肼屈嗪组，每组各 2 例新生儿死亡，认为该随机临床试验表明拉贝洛尔和肼屈嗪适用于妊娠重度高血压治疗。

有研究通过比较妊娠期轻至中度高血压患者口服 β 受体阻滞剂或安慰剂或不治疗，发现 β 受体阻滞剂可降低高血压发展至重度高血压的概率，但是似乎增加了小于胎龄儿的风险。用法：50～150mg 口服，3～4 次/天。初始口服多以 100mg，2 次/天，最大剂量为 2.4g/d，分 3～4 次口服，多能在半小时内起效，若口服效果不佳，可改为静脉滴注：50～100mg 加入 5%葡萄糖溶液（GS）250～500ml，根据血压调整滴速，待血压稳定后改口服。对于高血压急症，建议静脉注射：初始剂量 10mg，10min 后如未有效降压则加倍，剂量加倍至 80mg，直至血压被控制，每个治疗循环总剂量最大 220mg。待血压稳定后改为静脉维持量 0.5～2mg/min 静脉滴注。美托洛尔缓释剂也可用于此类患者。非选择性 β 受体阻滞剂普萘洛尔可导致孕妇早产、胎儿宫内发育迟缓、新生儿呼吸暂停；阿替洛尔可影响胎儿血流动力学状态而导致妊娠早期胎儿宫内发育迟缓，因此不推荐选用这两种药物。

（3）钙拮抗剂：多作为二线口服药物，FDA 分类为 C 级，目前应用历史也较长。一项包括 900 人的研究报道，比较使用钙拮抗剂或安慰剂或不治疗，发现使用钙拮抗剂组的患者发生先兆子痫的概率轻微增加；和使用甲基多巴的患者相比，两者没有明显差异。研究硝苯地平的文献较多。Liu 等探讨硝苯地平 386 例（硝苯地平组）与其他降压药物 378 例（其他降压药物组）治疗重度子痫前期患者的有效性、不良反应及对围生儿结局的影响，认为硝苯地平用于重度子痫前期患者，较肼屈嗪、拉贝洛尔、哌唑嗪及硝酸甘油的降压效果更明显（91.6%比 81.0%），可显著延长妊娠天数，但不增加围生儿呼吸窘迫综合征发生率和病死率。目前对于硝苯地平在临床的应用，推荐应用缓释剂，短效或舌下含服制剂不建议使用，因为可引起低血压，影响胎盘灌注，增加胎儿窘迫风险。硫酸镁与钙拮抗剂同时应用有叠加效应，有导致神经肌肉阻滞、心肌抑制等的潜在风险，但临床普遍联合使用，最近一项研究显示两者合用并不增加风险。不良反应主要有心动过速、心悸、外周水肿、头痛或面部潮红。推荐起始 10mg 口服，建议应用缓释剂。缓释剂 30～120mg/d，多不与其他钙拮抗剂合用。其他临床常用的钙拮抗剂有尼莫地平或尼卡地平。尼卡地平具有高度的血管选择性，对血管平滑肌的钙离子拮抗作用强于对心肌的作用，故其反射性所致心率加快的不良反应较硝苯地平少见。用法：静脉滴注，一般 10～20min 内起效，起始剂量为 5mg/h，根据血压调整剂量，直到平均动脉压降低 15%或达最大维持剂量 15mg/h。其最常见的不良反应是头痛。Nij Bijvank 等将尼卡地平的应用做一系统综述，共 147 例入选病例组，所有患者的收缩压和舒张压都有显著下降，降压成功率 91%，20%的患者平均动脉压下降，87%收缩压下降。23min 内 70%起效，130min 内 91%起效，没有严重母胎并发症，认为尼卡地平是一个有效的治疗和替代治疗药物：口服初始剂量 20～40mg，每日两次。静脉滴注 1mg/h 起，根据血压变化每 10min 调整剂量。在高血压急症 5mg 静脉滴注，每 15min 增加 1～2.5mg（一个治疗循环累积量<15mg）。1～5min 起效，持续 3～6h。反射性所致心率加快的不良反应较硝苯地平少见。

（4）利尿剂：关于利尿剂对于妊娠高血压的应用价值存在较大争议。理论上讲，利尿剂可使子痫前期孕妇血容量不足，导致胎儿畸形及电解质紊乱。然而最近一项荟萃分析显示利尿剂不会对胎儿产生不利影响，并可使孕妇获益。据此，《欧洲 2011 年妊娠妇女心血管疾病管理指南》专家组建议妊娠前已服用利尿剂治疗的孕妇继续应用，如并发子痫前期应停止服用。

3. 孕期禁用降压药物

ACEI 和 ARB 在整个孕期是禁止使用的。ACEI 具有致畸作用，包括严重颅骨发育不全、肺发育不良、肾功能发育不全及宫内胎儿的不良后果，有胎儿宫内生长受限、胎儿死亡、新生儿肾衰竭、羊水过少、无尿和新生儿死亡。同样，ARB 可导致新生儿肾功能异常、畸形和死产。最近一份报告表明，ACEI 在孕前 3 个月服用会导致严重的胎儿畸形，尤其是心血管畸形和中枢神经系统畸形，因此在孕早期应避免服用。如果可能的话，孕龄期妇女应避免服用上述这些药物治疗高血压，因为 50%的怀孕都是计划外的。如果不可避免地服用了这些药物，服用药物的妇女应采取有效的避孕措施，并强调长期可逆避孕是最有效的。计划怀孕的妇女应在妊娠前选择其他可代替的降压药物。

无并发症的轻度高血压患者通常都是足月、自然分娩，大多数孕产妇和新生儿的结局都好。剖宫产应有产科指征。孕期患有高血压且既往有不良妊娠史（如死产）的孕妇应在促进胎儿肺成熟后尽早分娩。孕期患有严重慢性高血压的患者通常早产。尽管没有随机对照试验评估最佳分娩的时机，最近达成一项共识：妊娠期慢性高血压患者不服抗高血压药物，在妊娠 38～39 周分娩为宜；服用抗高血压药物的患者应该在妊娠 37～39 周分娩为宜；患有难以控制的严重高血压患者应该在妊娠 36～37 周分娩。同样，也没有临床随机试验说明妊娠合并慢性高血压患者并非先兆子痫分娩的最佳时机。类似于重症子痫前期的患者一样，谨慎的做法是并发先兆子痫的妊娠合并高血压患者在妊娠 34 周终止妊娠。

患有严重高血压或高血压伴随心血管或肾脏疾病的孕妇在分娩时可能出现一些特殊的问题，应该有产科医生、母胎医学专科医生和重症监护医生共同处理。患有严重高血压的孕妇将需要抗高血压药物治疗急性高血压。值得注意的是，非甾体类抗炎药会导致血压升高，因此，高血压患者应谨慎使用。

三、常见继发性高血压的诊治

妊娠合并慢性高血压患者中约有 10% 为各类继发性高血压，继发性高血压的诊断等不在本指南做详细介绍。

（一）嗜铬细胞瘤

妊娠期嗜铬细胞瘤较少见，常易误诊为原发性高血压、妊娠高血压综合征。阵发性高血压的妇女，发作性焦虑、心悸、头痛、出汗、面色苍白应考虑患有嗜铬细胞瘤，并测量其血浆中儿茶酚胺（CA）水平，常可达正常人数十倍甚至上百倍，尿香草基杏仁酸（VMA）亦可明显升高。如果生化试验结果提示嗜铬细胞瘤，进行 MRI 或 CT 检查有助于肾上腺肿瘤的诊断，因为 90% 的嗜铬细胞瘤位于肾上腺。一旦确诊，可以手术或药物治疗，均能获得良好的妊娠结局。Schenker 等综合研究 128 例妊娠期嗜铬细胞瘤病例，仅 42 例（33%）在产前得到诊断。早期及时产前诊断具有重要的临床意义。Burgess 等报告漏诊本病的母、婴病死率分别高达 48% 及 55%，而产前确诊者病死率为 11% 及 50%。Harper 等报告产前确诊可使母、婴病死率分别降至 0 及 15%。

正常孕妇尿 CA 值与正常人相比无明显变化，测定 24h 尿 CA 及 VMA 对诊断本病有重要意义，测定血浆 CA 的价值优于尿中 CA 及其代谢物的测定。定位诊断对手术治疗有重要意义。由于 X 线会对孕妇及胎儿造成伤害，B 超及 MRI 为妊娠期嗜铬细胞瘤定位诊断最安全的方法。B 超对肾上腺肿瘤诊断灵敏度高达89%～97%，但对肾上腺外嗜铬细胞瘤诊断率不高。Greenberg 等应用 MRI 定位诊断妊娠期肾上腺外嗜铬细胞瘤取得了满意效果。虽然以 ^{131}I-MIBG 作示踪剂的 γ 照相是目前嗜铬细胞瘤定位诊断最新且有效的方法，对肾上腺外或多发性、转移性肿瘤的定位明显优于 B 超及 MRI，但目前尚无应用于妊娠期嗜铬细胞瘤诊断的报告。

手术是治疗本病的主要方法。对于妊娠早中期确诊者，应及早手术摘除肿瘤。对于妊娠晚期才确诊者，可待胎儿成熟后，先行剖宫产，随后立即行肿瘤切除术。虽有嗜铬细胞瘤患者经阴道分娩成功者，但因分娩时用力、疼痛等均可诱发严重的自主神经反应，而导致血压骤升，有极大的危险性，故应避免。术前 1～2 周应口服苯苄胺等 α 受体阻滞剂控制血压。Burgess 报道未用 α 受体阻滞剂者母、婴病死率分别为 22% 及 75%，而应用后无 1 例母、婴死亡。有报告苯苄胺可引起小鼠基因突变，但用于孕妇未见不良反应。应用 β 受体阻滞剂可防止术中出现心动过速及心律失常，但普萘洛尔可降低胎儿心率，提高子宫收缩力，导致早产及胎儿宫内发育不良，故若无明显心动过速最好不用。

总之，妊娠期嗜铬细胞瘤极具危险性，产前及时诊断、充分的术前准备及完善的术中监护是手术成功的关键。

（二）原发性醛固酮增多症

原发性醛固酮增多症简称原醛症，是由肾上腺皮质病变致醛固酮分泌增多并导致水、钠潴留及体液容量扩张，继而血压升高并抑制肾素-血管紧张素系统所致。醛固酮为保钠排钾的肾上腺皮质激素，因此原发性醛固酮增多症患者常因数年高血压及低血钾而就诊。其中高血压是最主要和最早的症状，但从出现高血压到出现低血钾的典型临床表现为 1～6 年，这给诊断带来了困难，尤其是妊娠阶段不易与妊娠期高血压综合征鉴别。低血钾的主要临床表现为阵发性肌肉软弱，呈周期性瘫痪，肌麻痹多累及四肢，尤其是下肢。严重时呼吸肌麻痹。妊娠时低钾对胎儿不利，因钾与细胞的新陈代谢及酶的活性密切相关。因此，妊娠时缺钾将引起胎儿能量供应与合成障碍，导致胎儿宫内生长发育迟缓。

国外文献报告的大部分病例，均已于妊娠前确诊为原发性醛固酮增多症，病史 1～10 年。国内王伟民等曾于 1997 年报道 1 例，该病例妊娠前高血压病史 4 年，诊断不明，至妊娠中晚期才表现血压升高，降压药治疗无效，与文献报道的妊娠合并原醛症的特点相似。妊娠期有上述症状特点，并伴有低钾、高醛固酮血症及低肾素活性时，则有助于本病的诊断。

关于治疗方法，一般认为以手术治疗者的围生结局较好，特别是肾上腺皮质腺瘤患者。但若有血浆肾素活性升高，则预后往往不良。

总之，妊娠合并原醛症因少见和症状各异，诊断与治疗较为复杂，特别是仅以妊娠高血压为主要临床表现的原醛症，产科临床更不易诊断且易误诊。因此，凡临床无水肿及蛋白尿不明显的妊娠期高血压综合征，经治疗血压下降不显著，且有重度宫内生长迟缓（IUGR）倾向，应与妊娠合并原醛症作鉴别诊断，尤其应注意对血钾、血醛固酮及肾素活性的测定。

（三）库欣综合征

库欣综合征（Cushing's syndrome，CS）是指因肾上腺分泌过量的皮质醇而导致的临床综合征。由于过量皮质醇对垂体卵巢轴的抑制作用，导致70%～85%的CS患者有排卵障碍，出现闭经或月经稀发，所以未治疗的CS合并妊娠的病例非常罕见，至今全球报道的CS合并妊娠仅百余例。CS在孕期可能导致母婴的并发症发生率升高，在诊治中也有别于非孕期的CS。

1. 临床表现

CS的临床表现与孕期一些正常生理或病理表现有重叠的部分，如体重增加、易擦伤、情绪不稳定、水肿、高血压、糖耐量异常等，易与妊娠期高血压疾病或是妊娠期糖尿病混淆，增加临床诊断的难度。但CS特异的临床表现，如水牛背、远端肢体变细无力、腹部粗大火焰状紫纹等，在妊娠时亦可发生，可帮助诊断。

2. 并发症

CS孕妇妊娠并发症发生率增高，主要的并发症是高血压，发生率为60%～80%，子痫前期的发生率为10%～14%，妊娠期糖尿病或糖耐量降低的发生率为25%～30%。心力衰竭是一种应警惕的严重并发症，主要继发于严重的高血压，曾有导致孕妇死亡的报道。其他的并发症还有骨质疏松及骨折（5%）、伤口感染（2%）、心理障碍（4%）等。持续的高皮质醇状态可以影响胎盘分泌功能，所以对胎儿的影响非常明显。早期流产及胚胎停育的发生率为5%，医疗性流产为4%。死产率为6%，新生儿死亡主要因为早产、新生儿窒息和感染。文献报道的早产率非常高（43%～60%），胎儿生长受限（fetal growth restriction，FGR）发生率为21%，这些都与妊娠期高血压疾病及糖尿病密切相关。目前发现尽管母体皮质醇水平非常高，但由于胎盘对皮质醇的降解作用，通过胎盘的皮质醇很少，所以极少数会发生新生儿肾上腺功能低下的情况。此外偶有唇裂、心脏畸形儿的报道，但均为个案。

3. 诊断

CS 的诊断除了典型的临床表现外，首先是明确皮质醇的存在，即定性诊断，患者血皮质醇水平上升，其昼夜节律性消失，小剂量地塞米松抑制试验皮质醇不被抑制。第二步是明确病因及定位，血 ACTH 水平的测定可以简单区分 ACTH 依赖型和非 ACTH 依赖型，前者 ACTH 增高。大剂量地塞米松抑制试验库欣病可以被抑制，而肾上腺腺瘤和腺癌及异位 ACTH 性 CS 不受抑制。其他还有一些试验如促肾上腺皮质激素释放激素（CRH）兴奋试验、ACTH 兴奋试验、甲吡酮试验也对病因诊断有帮助。

影像学检查在定位上的意义非常大。肾上腺 B 超对于肾上腺占位的阳性诊断率可以达到 73%，如果高度怀疑肾上腺病变，而肾上腺 B 超检查阴性可以进一步行磁共振（MRI）检查。对于可疑垂体病变来说，蝶鞍区 MRI 是最好的选择，增强 MRI 可以提高垂体病变检出的敏感性。

孕期由于胎盘分泌 ACTH 和 CRH 两种激素，刺激下丘脑-垂体-肾上腺轴，产生皮质醇，所以孕期存在生理性的皮质醇升高，从孕中期开始，并在孕末期达到峰值，血皮质醇浓度可以高于非孕期水平 2~3 倍。然而由于 CS 合并妊娠的发生率低，所以尚无孕期 CS 的明确实验室诊断标准。

孕期 CS 的定性诊断主要靠 24h 尿游离皮质醇（UFC），一般认为高于非孕期正常值高限 2~3 倍为异常。John 等总结发现，孕期 CS 患者 24h UFC 的升高非常明显，平均升高 8 倍，基本上不会漏诊。此外血皮质醇分泌失去昼夜节律性的特点在孕期仍然存在，成为诊断指标中没有改变的一项，在孕期更加具有诊断意义。

小剂量地塞米松对孕妇皮质醇的抑制程度随着孕期的增加呈逐渐下降的趋势，这样沿用原诊断标准将导致假阳性结果，孕期应用受限。CS 的定位检查在孕期也有其特点。John 等的研究中有一半的肾上腺性 CS 患者孕期的 ACTH 水平不低，即如果孕期血 ACTH 水平增高，也不能确定是 ACTH 依赖型 CS。因为大剂量地塞米松抑制试验主要的作用是区分库欣病和异位 ACTH 肿瘤，而后者在孕期发生率极低，所以它在孕期较少应用。影像学检查是孕期定位诊断的关键。肾上腺 B 超检查具有无创且对胎儿影响甚微的优点，孕期推荐使用。MRI 放射剂量小，孕期可应用，但因为对比剂钆在 FDA 分类中属于 C 类，所以在孕早期是禁用的，孕 32 周后相对安全，孕中期 MRI 的应用需要权衡利弊，谨慎选用。

4. 治疗

CS 的治疗因病因不同，方案也有差异。孕期发现 CS 并非终止妊娠的绝对指征。孕期的治疗仍主张手术为一线治疗，药物仅作为二线治疗或是手术前的辅助治疗。同孕期其他的手术相同，早孕的末期或中孕的前期被认为是比较安全的手术时期，这时胎盘功能已完善，不易流产，而且子宫的体积不大，对手术野的影响小。Kita 报道 1 例 18 岁孕妇孕 8 周发现轻度高血压，诊断 CS，但她拒绝任何相关治疗，最终足月顺产健康婴儿，产后行肾上腺腺瘤切除术。这例个案提示如孕期没有出现严重母婴合并症时，也可以在密切监视下待分娩后再处理 CS。孕晚期未足月，症状重，估计胎儿分娩后可生存者，可以选择治疗性早产，分娩后再治疗 CS。孕足月确诊者，如果患者症状轻，可在密切监测病情的同时，应用药物控制孕妇并发症（主要是高血压和糖尿病），待分娩后再处理库欣综合征。

分娩方式的选择，Buescher 等认为经阴道分娩优于剖宫产，原因是手术伤口容易感染。也就是说库欣综合征不是剖宫产的绝对手术指征，分娩方式的选择决定于产科指征。

（四）多发性大动脉炎

多发性大动脉炎（Takayasu arteritis，TA）又称无脉症，是主动脉及其主要分支的慢性、非特异性炎症性疾病。病变常侵犯主动脉及其主要分支，引起不同部位的狭窄或闭塞，造成一系列缺血及高血压的临床症状和体征，其病因迄今尚不明确。TA 好发于生育年龄的妇女，30 岁以前发病者占 90%，其患病率为 2.6/10 万。妊娠合并大动脉炎，如不及时发现，可能导致严重的妊娠期高血压疾病，胎儿生长受限，胎儿窘迫，甚至危害母婴生命安全等。孕妇病死率为 4.8%。

1. 妊娠及分娩对大动脉炎的影响

妊娠及分娩对大动脉炎的影响报道不一，多数学者认为妊娠不影响大动脉炎的病程发展。妊娠有增加高血压失代偿的风险，孕期血容量增加、外周血管阻力降低，TA 患者血管狭窄后负荷降低，可使血压（动脉压）进一步升高，可引起先兆子痫、心力衰竭、脑血管疾病，甚至死亡；胎盘血流受限，会出现胎儿生长受限甚至胎死宫内等不良妊娠结局。周希亚等观察协和医院近年收治的 7 例大动脉炎患者，6 例在妊娠期间及产后均保持大动脉炎病情稳定。仅 1 例孕早期病情活动的患者行人工流产终止妊娠。Sharma 等报道了 12 例大动脉炎患者的

24 次妊娠，妊娠并发症包括 4 例子痫前期，2 例充血性心力衰竭及肾功能不全，新生儿 5 例 IUGR，4 例早产，2 例流产，5 例宫内死亡。Gasch 等总结了大动脉炎患者的 137 次妊娠，39%的母亲发生子痫前期，流产率 15%，早产率 8%，15%的新生儿出生体质量低。有报道 8 例患者并发高血压 4 例，其中 1 例并发子痫前期，另 1 例并发心功能不全并且早产，其新生儿体重及阿氏评分均正常，这与患者出现心功能不全孕周较晚（孕 36 周），积极对症治疗，以及及时终止妊娠有关。1 例患者服用激素治疗期间怀孕，孕早期胚胎停育，其原因是否与 TA 相关仍需进一步研究。因此孕期要尽早发现该疾病及可能出现的并发症，加强监护，给予有效的对症治疗，并确定适当的分娩时机和分娩方式，以获得良好的母婴结局。

2. 诊治

妊娠合并 TA 的诊治须多科密切合作。产科医生接诊时要详细询问病史，认真查体，不要忽视任何一项阳性体征。对于妊娠期高血压患者，尤其是体检双侧肢体血压不一致，或者有病史的，应考虑大动脉炎的可能，监测血沉、C 反应蛋白、免疫球蛋白-抗体、补体 C3 及 C4 等，判断是否处于疾病活动期，尽早发现疾病及可能出现的并发症，加强监护，给予足够的休息和有效的降压治疗，并确定适当的分娩方式。

Ishikawa 和 Maetani 将 TA 分为四期，Ⅰ期无以上并发症，Ⅱa 期有一种轻度并发症，Ⅱb 期有一种严重并发症，Ⅲ期具有两种以上并发症。对Ⅰ期、Ⅱa 期患者可经阴道分娩，通过器械助产缩短第二产程，这对并发高血压者尤其重要；对Ⅱb 期及Ⅲ期患者行剖宫产术。早孕时处于本病急性期宜终止妊娠。因多发性大动脉炎患者血管腔狭窄较易形成血栓，且妊娠期血液处于高凝状态，容易发生栓塞，术中及术后可适当应用药物预防栓塞。产后回心血量增多，心脏负担加重，是发生心力衰竭和肺水肿的重要时期，应回监护室进行全面而细致的监测。

3. 分娩方式

尽管 TA 本身不是剖宫产指征，但剖宫产可在一定程度上降低心脏失代偿的风险。Gasch 等总结的文献报道中，剖宫产率为 38%。自然分娩时，需检测患者的血压状况。第二产程血压升高可能导致颅内出血，尽量缩短第二产程时间。胎儿娩出时，血液循环重新分布，此时要严密监测孕妇的生命体征。妊娠并发 TA 患者实施麻醉和手术具有很大风险，术中应尽量避免血流动力学的剧烈改变。全麻在插管及拔管时，动脉压升高，且脑血流难以监测，尤其在有颈动脉狭窄的患者，颅内血管压力大，动脉压下降可能引起脑缺血。硬膜外麻醉被广泛接受，此方式交感神经阻滞逐渐发生，局麻药缓慢静脉滴入可避免血压急剧下降，血压过度降低时可增加补液量，且清醒患者的脑功能容易检测（意识状态提供简单、可靠的神经功能监护），也能使患者参与分娩过程，为产后提供良好的镇痛方式，避免动脉压进一步升高。

4. 药物治疗

目前，对 TA 主要是对症及并发症的治疗，尚无特效的防治手段。治疗 TA 最常用的药物包括糖皮质激素、环磷酰胺及氨甲蝶呤等。一般认为，由于氨甲蝶呤可能导致胎儿畸形，患者应在用药期间避孕。常用的糖皮质激素为泼尼松，孕期如需使用，以最低有效剂量为宜。若病变为活动期则应首选激素治疗，通常应用泼尼松，当激素治疗失败可加用免疫抑制剂。稳定期采取扩血管、改善微循环、降压等对症治疗。

（马琳琳）

第二十章 心脏外科高血压的诊断与治疗

心脏外科专家们一直在参与和支持高血压诊疗工作,具体表现在以下几方面:
①高血压科或心内科诊断明确的先天性血管畸形、主动脉缩窄患者要到心脏外科
进行手术治疗。②高血压导致的心血管疾病,如重度二尖瓣关闭不全、重度主动
脉瓣关闭不全、主动脉内膜血肿等要到心脏外科处理且接受手术治疗。③心脏外
科手术后围手术期,有的病例会发生高血压,也需要心脏外科医生发现并处理。
因此心脏外科医生了解高血压基本知识及降压药物的特性,从而在手术前后合理
选用降压药物,及时发现并处理患者的高血压,对确保患者手术恢复有实际意义。

一、主动脉内膜血肿伴高血压

主动脉内膜血肿(aortic dissection)是心血管系统的危重急症,如不及时治疗,
48h 内死亡率可高达 50%。主动脉内膜血肿是指主动脉内血液通过主动脉壁的内
膜裂口进入中膜外层或中外膜交界处,并沿主动脉长轴方向向下发展,形成主动
脉真、假腔的改变,有别于主动脉瘤。在血流的冲击下,夹层病变从破口开始向
远端或近端发展,病变累及主动脉的分支时可导致相应症状的发生。主动脉壁滋
养血管的破裂产生的壁间血肿,也可进一步发展为主动脉内膜血肿。

(一)主动脉内膜血肿的流行病学

主动脉内膜血肿是一种严重的血管疾病,是主动脉疾病中引起突然死亡的首
位疾病。在所有心血管疾病中,主动脉内膜血肿的病死率仅次于急性心肌梗死,
位居第二位。近年来,随着人口老龄化,高血压患病率增加,主动脉内膜血肿病
例数也呈现增加趋势。随着临床医生对主动脉内膜血肿的诊断和认识水平的提高,
影像学技术的发展,主动脉内膜血肿的确诊率有逐年增高的趋势。

主动脉内膜血肿是一种并不罕见的严重的心血管外科疾病,因其发病凶险,
入院前病死率高,且临床表现复杂,误诊率高,真实的发病率很难确定。据报道,
美国每 2000 个患者中就诊断出 1 例主动脉内膜血肿,每年美国主动脉内膜血肿新
发病例数至少在 7000 例以上,尸检中 0.2%~0.8%的人有主动脉内膜血肿。
Meszaros 等进行的一项大宗人群研究得出主动脉内膜血肿发病率为 2.9/100 000
(人·年),男女比例为 1.55:1,平均年龄 65.7 岁,但女性发病平均年龄较男性
大 6.4 岁($P<0.05$)。累积病死率:入院前为 21.4%,入院 1h 为 29.8%,6h 为 39.3%,

12h 为 47.6%，24h 为 60.7%，48h 为 75.0%，1 周内为 85.7%。死因为主动脉内膜血肿导致的致死性合并症：破裂，重要分支动脉闭塞而致脑、心脏、腹部脏器功能障碍等。近年来，随着诊治技术的提高，病死率降为 18%～27%。多中心研究证实：主动脉内膜血肿的年发病率为（5～30）/100 万，主动脉内膜血肿男女发病率之比为（2～5）∶1；其发病具有时间性和季节性，一天中上午 6∶00～10∶00 及下午 2∶00～4∶00 好发，冬春季发病明显高于夏季。

主动脉内膜血肿的发病年龄跨度较大，因病因不同而不同，除先天性主动脉缩窄等畸形、马方综合征多见于年轻的病例外，其发病年龄多在 50～70 岁。急性主动脉内膜血肿国际注册组织（International Registry of Acute Aortic Dissection，IRAD）的数据显示：主动脉内膜血肿的发病高峰期为 60～70 岁，平均发病年龄为（63.1±14.0）岁，男性患者为女性的 2.1 倍（68%比 32%），男性患者的平均发病年龄（60 岁）低于女性（67 岁），仅有 7%的主动脉内膜血肿患者年龄＜40 岁，在年龄＜40 岁的主动脉内膜血肿患者中有 50%的患者有马方综合征。Hagan 等报道 Stanford A 型的发病高峰年龄在 50～55 岁，Stanford B 型发病高峰年龄在 60～70 岁。吴勇波等回顾性分析了华中科技大学同济医学院附属同济医院近 10 年的主动脉内膜血肿住院患者的临床资料，其 A 型患者占 45%（63/140），B 型患者占 55%（77/140），男女性别比为 3.4∶1，平均发病年龄为（53.2±11.8）岁，急性期住院病死率为 29.3%。

总结主动脉内膜血肿的流行病学特征：主动脉内膜血肿的病死率高；发病年龄跨度大，平均发病年龄各地区报告不一致，在 50～70 岁；男性的患病率高于女性，男性发病率为女性的 2～5 倍，且男性患病年龄普遍比女性小 6～10 岁；该病发病有相对的时间规律性，在秋冬季易发，春夏季发病率较低。

（二）主动脉内膜血肿病因

主动脉内膜血肿具体的发病机制目前尚不清楚，可能是在多因素共同作用下，动脉壁的结构发生改变，通常与中层的结构改变有关：囊性中层坏死、纤维化、弹力纤维变脆，是本病特有的组织病理学改变。

1. 高血压

高血压在主动脉内膜血肿形成中的作用是不容置疑的，约 80%的主动脉内膜血肿患者合并有高血压，因此认为高血压是主动脉内膜血肿的发病基础。

高血压导致主动脉壁结构的变化是主动脉内膜血肿发生的基础。高血压时由于血流的改变，导致主动脉壁弹力纤维和胶原纤维的形态和比例发生改变，增加了血管壁的切应力，使其僵硬度增加，血管内膜容易撕裂而引起动脉夹层。高血压引起主动脉内膜血肿与主动脉中层结构特征也有很大关系，中层内 1/3 和外 2/3 的扩张性不同，外 2/3 的扩张性比内层强，当作用于血管壁的切应力异常增加时，由于这两部分的扩张程度不同，主动脉结构和功能发生了明显的变化，主要表现为内径扩大、内膜-中膜厚度增大、弹性降低、僵硬度增大，并且随着高血压水平的增加，上述变化加重，从而易发生夹层。细胞学及分子生物学研究发现，慢性高血压可导致动脉壁组织细胞外基质的成分比例发生改变，进而引起血管内皮细胞增生和血管顺应性、阻力等机械特性发生改变，加重高血压症状和诱发并发症出现。血压突然增高可增加血管内膜切应力，易致溃疡破裂穿透，使得已有结构变化的主动脉壁发生急性夹层。

高血压作用于血管壁，在血管内流动的血液对血管壁产生巨大的纵向和横向切应力，这些机械的切应力随心动周期而呈节律性地作用于血管壁。高血压时血流对血管作用的切应力增加，一方面横向切应力的增加使中层平滑肌代偿性增加，弹力纤维增多，代偿性对抗切应力的增加，当切应力的增加超过中层的代偿能力时则引起中层结构破坏，易发生夹层。另一方面，纵向切应力的增加则易使主动脉分层。由于心脏搏动产生的切应力对升主动脉和近段降主动脉影响最大，因而 60%～70% 的主动脉内膜血肿起源于升主动脉，25% 源于近端降主动脉。急性主动脉内膜血肿患者的发病高峰在上午 6：00～10：00；就季节而言，冬季高发，一二月份最高。这种发病规律表明急性主动脉内膜血肿与血压升高的时段和季节具有明显的关联。

高血压是主动脉内膜血肿的重要原因，而主动脉内膜血肿一旦形成可致血压急剧增高。90% 以上的主动脉内膜血肿患者急性期血压增高，尤其收缩压增高更为明显。急性主动脉内膜血肿血压急剧增高的原因有，①疼痛：剧烈胸、背部疼痛可以导致血压增高。②主动脉结构和功能的毁损：由于主动脉内腔（真腔）在夹层血肿的挤压下缩小，主动脉急性狭窄，血管阻力剧增。③主动脉内膜功能障碍：血管内膜剥离，功能严重受损，调控能力下降，加之假腔内血液或血栓的淤积，主动脉弹性急剧减低，致中心动脉压上升。④中枢神经受损和肾脏缺血：若夹层波及肾动脉，导致肾动脉狭窄，肾素-血管紧张素-醛固酮系统（RAAS）高度激活，就会进一步提升血压，即使没有直接波及肾动脉，由于肾动脉近端主动脉狭窄，也可能导致肾脏急性缺血，致使 RAAS 激活。中枢神经系统缺血也可以反射性地导致血压增高。

2. 遗传性疾病

这里主要是指一些可以引起结缔组织异常的遗传性疾病。马方综合征并发主动脉内膜血肿的发生率高，且发病年龄早，有统计学意义，是目前公认的易患主动脉内膜血肿的主要遗传病。据文献报道 75%的马方综合征患者可发生主动脉内膜血肿。其次包括 Turner 综合征、Noonan 综合征和 Ehlers-Danlos 综合征均易发生主动脉内膜血肿。这些均为常染色体遗传性疾病，患者发病年龄较轻。主要病变为中膜的纤维素样变性坏死，这与中膜结构先天性发育缺陷有关。病变造成中膜层的缺损薄弱，壁内血肿形成，血管顺应性下降，血流动力学中的应力作用增大，损伤内膜直至破裂，导致血液涌入，形成主动脉内膜血肿。

3. 先天性心血管畸形

文献统计主动脉内膜血肿患者中 9%合并有先天性主动脉瓣畸形。先天性主动脉缩窄的患者其夹层的发生率是正常人的 8 倍。在先天性主动脉瓣二瓣化畸形中，主动脉中膜层常有囊性坏死的结构性改变，而主动脉缩窄的中膜有退行性变，血管形状的改变导致了血流动力学的变化，使得应力在某点集中，累积效应造成此点中膜结构的改变，直至主动脉内膜血肿形成。以主动脉缩窄为例，缩窄的近端主动脉承受了异常的血流，而远端血流因素减弱，主动脉内膜血肿多出现在缩窄的近端，几乎不发展至缩窄以下的主动脉。

4. 主动脉粥样硬化

主动脉粥样硬化是否为主动脉内膜血肿的病因仍存在争议。主动脉粥样硬化曾被想当然地认为因破坏内膜而使得内膜撕裂引起主动脉内膜血肿。但现代尸检结果表明，夹层往往在主动脉巨大粥样硬化斑块处停止。粥样硬化斑块出血曾一度被认为是内膜撕裂的罪魁祸首，现有研究表明，其实粥样硬化斑块导致夹层动脉瘤形成的最大可能是堵塞了动脉滋养血管，引起壁内血肿，斑块的出血对夹层形成的影响不大。当然还是有人认为粥样硬化斑块破坏了主动脉壁的顺应性，导致血流动力学的改变，使得斑块周围的内膜易被撕裂。

5. 特发性主动脉中膜退行性变化

中膜退行性变化主要出现于高龄患者的夹层主动脉壁中，包括囊性坏死和平滑肌退行性变化。这两种变化往往不是单独存在发展的，但不同年龄段有不同的特征。文献报道小于 40 岁以中膜囊性变为主，随着年龄的增大平滑肌细胞的退行性病变或为主要因素。无论何种变化，导致的结果都是中膜结构的中空化，弹力板层的功能缺陷或丧失。这种中膜中空化在造成了管壁对抗血流动力学应力作用下降的同时，也造成了由于血管壁顺应性的变化而导致的血流动力学改变，相互作用最终形成主动脉内膜血肿。

6. 主动脉炎性疾病

主动脉炎性疾病造成主动脉内膜血肿较为罕见，主要是一些结缔组织病变，如巨细胞动脉炎、系统性红斑狼疮、肾性胱氨酸病等。其中，巨细胞动脉炎通过免疫反应引起主动脉壁损害与主动脉内膜血肿形成被认为有较密切的关系。而梅毒性主动脉炎与主动脉内膜血肿的关系有较大争议。有人认为只要对主动脉壁中膜有损伤，就必然与夹层动脉瘤形成有关；另一些人则认为梅毒性动脉炎不仅与夹层动脉瘤发生无关，甚至可以防止夹层动脉瘤的发生。因为，主动脉壁细胞浸润后形成的疤痕及主动脉外周纤维化可能修补了中膜损害，防止夹层动脉瘤的形成。

7. 损伤

外力撞击引起的主动脉内膜血肿并不罕见，由于位于固定与相对不固定交界处的主动脉中膜内膜在瞬间外力的冲击下发生扭曲断裂，血液涌入导致夹层动脉瘤形成。但有关研究表明若无中膜层的病变基础，最多形成局限性血肿或夹层，甚至部分夹层血栓化，而不会导致广泛性的主动脉内膜血肿。

8. 妊娠

妊娠期好发主动脉内膜血肿，一些学者通过实验已否认了雌激素对血管壁的影响，认为最大可能是由于妊娠期血流动力学变化引起的，但有些学者仍坚持是与妊娠期间结缔组织的变化有关。

（三）主动脉内膜血肿临床表现与诊断

1. 临床表现

主动脉内膜血肿的临床表现复杂多样，缺乏特异性，取决于夹层初始撕裂的部位及夹层延伸的范围、程度及扩张情况。

（1）疼痛：为本病突出而又特征性的症状，且常为主动脉内膜血肿的首发症状。约96%的患者伴有疼痛，疼痛常突然发作、剧烈，一开始就达到高峰，且持续不缓解，多呈刀割样、撕裂样，部分患者有濒死感。疼痛的发生部位与夹层的部位有关，一般表现为胸痛、背痛、腰痛、腹痛，疼痛部位可随夹层的延展而发生迁移。疼痛一般以胸痛伴背痛多见，伴腹痛提示夹层可能累及腹主动脉，伴腰痛提示夹层可能累及肾动脉。寇世杰等提出需要注意：马方综合征和行激素治疗的患者及老年患者在主动脉内膜血肿发生的急性期可能无自觉疼痛症状。

（2）心血管系统变化

1）血压变化：多数主动脉内膜血肿患者入院时血压升高，这可能与主动脉内膜血肿患者多数有高血压病史及疼痛刺激促使儿茶酚胺大量释放；或夹层累及肾动脉引起肾缺血，导致 RAAS 激活有关。少数患者呈现低血压状态，可能是由于心脏压塞或急性重度主动脉瓣关闭不全所致。有研究报道：远端主动脉内膜血肿有 80%～90%或以上的患者可见高血压，但在近端主动脉内膜血肿患者中高血压较少见，与远端相比更常见的是低血压，血压下降程度与休克症状不符。由于主动脉血流的影响，患者四肢血压往往不对称，有些患者血压反而升高。只有当夹层破裂大量血液进入胸膜腔时，休克才会真正出现。两侧的血压对于夹层动脉瘤的诊断相当重要。Singer 研究证实至少相差 20mmHg 以上才有意义。

2）脉搏变化：当夹层累及左锁骨下动脉或股动脉，或夹层分离瓣片伸展到动脉内时，使假通道压缩真腔，或者瓣片覆盖血管开口，引起血流梗阻时造成脉搏短绌。脉搏短绌可能随着分离瓣片的运动时断时续。

3）主动脉瓣关闭不全和心力衰竭：由于夹层位于升主动脉，大主动脉瓣发生移位，进而出现急性主动脉瓣关闭不全及充血性心力衰竭。其主动脉瓣反流杂音为近端主动脉内膜血肿的重要特征。主动脉瓣反流杂音常有乐音的特点，沿胸骨右缘可闻及渐强渐弱，强度随动脉血压高低变动。

4）心肌梗死：少数近端夹层的动脉内膜破裂，下垂物遮挡冠状窦口时可致急性心肌梗死。

5）心脏压塞：当出现急性心脏压塞时，晕厥可能为首发症状。

6）胸腔积液和（或）心包积液。

（3）其他系统损害：主动脉内膜血肿患者还可出现一系列的因主动脉内膜血肿的扩展，引起临近其他系统的组织损害，神经、呼吸、消化及泌尿系统均可受累，从而出现不同的症状与体征，因此临床表现错综复杂，临床医生应高度重视。当夹层血肿压迫脑、脊髓动脉可引起神经系统症状如脑血管意外、缺血性周围神经病变、截瘫等；压迫无名动脉或左颈总动脉血供时可出现昏迷、瘫痪等；还可能出现如肢体运动功能损伤、喉返神经受压导致声音嘶哑、胸腔积液、肠坏死、腰痛、血尿、急性肾衰或肾性高血压等。当病变直接累及无名动脉或左颈总动脉时，3%～6%的患者会出现脑血管意外，偶见意识改变或昏迷。当远端主动脉内膜血肿压迫脊髓或脊髓血供不足时，可造成脊髓坏死进而引起下肢轻瘫或截瘫。

尽管主动脉内膜血肿表现各异，但常可通过体检结果提示主动脉内膜血肿分离的部位，以及相关的心血管病变范围，当然也有部分相应的体征不明显甚至消失。

2. 主动脉内膜血肿影像学检查方法的选择和应用

（1）X 线片：普通的 X 线片，缺乏特异性，对主动脉内膜血肿只能提示诊断，不能确定诊断，是主动脉内膜血肿的初步排查方法。主动脉内膜血肿在 X 片上最常见的改变是上纵隔影增宽，主动脉增宽并延长，主动脉外形不规整，如合并有破裂出血至心包腔、左胸腔或纵隔，可出现相应的 X 线征象。胸部 X 线片有一定的局限性，80%～90%是非特异性的，仅见部分的间接征象，只能起到提示作用，不能达到特异性诊断的目的。

（2）主动脉彩色多普勒超声：包括经胸主动脉彩超（TTE）和经食管主动脉彩超（TEE）。其优点是无创，无需造影剂，可定位内膜裂口，显示真、假腔的状态及血流情况，并可显示并发的主动脉瓣关闭不全、心包积液及主动脉弓分支动脉的阻塞。对于 A 型主动脉内膜血肿，TTE 的敏感性为 70%～100%，特异性可达 80%～90%，而 TEE 的敏感性和特异性均可达到 95%以上。对 B 型各区主动脉内膜血肿，超声诊断的准确性只有 70%左右，尤其在并存慢性阻塞性肺疾患、肥胖等情况下，其诊断的准确性更低。TEE 的缺点是可能引起恶心、心动过速、高血压等，有时需要麻醉。

主动脉内膜血肿超声的表现：①病变部位动脉内径不同程度增宽。②真、假两腔。主动脉腔内漂浮的内膜将主动脉分隔为真、假两腔，真腔内因血流快而颜色鲜艳，假腔内因血流缓慢而颜色暗淡。③主动脉腔内出现漂浮的内膜，显示剥离的内膜回声，内膜随着心脏搏动，撕裂的内膜摆动于真假腔之间，收缩期朝向假腔，舒张期朝向真腔。④部分患者可见主动脉内膜的破口，有时可见附壁血栓，若累及分支可见相应的夹层征象。

（3）主动脉 CTA：CTA 断层扫描可观察到夹层隔膜将主动脉分割为真假两腔，SSD、MIP、MVR 等重建图像可提供主动脉全程的二维和三维图像，是目前最常用的术前影像学评估方法，其敏感性达 90%以上，其特异性接近 100%。其主要缺点是造影剂产生的不良反应和主动脉搏动产生的伪影干扰。

（4）主动脉 MRA：MRA 无创，可从任意角度显示主动脉内膜血肿真、假腔和累及范围，其诊断主动脉内膜血肿的准确性和特异性均接近 100%，有替代动脉造影成为主动脉内膜血肿诊断金标准的趋势。其缺点是扫描时间较长，用于循环状态不稳定的急诊患者有一定限制；另外，磁场周围有磁性金属时干扰成像，因而不适用于体内有金属植入物的患者。

（5）主动脉 DSA：尽管无创诊断技术发展迅速，主动脉 DSA 仍然保留着诊断主动脉内膜血肿金标准的地位。目前常在腔内隔绝术中应用。其常规方法是采用经股动脉穿刺，将 6F 造影导管送至升主动脉或弓部，以 20～25ml/s 的速度注射造影剂 40～50ml 以正、斜位片全面评估主动脉内膜血肿裂口的数量、分布、大小及与重要分支动脉的关系，结合术前 MRA 和（或）CTA 精确评估血肿的口径、长度及扭曲度等，以最终选定腔内移植物和确定隔绝方案。经股动脉插管有时不易进入夹层真腔，导致造影困难，此时可改用经肱动脉插管造影。新一代三维 DSA 造影对准确判断夹层裂口的大小和位置有其他各项检查难以企及的效果。DSA 的缺点是其有创操作及造影剂均有导致并发症的可能。

（6）血管腔内超声：可清楚显示主动脉腔内的三维结构，对主动脉内膜血肿诊断的准确性高于 TTE 和 TEE。目前腔内超声探头的口径已可减小至 8.2F，可通过 0.035in 的导丝经穿刺导入。常在腔内隔绝术中应用，对评判夹层裂口和内漏具有较高的使用价值。

3. 主动脉内膜血肿分型

主动脉内膜血肿的分型依据主动脉内膜血肿的内膜破口的位置及夹层累及的范围。动脉夹层的分型有以下几种，主要包括 De Bakey 分型、Stanford 分型、Kirklin 分型和 Crawford 分型，其中 De Bakey 分型和 Stanford 分型在临床上最为常用。

（1）De Bakey 分型：根据夹层病变部位和扩展范围，De Bakey 分型将主动脉内膜血肿分为三型。Ⅰ型：原发内膜破口位于升主动脉，夹层累及升主动脉、主动脉弓部、胸主动脉、腹主动脉大部或全部，此型最为常见；Ⅱ型：原发内膜破口位于升主动脉，扩展范围局限于升主动脉或主动脉弓；Ⅲ型：原发内膜破口位于左锁骨下动脉开口远端，扩展范围可累及胸主动脉、腹主动脉大部或全部，少数可达髂动脉。

（2）Stanford 分型：根据病变是否累及升主动脉，Stanford 分型将主动脉内膜血肿分为 A 型与 B 型。A 型：主动脉内膜血肿累及升主动脉，无论远端范围如何，相当于 De Bakey 分型的Ⅰ和Ⅱ型，又称近端型或升主动脉型，约占夹层的 2/3；B 型：夹层累及左锁骨下动脉开口以远的降主动脉，相当于 De BakeyⅢ型，约占夹层的 1/3。

孙立忠教授根据我国主动脉内膜血肿患者的特点，从便于临床诊断和手术适应证的角度考虑，在 Stanford 分型的基础上又对主动脉内膜血肿进行了细化分型。Stanford A 型的细化分型：孙立忠教授根据主动脉根部病变情况及主动脉窦部受累情况，将 A 型细分为 A1 型（主动脉窦部正常）、A2 型（主动脉窦部轻度受累）和 A3 型（主动脉窦部重度受累）；根据主动脉根部的病变情况，将 A 型细分为 C（complex type）型和 S（simple type）型；可根据实际情况排列组合，如 A1C 型。Stanford B 型的细化分型：根据主动脉扩张部位，将 B 型细分为 B1 型（降主动脉近端型）、B2 型（全胸降主动脉型）、B3 型（全胸降主动脉、腹主动脉型）；根据主动脉弓部有无内膜撕裂累及，将 B 型细分为 C 型（内膜撕裂累及左锁骨下动脉及远端主动脉弓部）、S 型（远端主动脉弓部末端受累）；也可根据实际情况组合，如 B1C 型。

（3）按时间分型：主动脉内膜血肿还可按其持续时间分为急性与慢性，以两周为分界点，发病两周内为急性，两周或两周以上为慢性。分类的原因是两周以内主动脉内膜血肿的并发症发生率，尤其是破裂率远远高于两周以上的夹层。明确主动脉内膜血肿的分型和具体解剖位置十分重要，不同的分型，其可能的病因、自然史不同，选择的治疗方式也不同。

（四）主动脉内膜血肿治疗

主动脉内膜血肿的治疗主要包括内科治疗、介入治疗和手术治疗。这些治疗方法的选择和采取的先后要依靠患者发作时的症状、体征。但主动脉内膜血肿患者给予降血压和降低心肌收缩力的治疗都是首要的。

1. 内科治疗

无论夹层分型及部位如何，主动脉内膜血肿患者的治疗均以内科治疗开始，因其后续治疗均要在血压平稳的基础上才能实施，除非有急性夹层破裂的征象需急诊手术者。对高度怀疑急性主动脉内膜血肿的患者，必须给予急诊监护，严密监测血流动力学指标。患者绝对卧床休息，强效镇痛及镇静，必要时可给予冬眠治疗。

主动脉内膜血肿内科药物治疗的指征：①无并发症的 Stanford B 型患者。②慢性稳定的主动脉内膜血肿患者。③病情严重，无法实施手术的主动脉内膜血肿患者。④稳定孤立的主动脉弓夹层。⑤无法承受介入治疗或手术治疗所引起的经济负担的患者。

内科药物治疗的首要目的是镇静止痛和降压。

（1）镇痛：主动脉内膜血肿的进展与主动脉内压力变化的速率（dp/dt）有关，疼痛本身可以加重高血压和心动过速，对主动脉内膜血肿患者极为不利，因此须及时静脉滴注吗啡或哌替啶止痛，也可选择心血管不良反应较少的镇静药，如安定等。所用药物均应静脉或肌内注射，以便尽快发挥药效。应严密观察疼痛变化，按脸谱评分法，定时进行疼痛评估，掌握疼痛规律和疼痛缓解方法。注射时速度要慢，注意观察呼吸、神志，尽量避免发生呼吸抑制。有时疼痛剧烈，难以缓解，尚需要使用其他的麻醉药物。降低血压是缓解疼痛的有效方法，血压下降后，疼痛减轻或消失是夹层分离停止扩展的临床指征之一。

（2）降压治疗

1）降压治疗的意义及目标值：药物治疗的目的是降低左心室射血速度和降低收缩压。充分控制血压是主动脉内膜血肿抢救的关键，降低血压能减少血流对主动脉壁的应切力、减低心肌收缩力，特别是降低左心室 dp/dt，可减少左心室搏动性张力，能有效稳定和中止夹层的继续分离。因为对患者产生致命影响的不是夹层本身，而是血肿进展引起的一系列变化，如严重的高血压、心包填塞、主动脉破裂大出血、严重的主动脉瓣反流及心脑肾等重要脏器的缺血。因而，主动脉内膜血肿患者应严格控制血压和心率，降低主动脉内 dp/dt，治疗目标值是将收缩压降至＜120mmHg，安静状态心率控制在 50～60 次/分。血压应降至能保持重要脏器（心、脑、肾）灌注的最低水平，避免出现少尿（＜25ml/h）、心肌缺血及精神症状等重要脏器灌注不良的症状。

约 80% 的主动脉内膜血肿的发生与高血压有关，有高血压的主动脉内膜血肿患者必需降压治疗，血压正常者降压也是有益的。研究表明，夹层动脉瘤迟发破裂在血压控制不良的患者中明显增加，几乎是血压控制良好患者的 10 倍。

2）选择降压药物的原则：药物治疗的关键是降低左心室 dp/dt 和收缩压，因此要求扩张阻力血管和抑制心脏收缩的药物配伍使用。

选择降压药物最好选用能同时降低血管阻力和抑制心脏收缩的药物，β 受体阻滞剂是目前临床最常用、最为有效的控制主动脉内膜血肿患者血压的药物。无论疼痛和收缩期高血压存在与否，如无药物使用的禁忌证均应使用该类药物。急性期应静脉给药，可迅速降低左心室 dp/dt。通常 β 受体阻滞剂已足以控制血压，当单用 β 受体阻滞剂降压效果不佳时，可加用硝普钠，同时使用足量的 β 受体阻滞剂。

当单用 β 受体阻滞剂不足以控制血压时，应当考虑联合使用其他降低动脉压和 dp/dt 的药物，如钙拮抗剂。尤其是非二氢吡啶类钙拮抗剂：地尔硫䓬及维拉帕米，兼具血管扩张及负性肌力作用，适合于主动脉内膜血肿的治疗。

为了控制血压，必要时使用其他的降压药如二氢吡啶类钙拮抗剂、ACEI、ARB和利尿剂，甚至 α 受体阻滞剂亦可考虑使用。

如果患者血压正常而非高血压，可单独使用 β 受体阻滞剂降低左心室 dp/dt，如果存在禁忌证，可选择地尔硫䓬或维拉帕米。

（3）常用降压药物的应用方法

1）β 受体阻滞剂：是通过竞争性与各器官肾上腺素 β 受体的结合，发挥可逆性的 β 受体阻滞作用，其作用是阻滞各组织 β 受体激动后的作用。因此，在生理状态下，静息时对心率和心肌收缩力没有影响；但在交感神经过度兴奋的心血管疾病中，可以减慢心率，降低心肌收缩力。β 受体阻滞剂发挥药效的具体作用机制目前还不完全明了，但其对抗儿茶酚胺的心脏过度作用，是它的核心作用。

除此以外，还与以下机制有关，①降血压：机制包括降低心输出量，抑制肾素和血管紧张Ⅱ的产生和释放，抑制交感神经对去甲肾上腺素释放，降低缩血管神经的活性。②通过降低心率，降低心肌收缩力和收缩压而减少心肌耗氧量，缓解心肌缺血。③阻断肾脏入球动脉的 β_1 受体，减少肾素和血管紧张素Ⅱ的分泌。④改善左心室功能和结构，增加射血分数。⑤抗心律失常。

其他的机制还有：减少 β 受体途径引起的心肌凋亡；抑制血小板聚集；防止斑块破裂；防止心肌细胞基因表达的变化等。

由于上述功能，使 β 受体阻滞剂成为主动脉内膜血肿治疗中必不可少的药物，其对主动脉内膜血肿最有利的作用为减慢心率、降低血压、减弱心肌收缩力，减低左心室 dp/dt，并且可以对抗其他降压药物反射性的交感兴奋，还有助于恢复受损的神经调节功能，有利于血压的稳定。虽然 β 受体阻滞剂在主动脉内膜血肿治疗中的作用缺乏足够的大样本随机研究，但目前它是临床最常用，也最为有效的控制主动脉内膜血肿患者血压的药物。无论疼痛和收缩期高血压存在与否，都应使用 β 受体阻滞剂来降低左心室收缩力，因为 β 受体阻滞剂可降低左心室 dp/dt。为迅速降低 dp/dt，急性期应静脉递增地使用 β 受体阻滞剂，直至出现满意的 β 受体阻滞效应，即急性患者心率控制在 60～80 次/分，收缩压降至 100～120mmHg。

β 受体阻滞剂禁忌证：①支气管哮喘；②心源性休克；③心脏传导阻滞（二至三度房室传导阻滞）；④重度或急性心力衰竭；⑤窦性心动过缓。

2）α 受体阻滞剂：乌拉地尔具有独特的外周和中枢降压的双重降压机制，在外周有阻断突触后 α_1 受体，从而扩张动静脉血管的作用，可降低外周血管阻力，在中枢则通过兴奋中枢 5-羟色胺-1 A 受体，降低延髓心血管中枢的交感反馈调节，抑制交感张力而使血压下降，且在降低外周血管阻力时不引起反射性心率增加，故可广泛扩张动脉和静脉，对心脑肾等重要脏器血流无明显影响，有利于降压的同时维持重要脏器的灌流，且不增加颅内压。

乌拉地尔还可通过刺激组织细胞释放降钙素基因相关肽（CGRP），有效拮抗内皮素（ET）的生物效应，调节 CGRP/ET 的比例，以及通过降低血浆神经肽 Y 含量，降低外周阻力而使血压下降。由于这些特点乌拉地尔非常适合治疗主动脉内膜血肿，尤其合并肾功能不全的主动脉内膜血肿患者。乌拉地尔既可静脉推注，又可静脉滴注，或二者合用。可据血压准确调整剂量，不导致颅内压升高及反射性心动过速及血压异常下降。

参考用法：注射液 12.5～25mg 加入生理盐水或 5%～10%葡萄糖注射液 20ml 内，5～10min 静脉注射，观察血压变化，为维持疗效或平稳降压需要，可将注射液溶解在生理盐水或葡萄糖液中以 100～400μg/min 速度静脉滴注，病情稳定后可改为口服药物维持。

3）硝普钠（nitroprusside）：通常 β 受体阻滞剂已足以控制血压，当单用 β 受体阻滞剂降压效果不佳时，可加用硝普钠。硝普钠是一种强力血管扩张剂，可强烈地扩张小动脉、小静脉，使周围的血管阻力减低，对于紧急降压十分有效。

其作用特点是：起效快，持续时间短，对光敏感，易失效，降压的程度与剂量有相关性。剂量应个体化。

参考用法：静脉滴注，开始滴速每分钟 0.5μg/kg，根据血压的反应渐增剂量，直至血压降至适当水平，极量为每分钟 10μg/kg。治疗过程需在 ICU 中连续监测血压、心率、心电图，并用输液泵调节用药剂量。症状缓解后，再逐渐减量至停药。硝普钠不能突然停用，因有血压反跳的危险，应逐渐减量停药。未见中毒及其他不良反应发生，在无严重肾功能不全的情况下使用小剂量 1 周内应该是安全的。密切观察患者神志、尿量及疼痛情况。硝普钠有恶心、烦躁、嗜睡、低血压等不良反应，停药后会很快消失。长时间静滴（＞48h）偶可发生硫氰酸盐中毒，表现为神志障碍、肌肉痉挛、反射亢进和抽搐等，最早的化验结果为代谢性酸中毒，如果血中硫氰酸盐含量＞0.12g/L，应立即停药，否则将发生氰化物蓄积中毒。

4）钙拮抗剂：当存在使用 β 受体阻滞剂禁忌证，包括窦缓，二度或三度房室传导阻滞，充血性心力衰竭，支气管痉挛时，应当考虑使用其他降低动脉压和 dp/dt 的药物。钙拮抗剂，这类被证实能有效治疗高血压危象的药物，正越来越多的用于治疗主动脉内膜血肿，特别是静脉药物撤出后，长效钙拮抗剂成为降压的重要药物。

钙拮抗剂可分为两大类，一类为非二氢吡啶类钙拮抗剂，主要为地尔硫草、维拉帕米，具有减低心率的作用，可降低心肌耗氧量，同时可扩张冠状动脉，因此适合于主动脉内膜血肿的治疗，可静脉及口服给药。另一类为二氢吡啶类钙拮抗剂，国外有研究报道，该类药物由于激活交感神经，增加心肌耗氧量，因而不能单用于主动脉内膜血肿的治疗，但舌下含服硝苯地平可成功治疗与急性主动脉内膜血肿相关的顽固性高血压，所以可与其他药物同时应用。

5）血管紧张素转换酶抑制剂：夹层可撕裂一侧或双侧肾动脉，导致肾素大量释放，引起顽固性高血压。此时，对于一侧肾动脉受累最有效的降压药物可能是静脉内注射血管紧张素转换酶抑制剂类药物（注意对于双侧肾动脉狭窄禁用 ACEI）。作用机制包括抑制 RAAS，扩张血管（同时扩张动、静脉），改善心脏功能，减少心律失常，增加肾血流量。

临床治疗主动脉内膜血肿常用的 ACEI 是依那普利，静脉注射，通常开始 4～6h 为 0.625mg，然后加大剂量。

与高血压相关的动脉粥样硬化是主动脉内膜血肿的主要病因，ACEI 具有稳定动脉粥样硬化斑块，对于此类患者的中长期降压治疗可选用 ACEI。ARB 与 ACEI 的适应证与禁忌证类似，但由于降压作用起效缓慢，不常用于主动脉内膜血肿急性期。

6）利尿剂：是一类温和的降压药，可减少血容量及细胞外液，减少心输出量，从而降低动脉压和左心室 dp/dt。但利尿剂能减少肾血流量，使肾小球滤过率降低，血浆肾素活性增强，血管紧张素Ⅱ及醛固酮含量升高，对降压不利，所以应与 β 受体阻滞剂合用。利尿剂的剂量宜大，否则易发生继发性钠潴留，影响血压的控制。急性期患者多采用静脉注射，常用袢利尿剂，如呋塞米 40～80mg/d。当同时存在肾功能不全或主动脉内膜血肿累及肾动脉时，联合使用利尿剂和 ACEI 或 ARB 时需谨慎，防止出现肾功能进一步恶化。

（4）急性主动脉内膜血肿常用的药物治疗方案

1）伴有高血压主动脉内膜血肿的治疗方案：①血压治疗目标值为收缩压降至 100～120mmHg。②硝普钠[2.5～5.0μg/（kg·min）]＋普萘洛尔（每 4～6h1mg），静脉滴注。硝普钠[2.5～5.0μg/（kg·min）]＋艾司洛尔或美托洛尔或阿替洛尔，静脉滴注。美托洛尔剂量为 5mg，稀释为 5ml 溶液后静脉注射 5min，可给三个剂量；阿替洛尔剂量为 5mg，稀释后静脉注射 5min，观察 10min，收缩期血压未降至 120mmHg 以下者，可再给 5mg，然后尽早开始口服给药。③拉贝洛尔静脉滴注。

2）血压正常的治疗方案：普萘洛尔 1mg 静脉滴注，每 4～6h 一次，或 20～40mg 口服，每 6h 一次（也可用美托洛尔、阿替洛尔或拉贝洛尔代替）。

3）如果可疑主动脉内膜血肿的患者表现为严重低血压，考虑可能存在心包填塞或主动脉破裂，须迅速扩容。在采取积极治疗前必须仔细排除假性低血压的可能性，这种假性低血压是由于测量了被夹层累及的肢体动脉的血压引起的。如果迫切需要升压药治疗顽固性低血压，最好选用去甲肾上腺素或苯肾上腺素（新福林），而不用多巴胺。因多巴胺可增加左心室 dp/dt，当须改善肾灌注时应小剂量使用多巴胺。

（5）早期处理中应注意的问题：主动脉内膜血肿的死亡率高，临床误诊率高，导致早期治疗不明确，阜外医院对 179 例主动脉内膜血肿病例的临床资料分析发现，误诊 57 例，其中误诊为心绞痛者占 10.1%、误诊为心肌梗死者占 5%。所以早期处理中应格外注意：

1）目前溶栓和抗凝已普遍用于急性心肌梗死的治疗，对急性胸痛的患者，如果怀疑有主动脉内膜血肿，不要急于溶栓和抗凝治疗，否则后果不堪设想。溶栓治疗可促成主动脉内膜血肿患者的主动脉破裂出血。抗凝治疗不利于夹层假腔内血栓形成，假腔内血栓形成对阻止血肿扩大、防止主动脉破裂具有重要意义。因此，溶栓制剂、肝素、华法林、阿司匹林等药物禁用于主动脉内膜血肿。

2）根据血压变化，随时调整降压药的剂量，使收缩压稳定在 100～120mmHg，避免较大的波动。如果患者有液体潴留，降压药效果将会削弱，此时应给予利尿剂。如果出现难以控制的高血压或须很大剂量降压药才能控制血压时，应考虑一侧或双侧肾动脉受累的可能，须尽早进行主动脉造影和外科手术治疗。

3）避免单独使用正性肌力作用的药物，应使用足量 β 受体阻滞剂后再用。

降低血压是缓解疼痛的有效方法，血压下降后，疼痛减轻或消失是夹层分离停止扩展的临床指征之一。镇静止痛可用盐酸哌替啶或吗啡行静脉注射。首选静脉降压治疗药物为硝普钠，开始滴速为每分钟 20μg，根据血压调整滴速，最高可达 800μg。应使收缩压降至 100～120mmHg 以下，使舒张压维持在 60～70mmHg。口服或静脉用药或舌下含服 β 受体阻滞剂或钙拮抗剂，使心率控制至 60～70 次/分，降低左心室收缩速度及左心室收缩力，阻止夹层剥离扩张及破裂，减少并发症的发生，降低急性期病死率，并为介入治疗或外科手术赢得时间。

2. 介入治疗

主动脉内膜血肿介入治疗包括经皮主动脉内膜开窗术、经皮主动脉腔内覆膜支架植入术。经皮主动脉内膜开窗术是指在主动脉内膜血肿真假腔之间的内膜片上打开破口，使假腔里的血液经破口流入真腔，以降低假腔内的压力，增加真腔内的压力，从而降低假腔扩张或破裂的危险，并改善分支血管的血流灌注。开窗术主要应用于有分支血管缺血并发症的主动脉内膜血肿患者，缓解缺血症状，为支架植入或手术治疗争取时间。

主动脉腔内覆膜支架植入术是指以介入导管的方式将带膜支架置于动脉内，用以扩大真腔、压闭撕裂口以达到治疗主动脉内膜血肿的目的。

继首例介入治疗在国外 1991 年报道后，国内各大医院从 1998 年开始相继开展，目前此项技术已成为治疗大多 Stanford B 型主动脉内膜血肿的首选方案。介入治疗创伤小、手术时间短，术中和术后病死率低，疗效明显优于传统的内科保守治疗及外科手术治疗。

3. 手术治疗

手术治疗主动脉内膜血肿是指人工替换发生病变的主动脉血管部分，其原则是切除出现内膜撕裂的部分主动脉，修复两端剥离的内膜，植入人工血管使主动脉管道接通。外科手术主要用于急性近端主动脉内膜血肿、远端主动脉内膜血肿伴有进展的重要脏器损害、动脉破裂或将要破裂、主动脉反流、夹层逆行进展到升主动脉及马方综合征患者。高龄、不可逆性脑损伤、痴呆和恶病质为主动脉内膜血肿手术治疗的禁忌证。

（五）主动脉内膜血肿预后

本病未经治疗死亡率极高，半数以上1周内死亡，约70%两周内死亡，约90%一年内死亡。以下因素可影响预后：①夹层发生的部位，越在主动脉远端预后越好，Ⅲ型较Ⅰ型、Ⅱ型好。②诊断及处理越及时越好。③合理选择有效的治疗方案：药物、介入或手术。④夹层内血栓形成可防止夹层向外膜破裂，避免内出血的风险。

二、伴高血压的心脏瓣膜病

高血压一方面是不同原因和疾病所引起的临床表现，一方面又作为原因导致心、脑、肾等重要器官的损害。高血压亦可导致心脏瓣膜损害，最常见于主动脉瓣和二尖瓣关闭不全。

（一）高血压与主动脉瓣关闭不全

1. 流行病学

主动脉瓣关闭不全早在20世纪40年代就有学者报道，但因临床症状轻微，一直没有引起重视。1982年，美国Waller等回顾性总结了1000例高血压患者，主动脉瓣关闭不全的发生率为10%，其中的95%属轻度关闭不全；3%属中度关闭不全；2%为重度关闭不全。Waller首次报告6例高血压导致的严重主动脉瓣关闭不全，需进行瓣膜置换手术治疗。1992年，意大利Lonati等报道，高血压导致的主动脉瓣关闭不全的发生率为17.7%。日本Morita等报道，高血压导致的主动脉瓣关闭不全为8%。我国资料表明为5%～10%，且随年龄的增长发生率明显升高。高血压很少发生严重主动脉瓣关闭不全，但轻至中度主动脉瓣关闭不全常见。高血压患者中，收缩压越高，发生主动脉瓣关闭不全的概率越大；在收缩压相似的患者中，老年人比青年人发生主动脉瓣关闭不全的概率大，在血压与年龄相似的患者中，高血压时间越长，主动脉瓣关闭不全的发生率也越高。在少数高血压所致严重主动脉瓣关闭不全的患者中，舒张压常稍高于60mmHg，但脉压常＞100mmHg。

2. 病因、病理及病理生理

（1）病因：主动脉瓣关闭不全的病因包括5个方面。①高血压：长期高血压致主动脉扩张、瓣环扩大，引起瓣膜关闭不全。②老年主动脉瓣的退行性钙化病变，由于瓣叶固定不能完全闭合。③风湿性主动脉瓣的病变由于瓣叶卷缩、变硬，造成不能闭合；主动脉瓣的二瓣畸形由于瓣叶的纤维化和钙化均可造成主动脉瓣的关闭不全。④由于主动脉瓣环中层囊性坏死，造成主动脉瓣环弹力纤维的退行性病变，主动脉瓣环的扩张也引起主动脉瓣关闭不全。⑤其他：任何升主动脉的扩张、动脉瘤、夹层动脉瘤均可造成主动脉瓣的关闭不全。主动脉瓣瓣叶的黏液性退行性病变造成主动脉瓣的变薄、脱垂，以及感染性心内膜炎造成的瓣叶的穿孔、损坏，这也都是造成主动脉瓣关闭不全的常见原因。

（2）病理：主动脉瓣关闭不全可导致主动脉瓣环扩大与瓣膜损害。

1）主动脉瓣环扩大：长期高血压，使主动脉和瓣膜承受的机械应力增大，引起胶原纤维的断裂，升主动脉和瓣环扩大，引起瓣膜关闭不全。

2）瓣膜损害：高血压时由于瓣膜承受的压力增高和高速血流的冲击易导致瓣膜的损伤，引起组织的变性和黏液性变，这有利于钙盐的沉积，加速了钙化过程，病久者，即引起关闭不全。

（3）病理生理：主动脉瓣关闭不全的病理生理改变取决于反流量的多少。正常时主动脉与左心室在舒张期的压力相差悬殊；在主动脉瓣关闭不全时，血液反流入左心室，致使左心室舒张期容量逐渐增大，左心室肌纤维被动牵张。高血压早期导致的主动脉瓣反流通常较轻，反流量较少，左心室扩张与容量扩大相适应，则左心室舒张末容量随之增加，而左心室舒张末压力（LVEDP）不增加，扩张程度在 Starling 曲线上升段，可以增强心肌收缩力，加之血液反流，早期能增加左心室搏出量。随后，左心室逐渐发生肥厚，得以维持正常室壁张力，由于 LVEDP不增加，左心房和肺静脉压得以维持正常，故多年不发生循环障碍。随着病情的缓慢进展，反流量越来越大，甚至达心搏出量的 50%以上。左心室进一步扩张，心肌肥厚，仍可通过心率增快，起到部分代偿作用。但长期的容量负荷过重，必然导致心肌的损伤，心肌收缩力减弱，继之心搏量减少，左心室收缩和舒张末期容量均增大，LVEDP升高，甚至可出现二尖瓣反流，左心房和肺静脉压升高，引起肺淤血或肺水肿。主动脉瓣关闭不全达一定程度时，舒张压下降，脉压增大，冠状动脉灌注减少，可产生头晕或晕厥，心悸、气短或心绞痛等症状，最终导致左心功能不全和右心功能不全。

3. 临床表现

（1）症状：高血压引起的主动脉瓣关闭不全患者，起病大多数缓慢渐进，可耐受很长时间。轻度关闭不全者一般维持 20 年以上，仅在体检时偶然发现，因有血压升高的一般临床表现，主动脉瓣关闭不全的症状容易被忽略。中重度主动脉瓣关闭不全可出现典型症状，常见的有 5 个方面。①头痛、头胀：与血压高度有一定关联，因高血压性血管痉挛与扩张所致。②头晕、晕厥：与脑部血流灌注不足和短暂性脑缺血发作和心功能减退有关。③呼吸困难：出现劳力性呼吸困难，表示心脏储备能力已经降低，休息后可缓解。随着病情的进展，可出现端坐呼吸和阵发性夜间呼吸困难。④胸痛：可能是由于左心室射血时引起升主动脉过分牵张或心脏明显增大所致。心绞痛常发生在晚期，是较少见的症状，主要与冠状动脉血流减少和左心室扩大有关。⑤心悸：左心室明显增大，由于心尖搏动增强，可致心悸。脉压扩大，可出现动脉搏动感，尤以头颈部为甚。

（2）体征：当主动脉瓣反流较轻时，心脏扩大不严重，检查不出异常体征，当反流逐渐加重时，可出现以下体征。

1）血压变化：收缩压常＞140mmHg；中重度主动脉瓣关闭不全时，收缩压常＞180mmHg，舒张压下降，严重时可＜60mmHg，脉压显著增大，甚至＞100mmHg。

2）心脏杂音：主动脉瓣听诊区及其副听诊区可闻及舒张早期柔和的哈气样杂音，呈递减型，可传至心尖。坐位、前倾位呼气末最清楚。

3）主动脉瓣区第 2 心音减弱或消失（反流量大者明显）。

4）心尖部舒张期杂音：Austin-Flint 杂音见于大量反流者，可能与反流血冲击二尖瓣前叶使其震动或反流血与左心房流入血发生冲击、混合，产生涡流有关。

5）周围血管征：水冲脉、股动脉枪击音、周围毛细血管搏动及股动脉收缩期与舒张期双重杂音（duroziez sign）。

6）左心室增大征：心尖搏动向左下移位，范围较广，且可见抬举性搏动，心浊音界向左下扩大。

4. 诊断

根据高血压史，典型患者还有主动脉瓣听诊区舒张期杂音、周围血管征、脉压大等体征，结合超声心动图检查可明确诊断。感染性心内膜炎、心律失常、心力衰竭等为其常见并发症，需进一步鉴别，另外需进一步排除风湿性、梅毒性心脏病和先天性心脏病、马方综合征等。

（1）X 线检查：轻度主动脉瓣关闭不全，左心室可无明显增大，升主动脉轻度普遍性扩张，左心室缘和主动脉搏动增强可帮助诊断。病情较重者，心脏呈"主动脉"型中度以上的增大，左心室增大肥厚，升主动脉造影大致可以估计关闭不全的程度，但仅用于考虑手术治疗的患者。按造影逆流量多少及左心室密度将其分为三度：①反流的造影剂仅限于瓣膜下或左心室流出道，于心室收缩期可完全排空，属轻度关闭不全。②心室舒张期，造影剂迅速充盈整个左心室，密度大于主动脉者，属重度关闭不全。③两者之间为中度关闭不全。

（2）心电图检查：左心室肥厚劳损伴电轴左偏。I、aVL 以及 $V_3 \sim V_6$ 有较明显的 Q 波，V_1 出现小 r 波，左胸导联 T 波高大。晚期如有心肌损害，可出现室内传导阻滞等改变。

（3）超声心动图检查：对主动脉瓣关闭不全有肯定的诊断价值，不但可以测量房室大小及主动脉宽度，而且可以提示主动脉瓣的改变和判断（半定量）反流量。二维超声可显示主动脉瓣关闭时不能合拢，有时可出现扑动。Doppler 超声可检测到主动脉瓣反流血流频谱。半定量诊断广泛根据反流束宽度占左心室流出道的比值，10%～24%为轻度；25%～49%为中度；大于 50%为重度。定量方法较复杂，临床上很少应用。

（4）放射性核素心血管造影：结合运动试验可测定左心室收缩功能，判断反流程度，与心血管造影比较，有良好的相关性。优点是无创伤性，患者无痛苦，方法简便，数据准确。

5. 治疗

（1）原则：高血压患者发生主动脉瓣关闭不全时，按照 1999 年 WHO 制定的高血压处理指南分层属于极高危险组人群，需要严格控制血压在理想水平，控制高血压可延缓主动脉瓣的损害。

就主动脉瓣关闭不全而言，与其他原因引起的瓣膜性心脏病类同，均强调非药物治疗，如坚持健康的生活方式，限制钠盐摄入、限酒、戒烟，需适当限制体力活动，避免过度剧烈运动，预防感染性心内膜炎及一切可诱发心力衰竭的致病因素，一般可生存至晚年，预后良好。

（2）选用药物：在选用药物方面，目前主要强调改善患者的症状及延长患者的预后。

主动脉瓣关闭不全时，首选动脉血管扩张药物，该类药物扩张全身小动脉，降低外周阻力，明显降低左心室后负荷。随着左心室射血阻力降低，心排血量可增加，主动脉瓣反流可减少。在病情稳定期，可用口服药物，在急性期可静脉滴注硝普钠，对降低前后负荷、改善肺淤血、减少反流量、增加排血量有益，能起到立竿见影的效果。

扩血管药物的使用：①需从小剂量开始，密切关注血压的变化。②防止直立性低血压的发生。③避免使用 α 受体阻滞剂。④血压正常者降压也是有益的。

左心室收缩功能不全出现心力衰竭时应用血管紧张素转换酶抑制剂和利尿剂，必要时可加用洋地黄制剂。大规模临床研究证实，血管紧张素转换酶抑制剂对高血压心力衰竭患者能够降低死亡率，有改善预后的作用。利尿剂通过排钠排水减轻心脏的容量负荷，改善淤血等心力衰竭症状。心绞痛可用硝酸酯类药物。应积极预防和治疗心律失常和感染。主动脉瓣关闭不全的患者耐受心律失常的能力较差，需积极治疗房颤等心律失常。梅毒性主动脉炎应给予全疗程的青霉素治疗，风心病应积极预防链球菌感染与风湿活动及感染性心内膜炎。极少数严重反流的患者，需进行外科瓣膜置换术，但手术风险大，预后不好。

（3）内科与外科治疗选择：对不同程度的患者是内科治疗还是外科治疗其原则不一。①轻度关闭不全者采取药物控制。②对于重度关闭不全者应该立即手术治疗，如出现急性左心衰竭时先内科治疗，待病情稳定后尽快手术。对于高血压伴重度主动脉瓣关闭不全患者，往往在初次发生主动脉瓣关闭不全急性左心衰竭时内科抢救效果好，再次发作也能收到一定的效果，但反复发作以后治疗效果就越来越差，因此强调在心力衰竭发生前及时手术治疗，或第一次心力衰竭发生时，积极的内科治疗后及时或立即手术治疗。③对于中度关闭不全者的手术指征：无症状患者中度以上主动脉瓣关闭不全，心胸比例＞0.55，超声心动图左心室收缩末内径（LVESD）＞55mm，EF≤50%，FS≤25%，应该手术治疗。LVESD 在 50～54mm，应半年随访 1 次；LVESD 在 45～49mm，则每年随访 1 次；LVESD＜45mm，每 2 年随访 1 次；如果左心室大小达标或出现左心室功能不全者，应予以手术治疗。

6. 预后

急性重度主动脉瓣关闭不全如不及时手术治疗，常死于左心衰竭。慢性者无症状期长。重度者经确诊后内科治疗 5 年存活率为 75%，10 年存活率为 50%。症状出现后，病情迅速恶化，心绞痛者 5 年内死亡 50%，严重左心衰竭者 2 年内死亡 50%。

（二）高血压与二尖瓣关闭不全

1. 流行病学

20 世纪 70 年代开始有学者报告二尖瓣关闭不全，在 1973 年，以色列的 Gueron 等首次报告重度高血压导致的严重二尖瓣关闭不全伴心功能衰竭，其中 4 例需进行二尖瓣置换手术。但大多数二尖瓣关闭不全属轻度范围，严重二尖瓣关闭不全者需手术治疗的占极少数。1988 年加拿大 Cujec 等报道高血压患者二尖瓣关闭不全的发生率为 35%，轻度关闭不全占 77.3%，轻至中度关闭不全占 13.7%，中度关闭不全占 9%，且随高血压患者年龄的增长二尖瓣关闭不全的发生率轻度升高。1990 年，日本 Morita 等研究表明，高血压伴二尖瓣关闭不全的发生率高达 69%，但均属轻度反流。1992 年，意大利 Lonati 的调查显示，原发性高血压引起的二尖瓣关闭不全的发生率 36%，均属轻度关闭不全。1999 年 Framingham heart study 的报告认为，二尖瓣关闭不全的发生与高血压密切相关。国内报道原发性高血压患者发生不同程度二尖瓣关闭不全达 52%，不同瓣叶脱垂达 20.5%。严重的高血压可在半年至 5 年内发生严重的二尖瓣关闭不全。

2. 病因、病理及病理生理

（1）病因：收缩期二尖瓣关闭不全依赖二尖瓣装置（瓣叶、瓣环、腱索与乳头肌）和左心室的结构及功能的完整性，其中任何部分的异常均可导致二尖瓣关闭不全。

1）瓣叶：风湿性损害最为常见，约占二尖瓣关闭不全的 1/3，女性为多。二尖瓣脱垂，部分肥厚性心肌病、感染性心内膜炎破坏瓣叶，先天性心内膜缺损常合并二尖瓣前叶裂，均可导致二尖瓣关闭不全。

2）瓣环扩大：任何原因引起的左心室增大或伴左心衰竭都可造成二尖瓣环扩大而导致二尖瓣关闭不全。二尖瓣环退行性变和瓣环钙化多见于老年女性。

3）腱索：先天性或获得性腱索病变，如腱索过长、断裂、缩短和融合。

4）乳头肌：其血供来自于冠状动脉终末分支，冠状动脉灌注不足可引起乳头肌功能失调，急性心肌梗死发生乳头肌坏死，可引起永久性二尖瓣关闭不全。

（2）病理

1）瓣叶损坏：高血压时基本没有二尖瓣瓣叶解剖学的改变。有极少数报道二尖瓣边缘有纤维小结和淋巴细胞浸润。

2）瓣环异常：高血压可引起左心室增大，二尖瓣环扩大，二尖瓣钙化的发生率也增加。

3）腱索异常：Waller 发现在高血压伴二尖瓣关闭不全的患者有 85% 伴有腱索断裂，23% 伴有二尖瓣后叶脱垂。

4）高血压患者左心室后负荷持续增高，左心室流出道、左心室压升高，使心肌、心内膜损害加重，向心性肥厚者前后乳头肌相对形变，向左心室发生位移，表现其向瓣根部移位，从而导致二尖瓣关闭不全。

5）血流动力学改变：高血压时，左心室与左心房之间的压力梯度增高，左心室容量负荷增加引起左心室功能的损害，可导致二尖瓣的反流。

（3）病理生理：二尖瓣关闭不全时，左心室射血阻力降低，使左心室等容收缩期接近于零，在主动脉瓣开放之前，即有部分血液开始反流进入左心房，反流量的大小，取决于反流瓣口面积和左心室与左心房间的压力阶差。高血压时，使左心室与左心房的压力阶差增大，并常伴有左心室扩大和瓣环的扩张，由于这一过程是缓慢进展的，可通过代偿使左心室肥厚、扩大并呈高动力型，每搏量和射血分数均增加，而此时左心室的充盈压常无明显增高，这也是高血压伴二尖瓣关闭不全多年无临床症状的原因。但是长期的左心室容量负荷和后负荷过重，可致左心室功能逐渐减退，每搏量和射血分数逐渐下降，在这些病例中，正常的射血分数已表现代偿不全。当这些指标数值中度减低时，提示心功能已严重受损。射血分数的减少，使左心室收缩末期容量增加。因此，左心室收缩末期内径和容量的增大，是此类患者中最敏感的心脏功能减退的指标。最后，左心室舒张末期容量增大，舒张末期压力增高，在临床上出现左心衰竭的征象和肺淤血、体循环灌注不足的临床表砚，晚期严重患者可出现全心衰竭。

3. 临床表现

（1）症状：高血压伴二尖瓣关闭不全的症状取决于反流的程度和病情的进展速度，由于大多数反流都属轻度，且病程进展缓慢，因此可终生无症状，在 3 级（重度）高血压伴中、重度关闭不全者可出现典型的临床症状，常见的有：

1）头痛、头晕：与高血压有关，或短暂的脑血流灌注不足和心功能减退所致。

2）疲乏、无力：左心功能受损，心排血量减少所致。使患者活动耐力受限。

3）心悸：左心室收缩增强或心律失常所致。

4）劳力性呼吸困难：左心衰竭，肺静脉压力升高所致，严重者可出现夜间阵发性呼吸困难和右心衰竭的征象。

（2）体征：早期无任何不正常体征，反流逐渐加重，中、晚期可出现以下体征。

1）血压变化：高血压患者发生二尖瓣关闭不全，其收缩压≥140mmHg 和（或）舒张压≥90mmHg，严重时，收缩压≥180mmHg 和（或）舒张压≥110mmHg；其他原因导致的二尖瓣关闭不全的患者，可能会出现血压正常，甚至降低。

2）心尖部柔和的收缩期吹风样杂音：杂音向左腋下传导，呼气时增强，强度多在Ⅲ级以下，严重时可达Ⅲ级或以上。

3）肺动脉瓣第 2 心音分裂：吸气时更明显，偶可闻及第 3 心音。

4）左心室增大征：心界向左下扩大，心尖区出现有力、局限性的收缩期抬举性搏动。

4. 诊断

二尖瓣关闭不全的主要诊断依据是高血压史，典型患者可有心尖部收缩期杂音和左心房、左心室增大征等，结合超声心动图检查可明确诊断。心房纤颤、感染性心内膜炎较二尖瓣狭窄常见；体循环栓塞常见于左心房扩大、慢性房颤者，较二尖瓣狭窄少见。心力衰竭在急性者早期出现，在慢性者晚期出现。需排除其他原因引起的二尖瓣损害，如风湿性二尖瓣损害、二尖瓣脱垂、先天性或获得性腱索断裂。

（1）X 线检查：轻度二尖瓣关闭不全，无明显异常发现，中重度二尖瓣关闭不全可有左心房增大，同时伴有左心室增大。透视下可观察到左心房区或在左心室收缩期有扩张性搏动。对于某些诊断困难病例可进行选择性左心室造影。主要征象为：心室收缩期见造影剂流入左心房。根据逆流量的多少并参考左心房大小、充盈的密度等分为三度：①心室收缩期。左心房密度轻度增高或部分显影，为少量反流，属轻度关闭不全。②左心房迅速全部充盈，密度显著增高为大量反流，属重度关闭不全。③两者之间为中等反流属中度关闭不全。

（2）心电图检查：轻度二尖瓣关闭不全者，心电图正常；较重者出现左心室肥厚和心肌劳损心电图特点。

（3）超声心动图检查：对二尖瓣关闭不全有肯定的诊断价值，还可确定二尖瓣关闭不全的原因，如瓣叶脱垂或腱索断裂等。二维超声可显示收缩期瓣叶不能合拢。超声多普勒显像技术在左心房内可探及有五彩血液反流。半定量方法即根据反流束宽度与左心房宽度比值来估计反流程度。反流束宽度占左心房宽度的比例，小于 20% 为轻度，20%～40% 为中度，大于 40% 为重度。定量诊断多采用脉冲多普勒反流分数测定法。因检测复杂，临床上很少应用。

（4）放射性核素检查：门电路心血池断层显像提取的心脏信息是三维的，可测定心室容量和计算反流量。二尖瓣关闭不全时可显示心室舒张末期容量增加，如进行性增加，则提示需行外科手术治疗。

5. 治疗

（1）原则：高血压伴二尖瓣关闭不全因相当长时期内无症状，因此，在确诊后仅需定期随访，适当地限制体力活动和抗高血压治疗。一般可终生无症状，预后良好。少数重度高血压[收缩压常≥180mmHg 和（或）舒张压≥110mmHg]，引起的中重度二尖瓣关闭不全，需手术治疗。

（2）选用药物

1）动脉血管扩张剂：此类药物能减轻心脏后负荷，使前向搏出量增加，反流量减少，从而降低左心房压力。此外，心腔容积的减少，还可缩小二尖瓣和反流瓣口的大小。这种有益的血流动力学效应，可改善患者的临床状态达数年。

2）利尿剂：通过排钠排水减轻心脏的容量负荷，可改善肺淤血的症状。

3）强心剂：可增加心肌收缩力，直到增加前向搏出量和缓解临床症状的效果。

（3）外科治疗：对于少数出现临床症状、心功能Ⅱ～Ⅲ级，左心室收缩和舒张末期容量进行性增大者应及时手术治疗。

手术指征：①年龄 40～70 岁；②心功能Ⅱ～Ⅲ级，EF＜0.55，二尖瓣关闭不全（中度以上）；③心胸比例 0.5～0.7；④左心室扩大，左心室舒张末期内径＞70mm，左心室收缩末期内径＞45mm。

6. 预后

因高血压伴中度或以上二尖瓣关闭不全的患者，一旦出现临床症状，心功能已遭到不可逆破坏，将很快发展成心力衰竭，术后心功能差，预后不良。Gueron报道的 4 例二尖瓣置换手术的患者仅有 1 人存活 7 个月。近年来，随着机械瓣的改进和心肌保护手术技术的提高，二尖瓣替换手术预后明显改善。但高血压导致二尖瓣关闭不全需手术治疗的例数极少，远期效果有待进一步随访研究。

（刘静华）

第二十一章　血管外科高血压的诊断与治疗

外周动脉疾病（peripheral artery disease，PAD）广义指由于动脉粥样硬化导致除心脏动脉、脑动脉以外的其他动脉及其分支血管狭窄、闭塞或瘤样扩张疾病。近年研究证实，外周动脉疾病是发生心血管事件及死亡的独立危险因素，而高血压是 PAD 的独立危险因素。血管外科在处理外周血管疾病的时候，离不开对高血压的诊断与处理，因此有的医院专门成立了高血压血管病科。

一、肾血管性高血压

肾血管性高血压，是指各种原因引起的肾动脉或其主要分支的狭窄或闭塞性疾病，引起肾血流量减少或缺血所致的高血压。缺血指血流速率不能满足器官代谢需要，引起组织供氧不足。肾动脉狭窄定义为肾动脉主干或肾动脉主要分支狭窄（狭窄程度通常＞70%或 75%），而缺血性肾脏病（ischemic nephropathy）是由于肾动脉狭窄引起的进展性肾功能不全。

（一）病因及发病机制

1. 病因

引起肾血管性高血压的病因多种多样，常见的病因有动脉粥样硬化性肾动脉疾病，肾动脉纤维性发育不良（纤维肌性发育不良、纤维性发育不良），急性肾动脉栓塞，肾动脉肿瘤，主动脉壁夹层形成，动静脉畸形，主动脉内膜血肿动脉瘤，系统性坏死性血管炎，包括结节性多动脉炎、多发性大动脉炎，其中最常见的是动脉粥样硬化和纤维肌性发育不良。动脉粥样硬化占 60%～70%，多见于 50 岁以上的男性，常为全身动脉粥样硬化的一部分，亦可局限于肾动脉，损害部位常为肾动脉开口处或近端 2/3，累及双侧者占 1/3。纤维肌性发育不良（FMD），发病年龄常在 30～35 岁，按累及部位又可分为三个亚型，即内膜、中层和外中膜。中层纤维增生是最常见的 FMD，约占 FMD 的 85%，青少年多见。肾动脉狭窄可引起肾血管性高血压和缺血性肾脏病。

2. 发病机制

Goldblatt 及其同事首先用钳夹肾动脉的方法诱发出动物肾血管性高血压。此后成功制作出两种模型，一侧肾动脉狭窄加对侧肾摘除导致严重的高血压，称为一肾一夹；一侧肾动脉狭窄对侧肾脏正常，称为两肾一夹。前者由于肾组织丧失，血压升高引起利尿反应消失，高血压特征性表现为高容量，血浆肾素分泌被抑制，与人肾血管性高血压加肾实质病变类似；后者由于一侧肾动脉狭窄并不引起容量扩张，但血浆肾素水平升高，血管收缩引起高血压，阻断 RAAS 对降压并无作用，与人单侧肾动脉狭窄对应。

（二）临床特点

高血压若出现以下表现时应高度怀疑肾血管性高血压：①30 岁以下或 50 岁以上发生的高血压，特别是年轻而严重的高血压。②恶性高血压，伴有严重的眼底改变。③高血压突然发生或突然升高，而无明显的家族史。④进行性或药物难以控制的高血压。⑤高血压患者经血管紧张素转换酶抑制剂（ACEI）治疗后肾功能恶化。⑥有吸烟史，伴有冠状动脉、颈动脉、脑动脉和周围动脉的粥样硬化病变。⑦严重高血压伴有低钾血症。⑧反复发作性肺水肿。⑨上腹部和腰部有连续性收缩期或舒张期杂音。⑩影像学检查肾脏，双肾大小不等。⑪反复发作肺水肿，但检查提示左心室功能正常，当肾动脉狭窄被解除后该症状改善或消失。

（三）治疗

1. 非药物治疗

非药物治疗主要是改善生活方式，消除不良习惯，控制各种危险因素，在这方面要求比一般原发性高血压更严格。措施包括：①超重与肥胖者，应减轻体重。②吸烟者应戒烟，嗜酒者应限制酒量。③适度运动，根据病情与身体情况量力而行，如散步、打太极拳、跳舞等。④合理饮食，因水钠潴留明显，低盐饮食比原发性高血压控制更严格，多吃富含钾的蔬菜与水果，对肾功能减退而无大量蛋白尿者应限制蛋白质的摄入，若有大量蛋白尿或低蛋白血症时则应放宽蛋白质摄入量，主要食用优质蛋白质如牛奶、鸡蛋、鱼等。⑤减轻精神压力，避免精神刺激与情绪过度紧张，注意劳逸结合，睡眠充足，必要时酌情给予安定与镇静药。⑥避免使用可能升高血压的药物，如避孕药、非甾体抗炎药、肾上腺皮质激素、抗组胺药、甘草制剂、麦角碱等。

2. 药物治疗

药物治疗的目的是控制高血压、稳定肾功能。常用的降压药物包括利尿剂、抗交感神经药物、血管扩张剂、钙拮抗剂（CCB）、ACEI 和血管紧张素 Ⅱ 受体拮抗剂（ARB）。目前治疗上不是以拮抗肾素的药物为主要药物，而以 CCB 为主。

CCB 是治疗肾血管性高血压的安全有效药物，其降压作用为扩张血管，对双侧肾动脉狭窄者，不会引起肾功能恶化，为治疗肾血管性高血压的首选药物。

（1）ACEI 和 ARB：目前争论最多的是 ACEI 和 ARB 治疗肾血管性高血压，对单侧肾动脉狭窄所致的肾素依赖型高血压，在用其他药物无效时，能有效控制高血压，防止靶器官损害和心血管疾病的发生，但此类药物降低狭窄侧肾血流量，故服用时应监测肾脏功能改变。对双侧肾动脉狭窄或孤立肾动脉狭窄所致的容量依赖型高血压，ACEI 或 ARB 是绝对禁忌，并且疗效也欠佳。

（2）β 受体阻滞剂：由于对肾素系统有限，降压疗效欠佳，应采用联合用药治疗肾血管性高血压，有人报道 CCB 与 β 受体阻滞剂合用有效，临床上应根据具体病情，联合用药控制血压达到理想水平。

（3）利尿剂：单侧肾动脉狭窄引起的高血压，主要原因是高肾素，而不是容量增多，这时使用利尿剂常会使血浆容量减少，血浆肾素活性升高，交感神经活性增强，不仅不降低血压，反而升高血压，因此单侧肾动脉狭窄不使用利尿剂。双侧肾动脉狭窄，高血压特征性表现为水钠潴留、容量扩张，使用利尿剂可以降低血压。

3. 肾动脉成形术

经皮经血管肾血管成形术（PTRA）的治疗目的在于纠正肾血管性高血压，保护肾功能，防止肾衰竭。适用于没有钙化的短段的病损，也适用于手术有高度危险的老年人，本法损伤小，并发症少，并可反复进行，缺点是复发率高，Vande Ven 等的随机试验比较 PTRA 与 PTRA 支架成形术（PTRAS）的疗效，肾开口处病变的 84 例患者，6 个月后再狭窄率分别为 70% 和 25%。

一些队列研究显示经皮血管成形和支架植入术可以改善动脉粥样硬化性肾动脉狭窄（ARAS）患者的血压控制，但同时随机对照试验，如 STAR 研究、ASTRAL 研究等，总体来说并未证明肾动脉介入治疗与单纯药物治疗在 ARAS 患者血压控制方面存在显著差异。近年发表的 CORAL 研究是目前在 ARAS 患者中比较单纯药物治疗与支架植入术样本量最大的随机对照试验，共纳入 974 例研究对象，结果显示服用 ≥2 种降压药物治疗后血压控制仍不达标，或慢性肾脏病 ≥3 期的中重度 ARAS 患者中，较单纯药物治疗，肾动脉支架置入术在预防心血管及肾脏事件（心血管或肾脏原因导致的死亡、脑卒中、心肌梗死、因充血性心力衰竭住院、进展性肾功能不全或肾脏需替代治疗的复合终点事件）方面并不能提供额外的获益，且在血压控制方面支架治疗者也仅能额外多降低 2.3mmHg。

虽然影像学上 PTRAS 重建血运效果极佳，但临床结果，特别是对患者肾功能的影响尚难预测。Dorros 等报道了 72 例患者行 PTRAS 后肾功能改善情况，随访结果为肾功能改善 18%[血肌酐从（2.7±1）mg/dl 降到（1.6±0.6）mg/dl，$P=0.06$]；无变化 53%，恶化 29%[血肌酐从（2.0±0.51）mg/dl 升为（3.3±0.34）mg/dl，$P=0.005$]。Guerrero 等报道了 1058 例行 PTRAS 术患者的随访结果，其中肾功能（血肌酐值）改善 33%，稳定 37%，恶化 30%。以上资料表明，就血管介入治疗对肾功能影响，大部分患者并无明显获益，原因可能与操作过程中发生肾动脉粥样硬化栓塞有关。因此，除了术前严格的抗血小板聚集治疗，远端血管保护可能是一项有效的肾脏保护措施。远端血管保护装置（EPD）包括远端放置保护球囊和远端放置滤网 2 种，可减少 PTRAS 远端栓塞事件的发生，改善肾功能，改善远期预后。

4. 外科手术治疗

外科手术治疗肾动脉狭窄的方法包括大隐静脉或人工血管主肾动脉旁路移植术、肾动脉狭窄段切除术、肾脏自体移植术、肾动脉内膜剥脱术、脾-肾动脉吻合术等。随着介入治疗的出现，外科血管重建术在临床应用逐渐减少，但外科治疗再发狭窄率低，对肾功能保护较好。另一方面，外科手术创伤大，技术要求高，有一定的死亡率，故手术治疗主要用于介入治疗失败的病例。

二、下肢动脉狭窄

颈动脉狭窄的患者往往因头晕头痛及高血压就诊于神经内科或高血压科；而肾动脉狭窄的患者多因低钾血症、肾功能不全、高血压就诊于内分泌科、肾内科、高血压科；只有下肢动脉狭窄患者常因间歇性跛行等症状首诊于血管科。

下肢动脉狭窄合并高血压的患者应该接受抗高血压治疗，降压达标有利于降低心血管事件的风险。在降压过程中患肢血流可能有所下降，多数患者均可耐受，但少数严重缺血患者会出现血流进一步下降，导致症状加重，故对重症患者在降压时需考虑这种可能性，尤其要避免过度降压。单纯下肢动脉病的降压治疗可选择 ACEI、钙拮抗剂、ARB、β 受体阻滞剂和利尿剂，对重症闭塞性下肢动脉病慎用非选择性 β 受体阻滞剂，以免诱发缺血加重。因下肢动脉病常常合并冠心病，在不能排除冠心病的情况下应首选 $β_1$ 受体阻滞剂，有助于降低心血管风险。研究表明，β受体阻滞剂治疗下肢动脉病患者的高血压有效，并非绝对禁忌。对于无高血压的有症状的下肢动脉病患者，有研究表明使用 ACEI 有利于降低心血管事件的风险。

（马琳琳）

第二十二章　眩晕中心高血压的诊断与治疗

眩晕是一类多发病、常见病，又是疑难病症，是继头痛之后的主诉最多的症状，位居医院门诊的第二位。目前绝大多数医院没有眩晕专科，患者主要是根据自己的主观印象以及对疾病的了解挂号看病，就诊于高血压科、神经内科、耳鼻喉科、内科、急诊科、骨科、老年科等多个科室。就诊高血压专科的小部分眩晕患者通过询问病史和监测血压（诊室测量或 24h 动态血压监测）比较容易确诊高血压，但大部分眩晕患者需进一步明确病因。也有一些患者本来是高血压，却挂了骨科，本来是耳科眩晕却挂了神经内科，导致患者辗转多个科室，做了一系列的检查最终仍难以明确诊断。

另外专门研究眩晕的医生很少，眩晕病因涉及多个学科，医院各科临床医生对跨学科知识缺乏重视和研究，致使对跨学科的眩晕诊疗面临一定的障碍。多年来，"椎-基底动脉供血不足"成为临床医生对诊断不明的眩晕使用最多的一个笼统概念，扩血管药物、神经营养药物作为眩晕的常规治疗方法，成为医生对眩晕治疗的误区。而实际上，良性阵发性位置性眩晕患病率最高，约占全部眩晕患者的1/3，经验丰富的医生通过手法复位可使 90% 以上这类患者达到减轻症状的疗效。

由于眩晕的病因复杂，由多学科、多系统疾病引起，患者对头晕相关症候表述不清，临床医生对跨学科的眩晕诊疗的欠缺，易导致误诊误治。因此，应当明确头晕、眩晕的概念，掌握常见头晕与眩晕疾病的特点，避免盲目诊断与治疗。

一、基 本 知 识

（一）眩晕及相关概念

头晕（dizziness）是总的概念，可分为下列 4 类情况：眩晕（vertigo）、头昏（light headedness）、失平衡（disequilibrium）、晕厥前状态（presyncope），不包括晕厥、癫痫等意识障碍的疾病。眩晕、头昏等仅仅是头晕的组成部分。

眩晕是指患者对自身或环境的旋转、摆动感，是一种运动幻觉，多为病理现象，如梅尼埃病、前庭病变、耳石症、前庭性偏头痛、脑干病变等常出现眩晕。眩晕时多数患者不敢睁眼，常伴恶心，严重者有呕吐、多汗、血压升高等表现，有的可伴眼震、共济失调等体征。

头昏是指阵发性或持续性的大脑头昏头沉、不清晰感，可有头胀、头部发紧感等。头昏有时属于生理过程，不一定是病理性的，如长时间加班、过度疲劳、睡眠不足等，若适时调整可以纠正。高血压、精神因素等是头昏常见原因。

失平衡是指活动中有站立不稳或运动不稳的头晕症候，帕金森病、共济失调、周围神经病等常有此表现。

晕厥前状态是指晕厥前发生的头昏沉、眼前发黑、站立不稳、要摔倒的感觉，可伴有出冷汗、心悸，多由心血管疾病引起，常见于低血压、严重心律失常、低血糖、贫血等。

对于患者而言，头晕时可以是头昏、眩晕或平衡不稳症状的单独出现，也可同时出现或相继出现。有学者认为把头晕与眩晕绝对分开是不符合实际的。

（二）眩晕的流行病学特征

眩晕是人群中一种较为常见的症状，其人群患病率大约为 4.9%。各个年龄段都可以发生眩晕，年轻人患病率约为 1.8%，老年人则高于 30.0%。2004 年 Jonsson 等报道眩晕患病率 70 岁组为 29%（男）和 36%（女），88～90 岁组为 45%（男）和 51%（女）。该病涉及多个学科，具有各学科的交叉性和边缘性。125 例急诊头晕（眩晕）患者的病因诊断分析研究显示，以头晕（眩晕）为主诉，就诊的急诊患者前 3 位的病因分别是前庭疾病、心血管疾病和不明原因，分别占 43%、21% 和 10%。我国学者戚晓昆教授对 367 例神经内科门诊头晕（眩晕）患者的病因进行分析，位于前 3 位的病因分别是良性阵发性位置性眩晕、后循环缺血及偏头痛，分别占 59.7%、17.7% 和 8.4%。以上研究提示良性阵发性位置性眩晕是眩晕患者的主要病因。但患者就诊于不同的科室，病因学研究的结果仍存在差异。

二、眩晕的诊断与治疗

（一）眩晕的分类及常见眩晕疾病

眩晕的疾病分类一般为非前庭系统疾病性眩晕和前庭系统疾病性眩晕两大类。非前庭系统疾病性眩晕主要指由内科系统疾病，如心血管疾病（血压高低、心律失常）、血液疾病（贫血、真性红细胞增多症等）、内分泌疾病（甲状腺功能亢进或减退等）、环境变化（高温、酷暑、严寒或高海拔等）、活动过度（久立、过劳等）、头部轻微外伤后综合征、视觉疲劳及眼部疾病（如重症肌无力、青光眼等）、五官炎症、上呼吸道感染及药物不良反应或中毒等引起。此外，还包括心因性眩晕，如抑郁、焦虑、轻躁狂状态、强迫症等。

前庭系统疾病性眩晕又分为中枢性及周围性。周围性眩晕主要有良性发作性位置性眩晕、梅尼埃病、前庭神经元炎、迷路炎、淋巴管漏等。常起病突然，眩晕伴有明显的恶心、呕吐，持续数分钟或数小时，可呈阵发性，除眼震和偶伴听力障碍外，患者没有相关的神经系统损害的症状和体征。中枢性眩晕包括后循环缺血（旧称椎基底动脉供血不足）、脑出血、脑肿瘤、脑炎或脱髓鞘病、眩晕性癫痫等。常起病缓慢，呈持续性，可持续数日、数月。眩晕较轻，多向一侧移动感，头重脚轻，眼震方向无规律或无眼震，体检中常有神经系统损害体征。还有的既有中枢前庭受累、又有周围前庭受累性表现，如 MV（偏头痛性眩晕/前庭性偏头痛），可有视野缺损、短暂意识模糊等中枢神经系统症候，外周前庭检查少数又可有单侧半规管轻瘫，文献报道发生率为 8.1%～23.8%，随着药物治疗前庭康复，甚至自然状态下多数可恢复。

相对而言，周围性眩晕的发生率更高，占 30%～50%，其中良性发作性位置性眩晕的发病率居单病种首位；其次为梅尼埃病和前庭神经炎；中枢性眩晕占 20%～30%；精神疾病和全身疾病相关性头晕分别占 15%～50%和 5%～30%；尚有 15%～25%的眩晕原因不明。

（二）眩晕的诊断

70%～80%的眩晕是可以通过有效问诊而确诊或明确方向的。询问病史时，对眩晕的诱发因素、起病形式、持续时间、伴随症状和缓解方式以及发作频率有针对性的询问，再结合眩晕的辅助检查，如规范的眼震图、前庭自旋转试验、听力检查、针对部位的 MRI 检查、部分后循环脑血管狭窄的相应血管检查等，会进一步提高诊断准确率。

（三）眩晕的治疗

1. 对因治疗

病因明确者应及时采取针对性强的治疗措施，如耳石症患者应根据受累半规管的不同分别以不同的体位法复位；化脓性迷路炎可采取抗生素或手术治疗；急性后循环缺血者，对起病 3～6h 的合适患者进行溶栓治疗等。

2. 对症治疗

对症治疗即急性发作期治疗，眩晕患者就诊一开始只能做出初步诊断并迅速采取措施控制急性眩晕发作的症状。非药物治疗包括绝对卧床、避光、避免头部运动、控制水分和食盐的摄入，以减轻内耳迷路和前庭核的水肿；药物有镇静药物、扩血管药物和营养神经药物，改善内耳循环，推荐 5%碳酸氢钠加山莨菪碱 10mg 缓慢静脉推注，对缓解症状效果较好。

3. 心理治疗

通过心理治疗，可消除眩晕造成的恐惧心理和焦虑、抑郁症状。

4. 手术治疗

手术治疗应具有明确的诊断和定位，如梅尼埃病的前庭神经切断术，鼓室内给药治疗梅尼埃病。前庭康复训练：主要针对因前庭功能低下或丧失而出现的平衡障碍的患者，目的是通过训练，重建视觉、本体觉和前庭的传入信息整合功能，改善患者平衡功能、减少振动视觉。

5. 降压治疗

血压正常者在眩晕发作时可出现临时血压升高，眩晕缓解后，血压可自行恢复，对于血压轻度增高者可不用降压药物治疗，对于中重度增高或伴有心血管病的患者应该少量应用起效快、作用持续时间短的降压药物。

高血压患者在眩晕发作时会出现血压明显升高，可以在原来用药的基础上临时增加起效快、持续时间短的降压药物。

三、眩晕患者需关注高血压的诊断

由于眩晕具有高发病率、多学科和病因复杂的特点，我国对眩晕性疾病的诊断治疗水平较低，往往是对症治疗而达不到病因治疗的目的。

北京同仁医院刘博等调查发现眩晕的发生与几种慢性病有关。在有高血压、糖尿病、高血脂、颈椎病、脑供血障碍和耳部疾病的老年人中发生眩晕的概率明显高于不伴有上述慢性疾病的老年人，差异有统计学意义，老年眩晕与上述疾病关系密切。其中部分老年人有多种慢性病并存。以血压异常为例，眩晕与血压异常的发病情况显著相关。血压不正常者为 141 例，占调查总数（300 例）的 47.0%。其中非眩晕患者中血压异常者 97 例，占非眩晕患者的 42.7%。而眩晕患者中血压异常者 44 例，占眩晕患者的 60.3%，其中血压高者为 84.9%，血压低者为 9.7%，血压不稳者为 5.4%，结果表明无论高血压、低血压或血压不稳者与眩晕均相关，眩晕患者中高血压检出率较非眩晕患者明显增加。

随着社会的发展，人均寿命延长，社会老龄化问题日趋严重。我国＞60 岁老年人的高血压患病率将近 50%，已成为我国老年人群心血管病发病、死亡最重要的危险因素。因此老年人的健康状况和生活质量备受关注，其中眩晕和摔倒是直接影响老人生活质量的重要原因之一。

眩晕患者中筛检出高血压并予以控制达标，对心血管疾病的预后意义重大。

高血压常有头痛、眩晕、肢体麻木、耳鸣健忘、失眠多梦，甚至恶心、呕吐、出汗、面色苍白等症状，与其他眩晕性疾病有时难以鉴别，或有时眩晕为多种疾病的共同结果。在眩晕症状发作时，由于患者的应激反应、精神紧张等因素，既往患有高血压的可能血压水平更高或明显降低，平素无高血压的可能出现高血压，因此既要求眩晕发作时合理控制血压水平，也需要关注眩晕缓解期血压水平是否正常、达标。因而建议眩晕患者就诊时，无论就诊任何科室，均常规测量血压，提高血压的检测率及检出率，必要时至高血压专科进一步诊治。

（刘静华）

第二十三章　睡眠医学中心高血压的诊断与治疗

睡眠占据人生 1/3 的时间，是人类生存必不可少的重要组成部分。自 20 世纪 70 年代以来，睡眠医学一直在飞速发展，人们逐渐认识到睡眠并非被动过程，而是大脑的特殊生理活动状态，受复杂机制精确调控，并对全身生理机能产生节律性的调控，也就是说睡眠对维持机体正常功能、生长发育、内分泌、新陈代谢、免疫、行为和认知功能有着不可或缺的作用。目前，已发现睡眠异常可导致神经精神、心血管系统、内分泌系统、泌尿生殖系统的多种疾病。本指南重点介绍睡眠与血压的关系。

一、睡眠与血压的基本知识

（一）正常睡眠的特点

睡眠是大脑兴奋性动态改变的过程，并通过神经体液调节机体各器官功能状态。

1. 正常睡眠结构

睡眠状态下脑电活动呈动态改变。目前，根据脑电的变化分为快动眼睡眠期（REM 期）和非快动眼睡眠期（NREM 期）。睡眠开始时首先进入 NREM 期，随着睡眠的逐渐加深，进入 REM 期，在整夜的睡眠中，NREM 期和 REM 期交替出现，平均每个 NREM-REM 周期持续时间一般为 90min。正常成年人每晚睡眠约 7h，不同个体间有明显差异，REM 期每晚 4～6 次，占总睡眠的 20%～25%，以慢波为主的睡眠期（SWS）在儿童中最长，60 岁以后几乎不再出现。

2. 睡眠中神经调节

睡眠中神经调节系统随睡眠各期的变化而变化。总体上讲，睡眠期间自主神经活性显著降低，腓肠肌交感神经活性及外周肾上腺素、去甲肾上腺素水平下降，并诱发心率减慢和血压下降。但在夜间不同阶段，自助神经活性存在明显差异。在 NREM 期自主神经处于相对静息状态，副交感神经高度紧张，平均心率减慢和动脉压下降；压力感受器调节心血管系统的稳定性、肌肉交感神经活性相对稳定。随着高幅 K 复合波出现，交感神经活性短暂升高，表现为心率增快和血压短暂升高。在 REM 期，大脑活性水平超出清醒时状态，肌肉交感神经亢奋，并在眼球快速运动的周期内明显升高，使心率增快、血压上升直到清醒时水平；在此期内，心脏迷走神经张力和压力感受器调节受到广泛抑制，导致呼吸节律极不规则，心率显著波动或暂停。Kuo TB 等发现自发性高血压大鼠的心血管自主调节的模式与意识状态密切相关，其夜间的交感收缩血管作用明显高于正常血压大鼠。无论是自发性高血压大鼠还是正常血压大鼠，其睡眠期压力感受器敏感性均明显高于清醒期，临床试验也证实人类高血压患者也存在同样的规律。

3. 睡眠期的内分泌变化

内分泌系统在睡眠开始和睡眠深度的不断变化中存在动态的改变。目前发现生长激素、促肾上腺皮质激素、甲状腺素、催乳素、胰岛素均有规律的变化。肾素活性在 REM 表现为明显降低，随着慢波活动的增加，肾素活性增加。

（二）常见睡眠障碍

睡眠障碍可产生一系列的躯体和精神症状。常见的睡眠障碍有三种：

1. 睡眠不足

睡眠不足也称失眠，表现为入睡困难或睡眠维持困难，均伴有白昼困倦、注意力不集中，工作效率降低、情绪改变等各种不适。失眠可以源于睡眠疾病、精神疾病、慢性内科疾病、慢性疼痛、药物和环境突然改变等。

2. 睡眠过度

睡眠过度是一种在不适当的时间和地点入睡的状态，常表现为白昼嗜睡、无意识的睡眠发作。严重的睡眠过度可导致患者发生意外事故而危及生命。睡眠过度的原因可以是疾病或药物。患者以嗜睡为主诉，常常提示存在各种原因导致的睡眠紊乱，如睡眠呼吸暂停、不宁腿综合征、异态睡眠。目前评估过度睡眠的方法不仅有主观的反应下降、眼睑下垂、瞌睡等嗜睡的主观感觉，还有问卷调查和生理检查等客观方法，如 Epworth 评分、多次睡眠潜伏试验、清醒维持试验等。

3. 睡眠节律异常

人类昼夜节律主要受视交叉上核调控，平均周期为 24.2h，并保持每日轻度移前以保持与自然明暗周期同步。昼夜节律睡眠障碍通常出现内源性昼夜节律与外源性因素之间失调，继而影响睡眠定时和持续时间，影响患者的社会或职业功能。常见的睡眠节律异常包括：昼夜时相延迟障碍、昼夜时相迁移障碍、无规律睡眠清醒节律、昼夜节律睡眠障碍–自由节律型等。

4. 睡眠状态异常

睡眠状态异常包括周期性肢体运动障碍、异态睡眠、睡眠呼吸异常等。这些疾病可导致睡眠结构紊乱，继而引发各种生理、心理、社会功能的损害。

（三）正常睡眠与血压的关系

1. 睡眠与血压节律

人体血压存在 24h 的昼夜节律性变化，并随着生理状态和日常活动的改变而变化。生理状态下，人体血压表现为夜低昼高型，并存在双峰双谷的变化，即夜间睡眠时血压较低，在整个睡眠中血压逐渐降低，凌晨 1~2 时降至最低，在清晨觉醒前后，血压迅速升高，并于 6~8 时达峰值，此后血压略有降低，于午后 1~2 时出现白昼血压低谷，但整体维持在较高水平，晚间 6~8 时再次出现升高并形成第二次峰值，此后血压下降，并再次于凌晨 1~2 时达全日最低水平。目前认为，与白昼血压相比，夜间血压下降 10%~20%的血压节律性改变称为杓型血压，超过或不足此标准，则称为超杓型或非杓型血压，如果夜间血压高于白昼血压则称为反杓型血压。

2. 血压节律变化的意义

尽管血压节律性改变是生物进化后的固有特征，当光照、社会活动、疾病状态等影响睡眠觉醒周期并达到一定程度时，血压的昼夜节律会产生变化，这种变化可能引发各种心血管疾病。一项涵盖亚洲、欧洲、南美洲在内的 11 个中心 8000余人的研究发现：单纯夜间高血压可增加心血管事件和全因死亡率。大量研究证实：非杓型血压可明显增加心血管事件发生的风险。与此同时，夜间高血压对心血管疾病的影响受到了越来越多临床学者的重视。因此，了解睡眠疾病对血压的影响，是控制血压、恢复血压昼夜节律，并最终减少心血管事件发生的基础。

二、各种睡眠障碍对血压的影响

（一）阻塞性睡眠呼吸暂停与血压

在众多的睡眠疾病中，以睡眠时上气道阻塞为特点的异常呼吸状态与高血压的相关性已得到广泛的认可。流行病学调查发现，高血压患者中，阻塞性睡眠呼吸暂停（obstructive sleep apnea，OSA）患者高血压患病率为 30%~50%，中重度阻塞性睡眠呼吸暂停患者中高血压患病率分别达 46%和 53%。不仅如此，目前认为顽固性高血压患者中有 80% 合并有阻塞性睡眠呼吸暂停。

OSA 与高血压患者间的高度相关性不仅由于肥胖和年龄增加使得两者的患病概率增加，更是因为二者在发病机制方面有密切的关系。目前认为夜间呼吸暂停导致的反复低氧、觉醒，以及由此引发的交感神经和肾素–血管紧张素–醛固酮系统活性增加、氧化应激和炎症因子增加、血管内皮功能损害是 OSA 导致高血压的主要机制，而高血压患者钠水潴留及卧位时液体再分布也可导致上气道水肿，增加气道阻塞风险。

大量的临床试验发现，通过持续正压通气（CPAP）的方法有效纠正 OSA 后，收缩压、舒张压明显降低，这种降低幅度在顽固性高血压患者中更为明显。Martínez-García 等进行的随机、临床多中心观察发现合并中、重度 OSA 的顽固性高血压患者在接受 12 周的每晚至少 4h 的 CPAP 治疗后，24h 平均血压和平均舒张压均有明显降低（24h 平均血压降低 3.1mmHg、24h 舒张压降低 3.2mmHg），治疗组中夜间血压节律正常者从 25.5% 升至 35.9%，明显高于对照组。Dernaika 等发现合并 OSA 的顽固性高血压患者需经过至少 6 个月有效的 CPAP 治疗后血压可以明显降低，而这种效果在治疗 12 个月时更加稳定。而 Muxfeldt 等的试验却仅发现 CPAP 治疗对夜间收缩压和夜间血压下降有所改善。尽管目前尚不清楚这些治疗的效果差异的原因，可能与患者基础血压水平、AHI 程度和白天嗜睡程度、呼吸暂停纠正程度、持续正压通气耐受程度等有关，其机制可能为不同 OSA 患者激发神经体液变化和反应程度有关，但高血压合并睡眠呼吸暂停患者需要积极纠正呼吸暂停这一观点已达成共识，且收缩压下降 2~3mmHg 即可明显降低心血管事件的发生率和死亡率（6%~8% 的脑卒中发生率和 4%~5% 的冠心病发生率）。目前认为 CPAP 治疗对血压的改善依赖于每晚至少 4h 的有效治疗。值得重视的是，Costa 等调查发现在因心血管疾病就诊的门诊患者中，仅有 2.6% 的患者被重视并诊断为 OSA。因此，加强对 OSA 的重视并及时治疗，对高血压患者控制血压和减少靶器官损害都有积极的作用。

（二）睡眠持续时间异常与高血压

成年人每日平均睡眠时间为 7h。大量研究证实，睡眠时间过短对机体有很多不利影响。其中睡眠不足者易患高血压和其他心血管疾病。

对于短期睡眠剥夺对白昼血压的影响存在争议。Kato 等对 8 名志愿者进行正常睡眠和睡眠剥夺后处理测量清晨卧位血压，发现睡眠剥夺后血压明显升高。Lusardi 发现前半夜睡眠剥夺可使黎明时醒前血压下降，分析原因，认为这与前半夜睡眠剥夺后睡眠结构改变有关。Tochikubo 等发现睡眠被限制者在次日出现心率加快，24h 平均收缩压和舒张压升高，且尿儿茶酚胺水平明显高于正常睡眠日，由此认为限制睡眠可使交感神经兴奋性增加，导致血压升高和心率加快。Zhong等发现睡眠剥夺可导致心脏交感和副交感调节发生变化，却未发现急性睡眠剥夺者在睡眠剥夺后出现血压和心率的明显变化。同样，Pagani 等也未发现一夜的睡眠剥夺后出现明显的血压升高。

长期睡眠不足与白昼和夜间血压升高有关这一观点已得到大量试验的证实。Gangwisch 等对 4810 名 32～59 岁的正常血压人群进行了十年的随访观察发现每日睡眠 5h 者 60%发展为高血压，这一比例明显高于每日睡眠 6～8h 者。对于老年人群，Eguchi 等通过睡眠日记和动态血压监测的方法对 1255 名平均年龄为 70.4 岁的人群进行平均 50 周的观察发现：睡眠时间小于 7.5h 者易表现出夜间的非杓型血压，且其患者脑卒中、心肌梗死、心源性猝死风险明显升高（风险比 1.68；95%CI 1.06～2.66；P=0.03）。脑电研究发现，失眠患者表现出夜间收缩压升高、舒张压降低的幅度减低，夜间脑电 β 波（EEG β）增加，血压的这种变化与夜间 EEG β 活性增加相关。这种高频率脑电活动的增加是否是失眠导致高血压的关键因素尚需要进一步研究。

除此之外，Lu 等研究发现，睡眠时间与高血压之间存在"U"形曲线关系，即睡眠过多和睡眠不足均增加高血压的患病风险，且睡眠质量越差，高血压的患病风险越高。当睡眠质量差和睡眠时间过长或过短并存时，高血压患病风险进一步增加。这一现象也使得睡眠时间与血压的关系变得更为奇妙，有待学者们进一步探索。

（三）睡眠节律异常与高血压

睡眠节律异常导致高血压患病率增加。Bent 等对倒班工作的护士进行调查发现，倒班护士睡眠时相延迟，睡眠后血压降低不明显。

（四）不宁腿综合征与高血压

不宁腿综合征（RLS）是指以静息状态下双下肢不自主运动增加为主要表现的一种疾病。安静状态下双下肢疼痛、麻木、不适感，活动后症状明显缓解，早期可表现为睡眠中肢体周期性运动。流行病学调查显示不宁腿综合征在西方发达国家中患病率为 5%～15%，在亚洲人群中患病率略低。我国流行病学调查显示：城镇 16 岁以上人群不宁腿综合征患病率为 7.2%；农村成年人中患病率为 1.4%，8～17 岁青少年患病率为 2.2%，孕妇的患病率为 11.2%。20 世纪 70 年代初期，Lugaresi 和 Coccagna 就发现与周期性腿动有关的血压、心率间断性升高，提出了睡眠周期性腿动患者存在交感神经兴奋性增加的观点。Ohayon 和 Roth 等对 5 个欧洲国家的 18 980 名 15 岁及以上人群调查发现高血压和不宁腿综合征密切相关（OR=1.36，95%CI 1.14～1.61；$P<0.001$）。Erden EC 等发现 28.5%的高血压患者合并 RLS，回归分析显示不宁腿综合征是高血压和夜间血压升高的独立危险因素（OR=1.96，95%CI 1.05～3.67；P=0.035）。Batool-Anwar S 等对 65 544 名年龄 41～58 岁女性进行横断面研究发现：对年龄、种族、体质指数等因素进行调整后发现，不宁腿综合征的中年女性患者高血压患病风险增加 1.2 倍（95%CI 1.10～1.30；$P<0.0001$）。与无不宁腿发作的高血压患病率相比，高血压在不宁腿发作频率为 5～14 次/月和多于 14 次/月者调整后优势比分别为 1.06（95%CI 0.94～1.18）和 1.41（95%CI 1.24～1.61），不宁腿发作次数越多，收缩压和舒张压越高。进一步研究发现，不宁腿综合征患者血压升高与夜间周期性腿动指数、觉醒频率和白昼嗜睡程度有关，即夜间周期性腿动指数越高、觉醒越频繁、白天嗜睡越明显者高血压风险越大。

目前认为不宁腿综合征的血压升高与自主神经功能紊乱有关。不宁腿综合征患者常存在睡眠周期性腿动并导致患者睡眠中反复觉醒，二者共同导致患者睡眠结构的破坏，交感神经兴奋性增加，继而导致血压升高、心血管事件风险增加。这与 OSA 导致睡眠结构紊乱引发高血压、心血管事件风险增加可能存在类似的机制。

Francesca 等通过直立倾斜试验、瓦氏动作、冷水试验等对比不宁腿综合征病人和正常人的心率变异性发现，不宁腿综合征患者心率变异性明显低于正常人，其仰卧位收缩压升高，交感和副交感神经反应敏感性降低，副交感神经对血压的控制减低。

（五）发作性睡病与高血压

发作性睡病是一种以白昼过度嗜睡、摔倒发作、睡眠瘫痪、入睡前幻觉及夜间睡眠紊乱为特征的慢性疾病，主要表现为 REM 睡眠潜伏期缩短和 REM 睡眠侵入觉醒状态。目前认为本病是环境因素与遗传因素相互作用的结果。Dauvilliers 等发现在未经药物治疗的发作性睡病患者中有 1/3 出现夜间血压下降率减低，且与 REM 睡眠比例增加有关。有学者发现发作性睡病患者存在 REM 期血压升高的现象。由于 REM 期本身存在交感神经兴奋性增加和压力感受器调节力降低，血压波动增加，因此推测 REM 睡眠增加是发作性睡病患者夜间血压下降率减低的主要原因。然而，目前关于发作性睡病与血压关系的试验较少，因此，尚不能排除发作性睡病患者因睡眠周期性腿动和片段性睡眠导致夜间血压下降率降低，需要临床试验的进一步证实。更重要的是，神经兴奋性药是缓解发作性睡病患者嗜睡的常用药物，而此类药物存在心血管不良反应。常表现为血压升高、心率加快。

因此，正确评估发作性睡病患者血压情况可减少此类药物不良反应。

三、特殊类型高血压在睡眠中的特点

（一）妊娠高血压

妊娠女性存在多种睡眠障碍。在 Mindell 等的研究中发现 76%的孕妇存在睡眠质量降低，38%的孕妇有夜间睡眠不足，49%的孕妇存在白天严重嗜睡，100%的受访者存在夜间反复觉醒。57%有失眠，19%存在睡眠呼吸异常，24%有不宁腿综合征。这些情况存在于妊娠各个阶段。目前已有大量临床研究发现睡眠呼吸暂停、不宁腿综合征与妊娠高血压密切相关。

1. 睡眠呼吸暂停与妊娠高血压

妊娠期生理、心理、激素水平的变化导致母体体重增加、膈肌上移、体液潴留，使得妊娠期女性颈围增加、鼻黏膜充血、上气道变窄，更容易出现上气道塌陷。大量研究发现妊娠女性睡眠呼吸暂停的患病率比妊娠前增加 2～4 倍，睡眠呼吸疾病与妊娠高血压、胎儿生长受限独立相关，甚至有研究发现呼吸暂停可使妊娠高血压、先兆子痫风险增加 7～8 倍。CPAP 是睡眠呼吸暂停的首选治疗方法。尽管目前关于妊娠期 CPAP 治疗的临床观察很少，但均发现 CPAP 可降低妊娠期高血压和先兆子痫风险。因此，及时诊断睡眠呼吸暂停并对其进行积极的治疗，有利于控制妊娠高血压。

2. 不宁腿综合征与妊娠高血压

女性妊娠期不宁腿综合征患病率明显增加，尤其在未补充铁剂的妊娠女性中更为常见。我国部分人群调查发现孕妇的不宁腿综合征患病率为 11.2%。不宁腿综合征患者的高血压患病率明显增加。因此，对妊娠高血压患者应注意判断是否存在不宁腿综合征，不仅可以改善睡眠质量，而且还可以更好地控制血压，减少先兆子痫、胎儿发育不良的风险。

（二）白大衣高血压

白大衣高血压是指多次诊室血压升高，但非诊室血压或动态血压监测正常。随着动态血压监测的普及，动态血压监测的重要作用逐渐显现出来。Carcia-Roi 等对比了合并阻塞性睡眠呼吸暂停的白大衣高血压和正常血压者，经过动态血压监测发现 66.7%的白大衣高血压患者被诊断为高血压，而 33.3%的患者仍为白大衣高血压。也有研究发现，对于合并 OSA 的白大衣高血压患者，其进展为高血压的风险明显高于无 OSA 人群，表现为白昼和夜间血压均明显升高，白昼血压变异性减低，非杓型血压发生率明显高于单纯白大衣高血压。因此，对于合并 OSA 的白大衣高血压患者，应常规进行动态血压监测，以便及时、准确地了解血压状态。

（三）隐性高血压

隐性高血压是指诊室血压正常（<140/90mmHg），但动态血压或家庭自测血压升高（>130/80mmHg）。

Drager 等发现：对于重度 OSA 患者，即使尚处在高血压临界状态和隐性高血压阶段，在经过每晚 4.1～6.4h、共 3 个月的有效 CPAP 治疗后，无论是诊室血压还是 24h 动态血压，收缩压和舒张压均明显降低。

四、伴睡眠障碍高血压患者的处理

（一）高血压合并睡眠障碍对心脑肾的影响

1. 心血管疾病与睡眠

OSA 患者由于夜间反复低氧、高碳酸血症、觉醒、胸腔负压变化所引发的交感神经兴奋性增加、血管内皮功能受损、氧化应激、凝血功能异常、糖脂代谢异常等也可以导致心肌梗死、心律失常、充血性心力衰竭、脑卒中等心血管疾病风险增加。因此，高血压患者合并 OSA 后，其心血管疾病风险明显高于单一疾病者。

2. 肾脏病与睡眠

OSA 与慢性肾功能不全相互影响。慢性肾功能不全患者 OSA 患病率增加，OSA 患者易出现肾功能不全。肾功能不全患者由于钠水潴留、RAAS 激活导致上气道水肿而增加气道阻塞风险，反复的气道阻塞和低氧可导致肾脏功能进一步恶化。

不宁腿综合征与慢性肾功能不全特别是肾衰竭患者也有相互的影响。前者通过反复的觉醒导致睡眠结构紊乱影响肾脏功能，后者通过铁代谢异常导致不宁腿综合征程度加重。

睡眠不足与肾脏疾病也有着密切的关系。慢性肾衰竭患者常有主观上睡眠不足的症状。客观检查也证实了这些患者与肾功正常者相比，存在睡眠时间减少、睡眠有效率降低。研究发现慢性肾衰竭的患者中睡眠呼吸暂停、不宁腿综合征的患病率也明显高于正常人群，这些疾病均会对肾脏病患者的睡眠产生不利的影响。

3. 主动脉内膜血肿与睡眠

近年来主动脉内膜血肿患者合并 OSA 的受到越来越多的重视。临床观察发现，OSA 患者主动脉内膜血肿患病率明显增加。OSA 者合并非杓型甚至反杓型血压、夜间血压波动增加可能是这类患者主动脉内膜血肿进展的原因之一。而当积极纠正睡眠时反复的呼吸暂停后，不仅血压得到了进一步控制，而且动脉内膜血肿进展得到了延缓。

（二）伴有睡眠疾病的高血压患者的治疗

伴有睡眠疾病的高血压患者的治疗应以睡眠疾病与高血压关系机制为基础，如睡眠呼吸暂停、不宁腿综合征、失眠等导致血压升高，需积极治疗睡眠疾病，而发作性睡眠血压升高往往与应用中枢兴奋性药物有关，可根据病情调整药物种类或剂量。各类降压药物对睡眠疾病存在影响，如部分 β 受体阻滞剂可能影响睡眠结构，而某些降压药物对睡眠呼吸暂停患者的呼吸暂停无明显影响，还能够改善患者动脉硬化程度。目前研究较多的是合并阻塞性睡眠呼吸暂停的高血压患者降压药物的选择，需遵循以下原则。

（1）选择长效降压药物：长效降压药物可控制夜间血压升高，有利于患者 24h 血压稳定。

（2）避免对呼吸可能影响的药物：β 受体阻滞剂对睡眠呼吸的影响尚存在争议，目前有关于阿替洛尔可能会加重睡眠呼吸暂停的报道，需谨慎选择。

（3）推荐选择 CCB、ACEI、ARB 类药物：CCB 类药物可在不能接受机械通气时，降低 SAHS 患者夜间及晨峰血压，且目前未发现其对呼吸的不利影响。ACEI、ARB 类药物通过阻断 RAAS 不仅有利于血压的控制，更可减少呼吸紊乱导致的神经内分泌异常，尤其在肾脏保护方面有其独特的优势。

综上所述，随着睡眠医学的发展，越来越多的睡眠疾病得到了进一步的认识和了解。这些异常的睡眠状态对高血压和心血管疾病的影响也被越来越多的学者重视。然而睡眠医学仍是一门新兴的、多学科交叉的领域，很多疾病的机制尚不清楚，需要高血压学科和睡眠医学科的专家的共同努力。作为高血压科医生，了解不同睡眠疾病对血压的影响并及时治疗原发的睡眠疾病，可以有效控制血压、减少心血管事件的发生，从根本上改善患者的生活质量。作为睡眠医学科的医生了解高血压发病机制、病理生理、临床诊断与抗高血压药物治疗。对保护患者心脑肾会起到重要作用。

（邢晓然）

附录一 重要概念、定义的解释

（一）最常使用且容易混淆的概念与定义

高血压（hypertension）：是一种以体循环动脉血压升高为主要表现的临床综合征。在未服用抗高血压药的情况下，非同日 3 次测量血压，诊室收缩压≥140mmHg 和（或）舒张压≥90mmHg 诊断为高血压，患者既往有高血压史，目前正在服用降高血压药，血压虽然低于 140/90mmHg，亦应诊断为高血压。

原发性高血压（essential hypertension）：无明确的病因，由多种发病因素和复杂的发病机制所致的高血压，发病机制尚不明确。

继发性高血压（secondary hypertension）：指由某些确定的疾病或病因引起的血压升高，血压升高仅是这些疾病的一个临床表现。

心血管疾病危险因素（cardiovascular risk factors）：与心血管疾病的发病率增高有关的因素，高危因素包括：糖尿病，已经具有冠心病的证据，心脏以外的动脉已经发生动脉硬化。主要危险因素包括：男性＞55 岁、女性＞65 岁；吸烟；高血压；血胆固醇＞5.7mmol/L、或低密度脂蛋白胆固醇＞3.3mmol/L、或高密度脂蛋白胆固醇＜1.0mmol/L；＜55 岁男性或＜65 岁女性一级亲属中存在有心血管疾病史者；腹型肥胖或体质指数＞28kg/m^2；缺乏体力活动等。

血脂异常（dyslipidemia）：又称血脂谱异常症，是指血浆中的脂蛋白谱异常，通常表现为三酰甘油、总胆固醇、低密度脂蛋白胆固醇和载脂蛋白 ApoB100 升高，高密度脂蛋白胆固醇、ApoAⅠ、ApoAⅠ/ApoB100 比值和 ApoAⅡ下降。

糖尿病（diabetes mellitus）：是由遗传和环境因素在内的多种因素共同引起的一组以慢性高血糖为主要特征的临床综合征，是由于胰岛素分泌和（或）作用缺陷引起。

糖耐量异常（impaired glucose tolerance）：葡萄糖耐量即为人体对葡萄糖的耐受能力。餐后 2h 血糖，超过正常的 7.8mmol/L，但仍未达到 11.1mmol/L 的糖尿病诊断标准（或空腹血糖升高，未达到糖尿病的诊断标准，即在 6.2～7.0mmol/L），称为糖耐量异常（或空腹葡萄糖受损）。这种情况可以说是一种正常人向糖尿病的过渡状态，这部分人虽然现在还不是糖尿病，但是将来发生 2 型糖尿病的危险性非常高，可以说是糖尿病的"后备军"。据有关研究报道，每年 5%～8%这样的患者将发展成为 2 型糖尿病。

代谢综合征（metabolism syndrome）：是指人体的蛋白质、脂肪、碳水化合物等物质发生代谢紊乱，在临床上出现一系列综合征，即称代谢综合征。中华医学会糖尿病学分会建议的诊断标准：①超重和（或）肥胖 BMI≥25。②高血糖空腹血糖（FPG）≥6.1mmol/L（110mg/dl）和（或）2hPG≥7.8mmol/L（140mg/dl），和（或）已确诊糖尿病并治疗者。③高血压收缩压/舒张压≥140/90mmHg，和（或）已确诊高血压并治疗者。④血脂紊乱空腹血三酰甘油≥1.7mmol/L（150mg/dl），和（或）空腹血 HDL-C＜0.9mmol/L（35mg/dl）（男），＜1.0mmol/L（40mg/dl）（女）。

具备以上 4 项组成成分中的 3 项或全部者可确诊为代谢综合征。

H 型高血压（h type hypertension）：血同型半胱氨酸（Hcy）水平为≥10μmol/L，属于高 Hcy 血症，伴有高 Hcy 的高血压，被称为 H 型高血压。

靶器官损害（target organ damage）：持续而长时间的血压升高对人体相关的脏器和血管产生的损害，包括心脏、肾脏、脑、眼和全身血管等。

心血管事件（cardiovascular events）：由于危险因素作用引起心脏血管或大脑血管病变而产生的急性特发性心、脑血管疾病，包括猝死、急性心肌梗死、急性脑出血、急性脑栓塞、脑血栓形成。

心血管疾病（cardiovascular diseases）：是包括心脏和血管疾病、肺循环疾病和脑血管疾病的一组疾病的统称。

心脏疾病（heart disease）：是心脏的各个成分包括心脏瓣膜、心肌、心包、冠状动脉的相关疾病统称。

脑血管疾病（cerebral vascular disease）：是由各种血管源性病因引起的脑部疾病的统称，是临床神经内科最常见的疾病。广义上，脑血管疾病包括短暂性脑缺血发作、脑卒中、椎-基底动脉供血不足、脑血管性痴呆、高血压脑病、颅内动脉瘤、颅内血管畸形、脑动脉炎及其他动脉疾病（如脑动脉盗血综合征、淀粉样血管病）、颅内静脉病、静脉窦及脑部静脉血栓形成等。通常脑血管疾病分为缺血性脑血管疾病和出血性脑血管疾病两大类。缺血性脑血管病包括：短暂性脑缺血发作、脑血栓形成、脑栓塞。出血性脑血管疾病包括：脑出血和蛛网膜下腔出血。

肾脏疾病（kidney disease）：肾脏病的种类繁多，较常见的有肾脏本身的疾病，如免疫伤害引起的肾小球肾炎及细菌感染有关的肾盂肾炎等，另外糖尿病、高血压及全身性红斑性狼疮等也常并发肾脏病变。

终末期肾病（end stage renal disease）：指各种慢性肾脏疾病的终末阶段，一般认为当小球滤过率降至 15ml/（min·1.73m²）以下时即可诊断。

大血管疾病（large vascular disease）：主要指主动脉的相关疾病，包括主动脉狭窄、扩张和破裂等。

外周血管疾病（peripheral vascular disease）：心脏之外的血管系统疾病，常见的如动脉硬化性闭塞症、动静脉血栓形成、动脉瘤等。

高血压学科（hypertensionology）：高血压是由不同原因和疾病引起，高血压又作为原因导致心脑肾的损害和心血管疾病，因此对高血压诊断与治疗涉及医学各领域，并成为一个独立的学科。

高血压患者危险度分层：所谓高血压的危险度，就是高血压患者在未来发生心血管临床事件的机会。根据血压水平、其他心血管疾病危险因素、糖尿病、靶器官损害和心血管疾病情况，将高血压患者分为低危、中危、高危、极高危险程度。

低危高血压患者：指高血压 1 级、无其他危险因素和靶器官损害与心血管疾病者。

中危高血压患者：指有 1～2 个危险因素的 1 级高血压患者和 0～2 个危险因素的 2 级高血压且无靶器官损害与心血管疾病患者。

高危高血压患者：无危险因素的 3 级高血压患者或有≥3 个危险因素或靶器官损害的 1、2 级高血压患者。

极高危高血压患者：有危险因素的 3 级高血压患者或合并临床合并症或糖尿病的 1、2 级高血压患者。

目标血压（target blood pressure）：为达到长期最大获益和最小靶器官损害和最低心血管事件发生率时，高血压患者应该控制达到的血压值，认为一般在 140/90mmHg 以下；糖尿病、慢性肾脏病患者：130/80mmHg 以下。老年患者：收缩压在 150mmHg 左右，舒张压不低于 70mmHg。

单纯收缩期高血压（isolated systolic hypertension）：收缩压≥140mmHg 和舒张压＜90mmHg，多见于老年高血压患者。

顽固性高血压（resistant hypertension）：在改善生活方式的基础上，应用了足量且合理联合的 3 种降压药物（包括利尿剂）后，血压仍然在目标水平之上，或至少需要 4 种降压药物才能使血压达标时，称为顽固性高血压。

血压变异性（blood pressure variability）：一定时间内血压波动的程度即为血压变异性。

清晨高血压（morning hypertension）：清晨血压是指清晨醒后 1h 内、服药前、早餐前的家庭血压测量结果或动态记录起床后 2h 或清晨起床 6：00～10：00 间的血压。此时段如果家庭血压测量平均值≥135/85mmHg 和（或）诊室测量血压平均值≥140/90mmHg，则可诊断为清晨高血压。清晨是猝死、心肌梗死和脑卒中等疾病的高发时段，清晨血压升高是促发心血管事件的重要因素。

血压晨峰：正常人的收缩压及舒张压呈明显的昼夜节律。人体由睡眠状态转为清醒并开始活动，血压从相对较低水平上升至较高水平，即为血压晨峰，一般持续 4～6h。

夜间高血压（nocturnal hypertension）：当日 22：00 到次日 6：00 的血压超过正常值，白天血压可升高也可为正常。

白大衣高血压（white coat hypertension）：是指未经治疗的高血压患者，呈现诊断室中所测血压始终增高，而在诊室以外环境时日间血压不高，同时动态血压监测正常。

逆白大衣高血压（隐蔽性高血压）（masked hypertension）：是指诊室血压正常，日间血压≥135/85mmHg，24h 平均血压≥130/80mmHg。

夜间血压下降率（nocturnal blood pressure drop rate）：夜间平均血压比白昼血压降低的程度，称为夜间血压下降率，根据夜间血压下降率分为杓型、非杓型、超杓型、反杓型血压。

杓型血压（dipper blood pressure）：夜间（22：00～次日 6：00）平均血压比白昼（6：00～22：00）的平均血压低 10%～20%，即杓型血压，为正常的血压节律。

非杓型血压（non dipper blood pressure）：是指夜间平均血压下降＜10%。为交感神经过度兴奋，往往会合并肾功能不全或者心功能不全或者睡眠呼吸暂停综合征。

超杓型血压（extreme dipper blood pressure）：是指夜间平均血压下降＞20%，此类血压易影响主要脏器的供血。

反杓型血压（riser blood pressure）：夜间平均血压比白昼平均血压升高则称为反杓型血压，往往提示存在继发性高血压或严重靶器官损害，是四种血压杓型中危害最大的一种。

非高血压科医生：无系统高血压知识体系的其他专科医生。

（二）本指南中出现较多的概念与定义

按概念或定义词组第一个字拼音的第一个字母为序。

B

不宁腿综合征（restless legs syndrome，RES）：指以静息状态下双下肢不自主运动增加为主要表现的一种疾病，早期出现双下肢疼痛、麻木、不适感，活动后症状明显缓解，常合并睡眠期周期性肢体运动。

C

痴呆是认知功能障碍的严重形式，显著影响患者日常生活活动能力。

E

恶性高血压（MHPT）：也称急进型高血压，较少见，多见于青壮年。可由缓进型高血压恶化而来，或起病即为急进型高血压。临床上起病急，进展快，血压升高明显，舒张压持续＞130mmHg，并有头痛、视力模糊、眼底出血、渗出、视神经盘水肿，肾脏损害突出，持续蛋白尿、血尿与管型尿。病理上以肾小动脉纤维素样坏死为特征。发病机制尚不清楚，预后很差，常死于肾衰竭、脑卒中或心力衰竭。

F

非快动眼睡眠期（NREM 期）：是指不存在眼球阵发性快速运动的睡眠时相。在这个阶段中，根据脑电特点还可以分 3 期，第 1 期为入睡期，第 2 期为浅睡期，第 3 期为深度睡眠期。在这个阶段中，人的呼吸变浅、变慢而均匀，心率变慢、血压下降，全身肌肉松弛。

发作性睡病（narcolepsy）：是一种以白天过度嗜睡和清醒睡眠调节障碍有关症状为特征的慢性疾病，主要表现为 REM 睡眠潜伏期缩短和 REM 睡眠侵入觉醒状态。目前认为本病与下丘脑分泌素水平降低有关。

G

高血压肾损害：指由原发性良性或恶性高血压导致的血流动力学障碍、自身免疫介导、血管活性物质失衡及代谢紊乱等多方面原因引起的肾脏结构和功能受损。

冠状动脉粥样硬化性心脏病（coronary atherosclerotic heart disease，CAD）：指冠状动脉粥样硬化使血管腔狭窄或阻塞，和（或）因冠状动脉功能性改变（痉挛）导致心肌缺血、缺氧或坏死而导致的心脏病，统称为冠状动脉性心脏病，简称冠心病。世界卫生组织将冠心病分为五大类：无症状心肌缺血（隐匿型冠心病）、心绞痛、心肌梗死、缺血性心力衰竭（缺血性心脏病）和猝死。临床中常常分为稳定型冠心病和急性冠状动脉综合征。

J

惊恐障碍：即急性焦虑发作。患者多在无明显诱因或危险处境时，突然出现严重的躯体症状，伴有强烈的濒死感或失控感，甚至有人格解体或现实解体，持续时间 5～20min 自行缓解，最长不超过 2h。躯体症状包括心悸、胸闷、胸痛、呼吸困难、头晕、头痛、手足麻木、震颤、出汗、面色潮红发白等，患者常因难以忍受症状，频繁至急诊就诊，但客观检查往往无特殊表现。

K

快动眼睡眠期（REM 期）：是指存在眼球快速转动的睡眠时相。在这个阶段，出现混合频率的去同步化的低波幅脑电波，人体的感觉功能进一步减退，肌肉也更加松弛，肌腱反射消失。这时的血压较慢动眼睡眠时升高，呼吸稍快且不规则，体温、心率也有所升高。

L

老年高血压合并餐后低血压：是指老年患者进食后所引起的低血压及相关症状（晕厥、衰弱、冠状动脉事件和脑卒中）的现象，即在餐后 2h 之内收缩压会下降 20mmHg 以上，或餐前收缩压超过 100mmHg，而餐后 2h 之内则下降到 90mmHg 以下，主要发生于早餐后，中餐和晚餐后亦可发生。餐后低血压是一种常见的老年疾病，可发生于健康老年人，更常见于高血压患者。

Q

轻度认知功能障碍：是指出现轻度记忆或认知障碍，但不伴有显著日常生活能力下降，且不足以诊断为痴呆的临床现象，是介于正常老化和早期老年痴呆之间的一种临床综合征。

R

妊娠合并慢性高血压：妊娠前或妊娠 20 周前就出现高血压。

认知也可以称为认识，是指人认识外界事物的过程，或者说是对作用于人的感觉器官的外界事物进行信息加工的过程。它包括感觉、知觉、记忆、思维等心理现象。认知功能是大脑高级皮层的重要内容，是人类各种有意识的精神活动，它在觉醒状态下时刻存在，包括从简单对自己和环境的确定、感知、理解、判断到完成复杂的数学计算等。

认知功能障碍泛指各种原因导致的不同程度认知功能减退，涵盖自轻度认知障碍（mild cognitive impairment，MCI）到痴呆的各个阶段。

S

失眠（insomnia）：在充足睡眠条件下，持续出现入睡困难、睡眠维持困难、醒后难以入睡、早醒、睡眠质量下降，影响日间正常活动的一种疾病。

睡眠呼吸暂停（sleep apnea，SA）：是指每晚睡眠过程中反复出现持续时间＞10s 的气流减弱甚至消失，反复发作≥5 次/小时，导致反复血氧饱和度下降、微醒觉，甚至高碳酸血症的一类疾病。临床上根据呼吸暂停原因将其分为中枢性、阻塞性，其中以阻塞性睡眠呼吸暂停（obstructive sleep apnea，OSA）最为常见。

失平衡（disequilibrium）：活动中有站立不稳或运动不稳的头晕症候，帕金森病、共济失调、周围神经病等常有此表现。

T

头晕（dizziness）：是一个总的概念，包括各种"晕"，如头昏、眩晕、晕厥前状态，以及不稳或失平衡感。

头昏（light headedness）：指阵发性或持续性的大脑头昏头沉、不清晰感，可有头胀、头部发紧感等。头昏有时属于生理过程，不一定是病理性的，如长时间加班、过度疲劳、睡眠不足等，若适时调整可以纠正。高血压、精神因素等是头昏的常见原因。

直立性低血压指在改变体位为直立位的 3min 内，收缩压和（或）舒张压明显下降，伴有或不伴有低灌注症状的现象。

W

卧位高血压指立位血压正常，而卧位血压达到高血压标准的现象。

X

心肌病（cardiomyopathies）：合并有心脏功能障碍的心肌疾病，分为原发性和继发性二类。原发性心肌病包括扩张型心肌病（DCM）、肥厚型心肌病（HCM）、限制型心肌病（RCM）、致心律失常性右室心肌病（ARVC）和未定型心肌病五类。继发性心肌病亦即特异性心肌病，如高血压性心肌病（有左心室肥大伴扩张型或限制型心肌病心力衰竭的特点）、病毒性心肌炎演变为扩张型心肌病、缺血性心肌病、瓣膜性心肌病、代谢性心肌病（如糖原累积症、营养物质缺乏）、内分泌性心肌病（如甲状腺功能亢进或减退）、全身疾病所致（如结缔组织病、白血病等）、过敏及中毒反应（如乙醇、儿茶酚胺、照射、蒽环类抗癌药物）、围生期心肌病等。

心肌疾病（myocardial diseases）：除心脏瓣膜病、冠状动脉粥样硬化性心脏病、高血压性心脏病、肺源性心脏病和先天性心血管病以外的以心肌病变为主要表现的一组疾病。

心力衰竭 （heart failure HF）：简称心衰，是由于任何心脏结构或功能异常导致心室充盈或射血能力受损的一组复杂临床综合征，其主要临床表现为呼吸困难和乏力（活动耐量受限），以及液体潴留[肺淤血或内脏充血和（或）外周水肿]。心衰常为各种心脏疾病的严重和终末阶段，发病率高，是当今最重要的心血管病之一。

眩晕（vertigo）：患者对自身或环境的旋转、摆动感，是一种运动幻觉，多为病理生理现象，如梅尼埃病、前庭病变、耳石症、前庭性偏头痛、脑干病变等常出现眩晕。眩晕时多数患者不敢睁眼，常伴恶心，严重者有呕吐、多汗、血压升高等表现，有的可伴眼震、共济失调等体征。

心脏瓣膜病（valvular heart disease ）：是由于炎症、黏液样变性、退行性改变、先天性畸形、缺血性坏死、创伤等原因引起单个或多个瓣膜（包括瓣叶、瓣环、腱索或乳头肌）的结构异常，导致瓣膜狭窄和（或）关闭不全。最常受累为二尖瓣，其次为主动脉瓣。

Y

晕厥前状态（presyncope）：晕厥前发生的头昏沉、眼前发黑、站立不稳、要摔倒的感觉，可伴有出冷汗、心悸，多由心血管疾病引起，常见于低血压、严重心律失常、低血糖、贫血等。

抑郁障碍是一种常见的心境障碍，可由各种原因引起，以显著而持久的心境低落为主要临床特征，且心境低落与其处境不相称，临床表现可从闷闷不乐到悲痛欲绝，甚至发生木僵；部分病人有明显的焦虑和运动性激越；严重者可出现幻觉、妄想等精神病性症状，多数病人有反复发作倾向，每次发作大多可缓解，部分可有残留症状或转为慢性。

Z

主动脉内膜血肿（aortic dissection，AD）：是指主动脉内血液通过主动脉壁的内膜裂口进入中膜外层或中外膜交界处，并沿主动脉长轴方向向下发展，形成主动脉真、假腔的改变，有别于主动脉瘤。在血流的冲击下，夹层病变从破口开始向远端或近端发展，病变累及主动脉的分支时可导致相应症状的发生。AD 是心血管系统的危重急症，如不及时治疗，48h 内死亡率可高达 50%。

附录二 常用缩略词英汉对照

A

ABPM	ambulatory blood pressure measurement	24h 动态血压监测
ACTH	adrenocorticotrophic hormone	促肾上腺皮质激素
ACE	angiotensin converting enzyme	血管紧张素转换酶
ACEI	angiotensin converting enzyme inhibitor	血管紧张素转换酶抑制剂
AD	Alzheimer disease	阿尔茨海默病
Ang II	angiotensin II	血管紧张素 II
ACA	adrenal cortical adenoma	肾上腺皮质腺瘤
ARAS	atherosclerotic renal artery stenosis	动脉粥样硬化性肾动脉狭窄
ARB	angiotensin II receptor blocker	血管紧张素 II 受体拮抗剂
ARVC	arrhythmogenic right ventricular cardiomyopathy	右室心肌病
ASA	American Stroke Association	美国脑卒中协会
AT_1	angiotensin II type 1 receptor	血管紧张素 II 1 型受体

B

BPV	blood pressure variability	血压变异性
BMI	body mass index	体质指数

C

CA	catecholamine	儿茶酚胺
CAD	coronary artery disease	冠心病
CBS	cystathionine-β-synthase	胱硫醚-β-合成酶
CBF	cerebral blood flow	脑血流量
CBPM	conventional blood pressure monitoring	诊室偶测血压
CCB	calcium channel blockers	钙拮抗剂
CFR	coronary flow reserve	冠脉血流储备
CGRP	calcitonin gene-related peptide	降钙素基因相关肽
CHD	coronary heart disease	冠心病
CIMT	carotid intima-media thickness	颈动脉内膜中层厚度
COX-2	cyclooxygenase-2	环氧化酶 2
CRH	corticotropin releasing hormone	促肾上腺皮质激素释放

		激素
CS	Cushing's syndrome	库欣综合征
CTEPH	chronic thromboembolic pulmonary hyperte-nsion	慢性血栓栓塞性肺高血压
D		
DA	dopamine	多巴胺
DASH	dietary approaches to stop hypertension	终止高血压膳食疗法
DBP	diastolic blood pressure	舒张压
DCM	dilated cardiomyopathy	扩张型心肌病
DLB	dementia with Lewy bodies	路易体痴呆
DM	diabetes mellitus	糖尿病
E		
E	epinephrine	肾上腺素
EASD	European Association for the Study of Diab-etes	欧洲糖尿病学会
EC	endothelial cell	血管内皮细胞
EDVF	endothelium dependent vascular factor	内皮依赖性舒血管因子
EGF	epidermal growth factor	表皮生长因子
eGFR	estimated glomerular filtration rate	估算的肾小球滤过率
EPD	distal blood vessel protection device	远端血管保护装置
ESRD	end-stage renal disease	终末期肾病
ESC	European Society of Cardiology	欧洲心脏病学会
ET	endothelinT	内皮素
F		
FGF	fibroblast growth factor	成纤维细胞生长因子
FGR	fetal growth restriction	胎儿生长受限
FHCM	familial hypertrophic cardiomyopathy	家族性肥厚型心肌病
FMD	fibromuscular dysplasia	纤维肌性发育不良
FS	fractional shortening	左心室缩短速率
FTD	frontotemporal dementia	额颞叶痴呆
G		
GFR	glomerular filtration rate	肾小球滤过率
H		
Hcy	hyperhomocysteinemia	高同型半胱氨酸血症
HCM	hypertrophic cardiomyopathy	肥厚型心肌病
HDL-C	high density lipoprotein cholesterol	高密度脂蛋白胆固醇

HF	heart failure	心力衰竭
HFREF	heart failure with reduced left ventricular ejection fraction	射血分数降低性心衰
HUS	hemolytic uremic syndrome	溶血性尿毒症综合征
I		
ISH	isolated systolic hypertension	单纯收缩期高血压
IHA	idiopathic aldosteronism	特发性醛固酮增多症
J		
JNC7	United States prevention，detection，evaluation and treatment of high blood pressure Sev- enth National Joint Committee report	美国预防、检测、评估与治疗高血压全国联合委员会第 7 次报告
L		
LDL-C	low density lipoprotein cholesterol	低密度脂蛋白胆固醇
LVEDD	left ventricular end diastolic diameter	左心室舒张期末内径
LVEDP	left ventricular end diastolic pressure	左心室舒张末压
LVEF	left ventricular ejection fraction	左心室射血分数
LVH	left ventricular hypertrophy	左心室肥厚
LVMI	left ventricular mass index	左心室质量指数
M		
MAP	mean arterial pressure	平均动脉压
MCI	mild cognitive impairment	轻度认知障碍
MFS	Marfan syndrome	马方综合征
MHPT	malignant hypertension	恶性高血压
MIBG	metaiodobenzyl guanidine	间碘苄胍
MN	metanephrine	血浆游离 3-甲氧基肾上腺素
MRA	mineralocorticoid receptor antagonist	盐皮质激素受体拮抗剂
MS	metabolic syndrome	代谢综合征
N		
NE	norepinephrine	去甲肾上腺素
NO	nitric oxide	一氧化氮
O		
OH	orthostatic hypotension	直立性低血压
OHT	orthostatic hypertension	直立性高血压
OSA	obstructive sleep apnea	阻塞性睡眠呼吸暂停
OSAHS	obstructive sleep apnea hypopnea syndrome	阻塞性睡眠呼吸暂停低

通气综合征

P

PA	primary aldosteronism	原发性醛固酮增多症
PAH	pulmonary arterial hypertension	动脉性肺动脉高压
PAD	peripheral arterial disease	外周动脉疾病
PDD	parkinson disease with dementia	帕金森病痴呆
PDGF	platelet derived growth factor	血小板源生长因子
PGI$_2$	prostacyclin	前列环素
PHEO	pheochromocytoma	嗜铬细胞瘤
POTS	postural orthostatic tachycardia syndrome	直立性心动过速综合征
PP	pulse pressure	脉压
PTRA	percutaneous transluminal renal angioplasty	经皮经血管肾血管成形术
PWV	pulse wave velocity	脉搏波传导速度

R

RAAS	renin-angiotensin-aldosterone system	肾素－血管紧张素－醛固酮系统
RBF	renal blood flow	肾脏血流量
RCM	restrictive cardiomyopathy	限制型心肌病
RLS	restless leg syndrome	不宁腿综合征

S

SBP	systolic blood pressure	收缩压
SCD	sudden cardiac death	心源性猝死
SH		巯基
SNRI	serotonin-noradrenaline reuptake inhibitor	5-羟色胺、去甲肾上腺素再摄取抑制剂
SSRI	selective serotonin reuptake inhibitors	选择性五羟色胺再摄取抑制剂
SWS	slow wave sleep	慢波睡眠

T

T$_3$	triiodothyronine	三碘甲状腺原氨酸
TA	Takayasu's arteritis	多发性大动脉炎
TCA	tricyclic antidepressant	三环类抗抑郁药
TEE	transesophageal echocardiography	经食管主动脉彩超
TIA	transient ischemic attack	短暂性脑缺血发作
TMA	thrombotic microangiopathy	血栓性微血管病

TTE	transthoracic echocardiography	胸主动脉彩超
TTP	thrombotic thrombocytopenic purpura	血栓性血小板减少性紫癜
U		
UAlb	urinary albumin	尿白蛋白
UFC	24 hours urine free cortisol	24h 尿游离皮质醇
V		
VaD	vascular dementia	血管性痴呆
VCI	vascular cognitive impairment	血管性认知损害
VMA	vanillylmandelic acid	尿香草基杏仁酸
VM	vestibular migraine	前庭性偏头痛